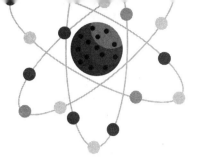

高 等 学 校 规 划 教 材

医学免疫学检测技术及临床应用

丁军颖　崔　澂　主编

U0388391

化学工业出版社

·北京·

《医学免疫学检测技术及临床应用》主要介绍了各类免疫学检测技术的原理和方法，并结合相关疾病阐述了其临床应用。主要内容包括抗原抗体反应及免疫分子检测技术，细胞免疫学检测技术，基于蛋白和组织学等层面的不同分子免疫学检测技术，基因相关的免疫学检测技术，结合当前全新生物信息学的免疫学交叉学科技术的发展，基于自身免疫病、免疫缺陷病、免疫增殖病感染及传染性疾病、血液病、遗传病、肿瘤、生殖免疫学和超敏反应免疫学临床诊治的相应免疫学检测技术。本书理论与实践相结合，可供高等院校高等医学院校临床医学、医学检验技术和病理科等专业本科学生、相关专业研究生作为教材使用，还可供从事临床免疫检验技术人员和实验人员、从事临床医学、卫生检验工作的科研人员阅读。

图书在版编目（CIP）数据

医学免疫学检测技术及临床应用/丁军颖，崔澂主编.
—北京：化学工业出版社，2019.1
高等学校规划教材
ISBN 978-7-122-33485-5

Ⅰ.①医… Ⅱ.①丁…②崔… Ⅲ.①医学-免疫学-医学检验-高等学校-教材 Ⅳ.①R392-33

中国版本图书馆 CIP 数据核字（2018）第 273906 号

责任编辑：满悦芝 文字编辑：向　东
责任校对：边　涛 装帧设计：张　辉

出版发行：化学工业出版社（北京市东城区青年湖南街 13 号　邮政编码 100011）
印　　装：三河市延风印装有限公司
787mm×1092mm　1/16　印张 10¾　字数 254 千字　2018 年 12 月北京第 1 版第 1 次印刷

购书咨询：010-64518888　　售后服务：010-64518899
网　　址：http://www.cip.com.cn
凡购买本书，如有缺损质量问题，本社销售中心负责调换。

定　　价：68.00 元

《医学免疫学检测技术及临床应用》
编委会名单

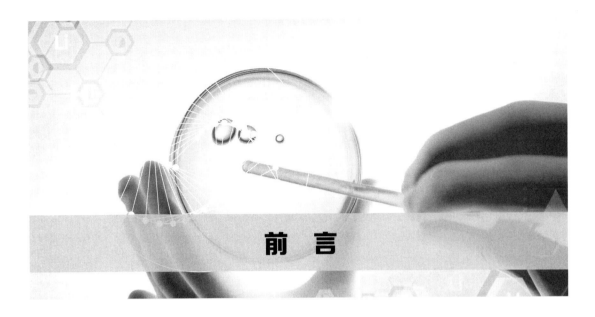

前　言

免疫学检测技术是现代医学检测技术的核心组成部分。因其较强的理论性而被广泛用于医学基础科研工作，同时也是临床疾病诊断惯用的检测手段。近年医学信息学的蓬勃发展，又赋予了免疫学检测技术新的发展空间。所以，有必要系统学习并熟练掌握免疫学检测技术。

本书系统介绍了免疫学检测技术的原理和方法，并结合相关疾病阐述了其临床应用。第一篇从抗原抗体反应原理入手，先就传统蛋白和基因等层面的免疫学检测技术进行相关阐述，而后结合现代生物信息学技术进一步叙述免疫学交叉学科技术的发展。第二篇则着眼于不同疾病，包括自身免疫病、免疫缺陷病、免疫增殖病、感染及传染性疾病、血液病、遗传病、肿瘤生殖免疫学和超敏反应的免疫学等，详述其相关的免疫学临床诊治技术。

在本书完成过程中，得到了首都医科大学附属北京中医医院刘清泉教授的悉心指导和全力支持，得到了河北医科大学张征峥和邓玉青老师的热情帮助，在此一并表示感谢。

本书适用于医学院校临床医学、卫生检验和医学检验专业的学生、老师及科研工作者作为教材使用；同时也可供医院检验科和病理科等相关人员参考。

由于作者水平有限，如有不足之处，敬请读者批评指正。

编者
2018 年 12 月

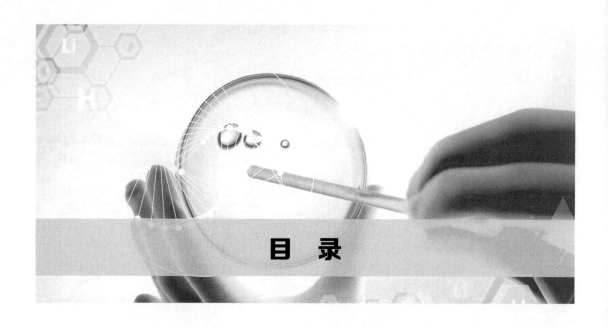

目 录

第一篇　医学免疫学检测技术

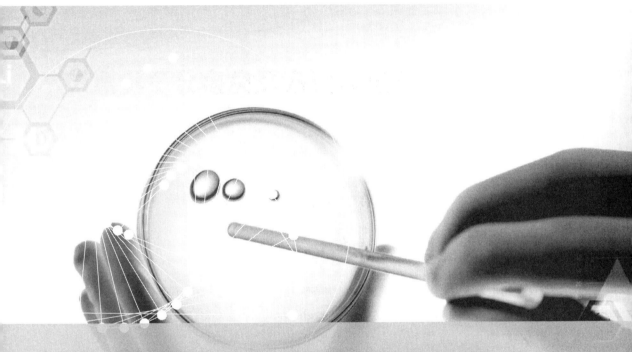

第一篇　医学免疫学检测技术

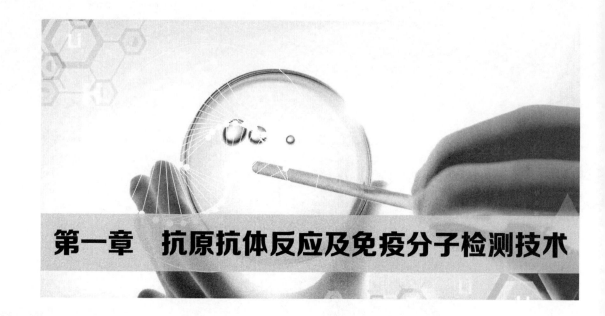

第一章　抗原抗体反应及免疫分子检测技术

第一节　凝集反应

一、直接凝集反应

在适当电解质参与下，细菌、红细胞等颗粒性抗原直接与相应抗体结合，出现肉眼可见的凝集现象，称为直接凝集反应（direct agglutination reactions），包括玻片凝集试验和试管凝集试验两种。

（一）玻片凝集试验

1. 原理

以已知抗体作为诊断血清，与菌液或红细胞悬液等待检颗粒抗原在玻片上进行直接反应。

2. 应用

玻片凝集试验为定性试验方法，方法特异、简便、快速，主要用于人类 ABO 血型鉴定，菌种鉴定和血清学分型。

（二）试管凝集试验

1. 原理

将待检血清在试管中进行系列稀释，加入已知颗粒抗原温育后，观察每个试管内的凝集现象，通常以产生明显凝集现象的最高血清稀释度为该血清的抗体效价。

2. 应用

试管凝集试验为半定量试验方法，主要用已知抗原测定待检者血清中有无某种特异性抗体及其效价，以辅助诊断疾病或进行流行病学调查。例如：诊断伤寒和副伤寒的肥达试验、诊断布鲁菌病的瑞特试验、诊断立克次体病的外斐反应等。

二、间接凝集反应

间接凝集反应（indirect agglutination reactions）是将可溶性抗原（或抗体）吸附于与免疫无关的颗粒表面，在适宜电解质存在的条件下与相应抗体（或抗原）作用，出现特异性凝集现象。与免疫无关的颗粒称为载体，常用载体包括红细胞、聚苯乙烯胶乳颗粒、活性炭粉、明胶颗粒、细菌等。

（一）胶乳凝集试验

1. 原理

胶乳凝集试验（latex agglutination test，LAT）的原理是使用抗原（或抗体）致敏聚苯乙烯胶乳颗粒，直接与待测标本中的抗体（或抗原）作用，出现肉眼可见的白色凝集物。

2. 应用

具有简便、快速、特异等特点，是某些疾病诊断较为理想的初筛试验，可用于检测抗链球菌溶血素 O 抗体（ASO）、类风湿因子（RF）等。

（二）明胶凝集试验

1. 原理

明胶凝集试验（gelatin agglutination test，GAT）的原理是使用粉红色明胶颗粒吸附抗原，再与待检血清作用，出现肉眼可见的粉红色凝集现象。

2. 应用

由于其灵敏度高、简便、快速，常用于抗 HIV-1 抗体和抗精子抗体检测等。

（三）协同凝集试验

1. 原理

葡萄球菌蛋白 A（SPA）具有与 IgG Fc 段结合的特性，当葡萄球菌与 IgG 抗体连接时，暴露的 Fab 段可与相应抗原结合，出现特异凝集（coagglutination）现象。

2. 应用

特异、灵敏、简便、快速，应用范围广，可用于肺炎球菌、乙型溶血性链球菌、脑膜炎奈瑟菌以及腺病毒、甲型流感病毒、乙型流感病毒、白喉病毒等的快速鉴定，还可检测脑脊液、血液和尿液中的病原菌，也可用于免疫复合物中特异性抗原的鉴定和淋巴细胞亚群的鉴定。

三、抗球蛋白试验

抗球蛋白试验是抗球蛋白参与的间接血凝试验，由 Coombs 建立，故又称 Coombs 试验，用于检测抗红细胞不完全抗体。不完全抗体多数为 7S 的 IgG 类抗体，虽能与相应抗原结合，但因其分子量小、体积小，不能发挥桥联作用，在一般条件下不能出现肉眼可见反应。Coombs 利用抗球蛋白抗体作为第二抗体发挥桥联作用，连接与红细胞表面抗原结合的特异性抗体，使出现肉眼可见凝集现象。

（一）直接抗球蛋白试验

1. 原理

将抗球蛋白抗体直接加入患者待检红细胞悬液中，若红细胞已结合不完全抗体，即可出现红细胞凝集现象。

2. 应用

常用于检测新生儿溶血症、自身免疫性溶血症、特发性自身免疫性贫血、医源性溶血等患者红细胞上的不完全抗体。

（二）间接抗球蛋白试验

1. 原理

将携带不完全抗体相应抗原的红细胞加入待检血清中予以反应，再加入抗球蛋白抗体，若待检血清中含有红细胞不完全抗体，即可出现肉眼可见的红细胞凝集现象。

2. 应用

用于检测血清中游离的红细胞不完全抗体，多用于母体 Rh（D）抗体和因红细胞不相容输血所产生的血型抗体检测。

第二节　沉淀反应

一、免疫浊度测定

（一）原理

可溶性抗原与相应抗体在特定电解质溶液中反应，通过增浊剂（聚乙二醇等）作用可迅速形成免疫复合物微粒，使反应液出现浊度。在抗体稍过量且固定的情况下，形成的免疫复合物量随抗原量的增加而增加，反应液浊度亦随之增大，即待测抗原量与反应液浊度呈正相关，可计算出标本中待测抗原含量。现使用自动化免疫浊度分析仪进行检测，根据检测器的位置及其所检测光信号性质不同，可分为免疫透射比浊法、免疫散射比浊法、胶乳增强免疫比浊法。

1. 免疫透射比浊法

可溶性抗原与相应抗体结合形成复合物，使反应液介质浓度发生改变；光线通过反应液时，被其中的免疫复合物微粒吸收。在保持抗体过量的情况下，吸光度与免疫复合物量成正比。通过与标准曲线比较，即可确定标本中待测抗原含量。

2. 免疫散射比浊法

抗原、抗体在液相中特异性结合后产生一定大小的免疫复合物，当一定波长的光通过该溶液遇到免疫复合物时光线发生散射现象，散射光的强度与免疫复合物的含量和散射夹角成正比，与入射光波长成反比。当散射夹角和入射光波长一定时，散射光的强度与免疫复合物量成正比；而当反应体系保持抗体过剩时，形成的免疫复合物量又与抗原成正比，通过检测散射光强度可计算出待测抗原含量。根据散射光检测时间及检测方式的不同，分为定时散射比浊法、速率散射比浊法，后者最常用。

（1）定时散射比浊法　在保证抗体过量的情况下，加入待测抗原，此时反应立即开始。在反应的第一阶段，溶液中产生的散射光信号波动较大，据此获取的信号经计算所得结果会产生一定误差。定时散射比浊法避开抗原抗体反应的不稳定阶段（散射光信号在开始反应 7.5～120s 内的第一次读数），而在抗原抗体反应的最佳时段进行读数，可将检测误差降到最低。

（2）速率散射比浊法　是抗原抗体结合反应的动力学测定法。所谓速率，是指抗原抗体反应在单位时间内形成免疫复合物的量（不是免疫复合物累积的量）。连续测定各单位时间内复合物形成的速率，分析与其产生散射光信号之间的关系，形成动态速率散射比浊法，每项检测 1～2min 即可完成。

抗原与抗体混合后的瞬间便引发反应，在抗体过量的前提下，抗原抗体反应速度由慢至快，单位时间内形成的免疫复合物不断增多，随后逐渐减慢。连续动态监测此过程，可发现在某一时间段内抗原抗体反应速率最快，单位时间内免疫复合物形成量最多，散射光强度变化最大，即为速率峰。随着抗原抗体反应时间的延长，免疫复合物总量逐渐增加，而速率的变化则由慢到快再由快逐渐变慢，在 20～25s 这个单位时间内抗原抗体反应的速率达到高峰，即出现速率峰，该峰值大小与抗原浓度呈正相关。选取速率最大，且与被测物浓度变化呈线性关系的速率峰值，制作剂量-反应曲线，通过计算机运算即可获得被测物浓度。

3. 胶乳增强免疫比浊法

将抗体吸附在大小适中、均匀一致的胶乳颗粒上，在遇到相应抗原时，胶乳颗粒上的抗体与抗原特异结合，引起胶乳颗粒凝聚。分散的单个胶乳颗粒直径位于入射光波长之内，不阻碍光线通过，当两个或两个以上胶乳颗粒凝聚时，透射光和散射光即出现显著变化。采用透射比浊法或散射比浊法测定抗原抗体反应后溶液的吸光度或散射光强度与待测抗原浓度呈正相关。

（二）应用

免疫浊度测定方法灵敏度高、快速、简便、易于自动化，已广泛应用于临床各种微量物质的定量检测。主要用于检测血液、尿液等标本中特定蛋白质及药物浓度，例如：IgG、IgM、IgA、C3、C4、超敏 C 反应蛋白等。

二、免疫电泳技术

（一）火箭电泳

1. 原理

火箭电泳（rocket electrophoresis）是单向免疫扩散试验与定向加速电泳技术的结合。将抗体混于琼脂中，电泳时抗原由负极向正极泳动，在抗原、抗体比例适当时形成不溶性免疫复合物沉淀线。泳动过程中随着抗原量的减少，沉淀线越来越窄，最终形成火箭状沉淀峰，峰高度与抗原量呈正相关。

2. 应用

火箭电泳只能测定微克每毫升（μg/mL）数量级以上的抗原含量。若加入少量[125]I 标记的标准抗原进行共同电泳，则可在含抗体的琼脂中形成不可见的放射自显影；经 X 光胶片显影，根据自显影火箭峰高度可计算出抗原浓度。此种与放射免疫自显影技术相结合的火箭电泳可检测纳克每毫升（ng/mL）数量级的抗原浓度。

（二）对流免疫电泳

1. 原理

对流免疫电泳（counter immunoelectrophoresis，CIE）是双向免疫扩散试验与定向加速电泳技术的结合。在 pH 8.6 的琼脂凝胶中，抗体泳向负极，置入正极侧孔；抗原泳向正极，置入负极侧孔。抗原、抗体相对泳动，在两孔间相遇，比例合适时形成肉眼可见的沉淀线。

2. 应用

对流免疫电泳可检测微克每毫升（μg/mL）数量级浓度的蛋白质，常用于抗原或抗体性质、效价和纯度测定。此方法不适合于抗原为免疫球蛋白或迁移率接近的抗原、抗体检测，否则会导致抗原、抗体朝同一个方向泳动。

（三）免疫电泳

1. 原理

先将蛋白质抗原置入琼脂板内进行区带电泳，不同抗原成分由于所带电荷、分子量及分子构型的不同，被分成不同区带。在与电泳方向平行的侧边开槽，并加入相应的抗血清进行双向扩散，在抗原、抗体比例合适处形成弧形沉淀线。通过对沉淀线数量、位置和形态与已知标准抗原抗体沉淀线比较，可对待测标本中所含成分的种类和性质进行分析。

2. 应用

免疫电泳（immunoelectrophoresis，IEP）样品用量少、分辨力强，可用于分析纯化抗原、抗体的成分，进行正常、异常免疫球蛋白的识别与鉴定。

（四）免疫固定电泳

1. 原理

免疫固定电泳（immunofixation electrophoresis，IFE）是区带电泳和沉淀反应相结合的免疫化学分析技术。先将血清蛋白质在琼脂糖凝胶介质上经区带电泳分离，再将固定剂和各型免疫球蛋白及轻链抗血清置入凝胶表面的泳道上；经温育后，固定剂和抗血清在凝胶内渗透并扩散，抗原、抗体直接发生沉淀反应。洗脱游离的抗体，抗原抗体复合物则保留在凝胶中，经染色后可对各类免疫球蛋白及其轻链进行分型。

2. 应用

免疫固定电泳分辨率强、敏感度高、操作周期短、结果易分析。常用于鉴定迁移率相近的蛋白和 M 蛋白、免疫球蛋白轻链、尿液及脑脊液等标本中的微量蛋白、游离轻链、补体裂解产物等，最常用于 M 蛋白的鉴定与分型。

（五）交叉免疫电泳

1. 原理

交叉免疫电泳（crossed immunoelectrophoresis，CIEP）是将琼脂平板电泳和火箭电泳相结合的免疫电泳分析技术。先将抗原样品在琼脂凝胶中进行电泳分离，然后使已分开的各抗原成分与原泳动方向呈 90°的方向泳向含抗体的琼脂凝胶中，则该抗原样品中的各个抗原成分与相对应的抗体依次形成若干锥形沉淀线，根据沉淀线位置及面积（或高度）可确定该抗原的种类和浓度。

2. 应用

交叉免疫电泳分辨率较高，一次可对多种抗原定性定量。适用于比较各种蛋白组分，分析蛋白质遗传多态性、微小异质性、裂解产物和不正常片段等。

第三节　免疫标记技术

免疫标记技术是将抗原抗体反应与标记技术相结合，用标记物标记已知抗原或抗体，通过检测标记物间接测定抗原抗体复合物的一种技术。常用标记物包括酶、荧光物质、胶体金、化学发光剂、放射性核素等。免疫标记技术极大地提高了检测灵敏度，能对抗原或抗体进行定性和精确定量测定。

一、酶免疫技术

酶免疫技术是以酶作为标记物，将酶高效催化反应的专一性和抗原抗体反应的特异性相结合的一种常用免疫标记技术。将酶与抗体或抗原结合成酶标记抗原或抗体，在酶标记抗体（抗原）与待测抗原（抗体）的特异性反应完成后，加入酶作用的相应底物，通过酶催化底物产生显色反应，对抗原或抗体进行定位、定性或定量测定。

（一）酶联免疫吸附试验

1. 原理

酶联免疫吸附试验（enzyme-linked immunosorbent assay，ELISA）的原理是将抗原或抗体结合至某种固相载体表面，再将抗体或抗原与酶连接成酶标记抗体或抗原。测定时，将待测标本（含待测抗原或抗体）和酶标记抗体或抗原按一定程序与结合在固相载体上的抗原或抗体反应，形成固相抗原抗体-酶复合物；用洗涤的方法将固相载体上形成的抗原抗体-酶复合物与其他成分分离，结合在固相载体上的酶量与标本中受检物质的量成一定比例；加入底物后，底物被固相载体上的酶催化生成有色产物，根据显色反应程度对标本中的抗原或抗体进行定性或定量分析。

ELISA常用的固相载体是聚苯乙烯塑料制成的微量反应板，常用的酶是辣根过氧化物酶（HRP）。HRP最常用的底物为四甲基联苯胺（TMB），TMB经HRP作用后呈蓝色，加入硫酸终止反应后变为黄色，最大吸收峰波长为450nm。

根据其检测抗原和抗体的不同，采取不同的ELISA测定方法。在测定抗原时，蛋白大分子抗原检测大多采用双抗体夹心法，而对于只有单个抗原决定簇的小分子抗原，则采用抗原竞争法。测定抗体通常采用间接法、双抗原夹心法、抗体竞争法、捕获法等，其中捕获法常用于检测IgM型抗体。

2. 应用

ELISA广泛应用于多种传染病的实验室诊断，在病毒学检测中常应用于病毒性肝炎（甲肝抗体、"乙肝三对"、丙肝抗体、丁肝抗体、戊肝抗体）、风疹病毒、疱疹病毒、轮状病毒测定；在细菌检测中常应用于结核分枝杆菌、幽门螺杆菌等的测定。ELISA也可用于蛋白检测，例如：各种免疫球蛋白、补体、细胞因子、肿瘤标志物（甲胎蛋白、癌胚抗原、前列腺特异性抗原等）等。

（二）斑点酶免疫吸附试验

1. 原理

斑点酶免疫吸附试验（dot-ELISA）的实验原理与常规ELISA相同，不同之处在于dot-ELISA所用载体为对蛋白质具有较强吸附力的硝酸纤维素（NC）膜，酶作用于底物后形成有色沉淀物，使硝酸纤维素膜染色。

2. 应用

灵敏度较 ELISA 高 6～8 倍，试剂用量少、不需特殊设备，实验结果可以长期保存，但操作较烦琐。常用于各种蛋白质、激素、药物和抗生素的定量测定。

（三）免疫印迹试验

1. 原理

免疫印迹试验（immunoblot test，IBT）亦称酶联免疫电转移印迹法（enzyme linked immunoelectrotrasfer blot，EITB）或 Western blot，是将蛋白质电泳分离与酶免疫测定相结合形成的蛋白检测技术。

免疫印迹法分为三个基本步骤：①十二烷基硫酸钠-聚丙烯酰胺凝胶电泳（SDS-PAGE）。抗原等蛋白样品经 SDS 处理后带负电荷，从负极向正极泳动，分子量越小，泳动速度越快，将蛋白质按分子质量大小和所带电荷多少进行分离，此时分离效果肉眼不可见。②电转移。将在凝胶中已经分离的条带转移到硝酸纤维素膜上，此时肉眼仍不能观察到蛋白质分离条带。③酶免疫定位测定。将带有蛋白条带的硝酸纤维素膜依次与特异性抗体、酶标记抗体反应后，加入反应底物使区带染色。常用的 HRP 底物为 3,3-二氨基联苯胺（呈棕色）、4-氯-1-萘酚（呈蓝紫色），阳性反应条带清晰可辨，并可根据电泳时加入的分子量标准，确定各组分的分子量。

2. 应用

免疫印迹法综合了 SDS-PAGE 的高分辨力和 ELISA 法的高特异性和敏感性，广泛应用于分析抗原组分及其免疫活性，并可用于疾病诊断。此法已用于艾滋病病毒感染的确诊试验。

（四）生物素-亲和素系统酶联免疫吸附试验

1. 原理

生物素-亲和素系统（biotin avidin system，BAS）酶联免疫吸附试验（biotin avidin system-ELISA，BAS-ELISA），是 BAS 与 ELISA 的组合应用技术。生物素与亲和素的结合具有很强的特异性，其结合力远远超过抗原抗体反应，且结合后极稳定。1 个亲和素分子可与 4 个生物素分子结合形成一种类似晶体的复合体，且具有多级放大作用，可极大提高检测方法的灵敏度。BAS-ELISA 可分为桥联亲和素-生物素法（BAB 法）、酶标记亲和素-生物素法（BA 法）两种类型。BAB 法是以游离的亲和素分别桥联生物素化抗体和生物素化酶的检测方法，BA 法是直接以酶标亲和素联结生物素化抗体以检测抗原的方法。

2. 应用

BAS-ELISA 灵敏度高、特异性高、稳定性高，但操作步骤较多。可用于检测可溶性抗原及其相应抗体，例如：链球菌、肺炎链球菌、单纯疱疹病毒、巨细胞病毒等及其抗体。

（五）酶免疫组织化学技术

1. 原理

在一定条件下，应用酶标记抗体（抗原）与组织或细胞标本中的抗原（抗体）发生反应，催化底物产生显色反应，通过显微镜观察标本中抗原（抗体）的定位、分布和性质，也可通过图像分析技术达到定量的目的。酶免疫组织化学技术（enzyme labeled immunohistochemical method）中最常用的酶是辣根过氧化物酶，常用底物包括二氨基联苯胺（DAB），反应产物呈棕色；氨基乙基卡巴唑（AEC），反应产物呈橘红色；4-氯-1-萘酚，反应产物为灰蓝色。

2. 应用

酶免疫组织化学技术可提高病理诊断准确性，可对癌基因蛋白进行定位和定量检测，可对肿瘤细胞增生抗原进行定位、定量，以判断肿瘤增生程度，有助于发现微小转移灶、临床判断肿瘤是原位还是有浸润发生以及有无血管、淋巴转移，还可用于指导肿瘤靶向治疗等。

二、荧光免疫技术

荧光免疫技术是以荧光物质作为标记物，将抗原抗体反应与荧光技术相结合的一种免疫标记技术，是最早出现的免疫标记技术。常用的荧光物质包括异硫氰酸荧光素（FITC）、四乙基罗丹明（RB200）、藻红蛋白（PE）、镧系螯合物铕（Eu^{3+}）、荧光底物等。

（一）荧光显微镜技术

1. 原理

荧光显微镜技术又称荧光抗体技术（fluorescence antibody technique，FAT），采用荧光物质标记抗体与标本片中组织或细胞抗原反应，经洗涤分离后，在荧光显微镜下观察呈特异性荧光的抗原抗体复合物及其部位，借此对组织细胞抗原进行定性和定位检测、对自身抗体进行定性和效价测定。

2. 应用

常用于检测病原体、自身抗体、细胞表面抗原和受体等。

（二）流式细胞术

1. 原理

流式细胞术（flow cytometry，FCM）需采用流式细胞仪进行检测分析。流式细胞仪由液流系统、光学与信号转换测试系统、信号处理及放大的计算机系统三大基本结构组成，采用激光作为激发光源，利用荧光染料与单克隆抗体相结合的标记技术，借助计算机系统对流动的细胞悬液中的单个细胞或特定细胞或其超微结构进行多参数快速分析。

2. 应用

可用于淋巴细胞及其亚群分析、免疫细胞分选及功能分析、细胞分化抗原及白血病免疫分型、肿瘤耐药相关蛋白分析以及艾滋病检测、移植免疫和自身免疫性疾病等相关人类白细胞抗原分析，应用范围非常广泛。

（三）时间分辨荧光免疫测定

1. 原理

时间分辨荧光免疫测定（time resolved fluorescence immunoassay，TRFIA）的原理是以镧系螯合物标记抗体、抗原、激素、多肽、蛋白质、核酸探针及生物细胞，待反应体系发生后，用时间分辨荧光免疫检测仪测定反应产物中的荧光强度，根据产物荧光强度和相对荧光强度的比值，判断反应体系中分析物浓度，从而进行定量分析。

2. 应用

灵敏度高、分析范围广、标记结合物稳定、有效期长、测量快速、易于自动化、无放射性污染，适用于体液中极微量生物活性物质的定量检测，可用于蛋白质、激素（肽类激素、甲状腺激素、类固醇激素等）、药物、肿瘤标记物、病原体抗原或抗体等检测。

（四）荧光偏振免疫测定

1. 原理

荧光偏振免疫测定（fluorescence polarization immunoassay，FPIA）常用异硫氰酸荧光素（FITC）标记小分子抗原，利用抗原抗体竞争反应原理，根据荧光素标记抗原与荧光素抗原抗体复合物之间荧光偏振强度的差异，测定体液中小分子抗原物质含量。在反应体系中，荧光素标记的小分子抗原（Ag^F）转动速度快、偏振荧光弱；与抗体结合后，荧光素标记抗原抗体复合物（Ag^F-Ab）分子增大、转动速度减慢，受偏振光激发后发射出的偏振荧光明显增强。当待检抗原浓度增高时，由于竞争性结合导致形成 Ag^F-Ab 减少，游离 Ag^F 较多，受偏振荧光激发后发射出的偏振荧光弱，即待检抗原含量与偏振荧光强度呈负相关，通过标准曲线即可推算出待检抗原含量。

2. 应用

样品用量少、荧光素标记结合物稳定、方法重复性好、快速、易于自动化，但仪器设备昂贵、药品试剂盒专属性强、灵敏度稍低，常用于血清或尿液中小分子抗原物质（特别是药物浓度）的测定，不适用于大分子物质测定。目前已有数十种药物（例如：环孢素、卡马西平、苯妥英钠、丙戊酸、地高辛、氨茶碱、苯巴比妥等）、维生素、激素、毒品等使用此方法进行定量检测。

（五）荧光酶免疫测定

1. 原理

荧光酶免疫测定（fluorescent-enzyme immunoassay，FEIA）的原理是利用酶标记抗体（或抗原）与待检抗原（或抗体）反应，借助酶催化荧光底物，经酶促反应生成稳定而高效的荧光物质，通过测定荧光强度确定待检抗原或抗体的含量。采用碱性磷酸酶（ALP）标记抗体（或抗原），以 4-甲基伞形酮磷酸盐（4-MUP）为 ALP 反应荧光底物；ALP 分解 4-MUP 脱磷酸根基团后形成 4-甲基伞形酮（4-MU），4-MU 经 360nm 激发光照射发出 450nm 的荧光，通过荧光检测仪测定荧光强度，并推算出待检抗原或抗体含量。

2. 应用

灵敏度较高、标记物稳定、有效期长、操作简单，但荧光测定时应考虑血清和其他生物样品背景荧光的干扰。可用于多种抗原抗体的检测，例如：细菌及毒素抗原、病毒抗体、激素、肿瘤标志物、过敏原、凝血因子等。

三、胶体金免疫技术

胶体金免疫技术是以胶体金作为示踪标记物或显色剂，应用于抗原抗体反应的一种免疫标记技术，主要有胶体金免疫测定技术、胶体金免疫组织化学技术。由于胶体金有不同大小的颗粒，且电子密度高，故胶体金免疫技术特别适合于免疫电镜的单标记或多标记定位研究。由于胶体金本身呈淡至深红色，因此也适合进行光镜观察。

（一）胶体金免疫测定技术

胶体金免疫测定技术主要包括斑点金免疫渗滤试验（dot immunogold filtration assay，DIGFA）、斑点金免疫层析试验（dot immunogold chromatographic assay，DICA）。

1. 原理

（1）斑点金免疫渗滤试验 在以硝酸纤维素膜为载体并包被了抗原或抗体的渗滤装置中，依次滴加标本、免疫金、洗涤液。因微孔滤膜贴置于吸水材料上，故溶液流经渗滤装置时与膜上的抗原或抗体快速结合并起到浓缩作用，达到快速检测目的。阳性反应在膜上呈现红色斑点。

（2）斑点金免疫层析试验 将胶体金标记技术和蛋白质层析技术相结合、以硝酸纤维素膜为载体的快速固相酶免疫分析技术。滴加在膜一端的标本溶液受载体膜的毛细管作用向另一端移动，犹如色谱一般，在移动过程中待检物与固定于载体膜上某一区域的抗体或抗原结合而被固相化，无关物则越过该区域而被分离，然后通过胶体金的呈色条带进行结果判读。

2. 应用

不能准确定量，只能作为定性或半定量试验。目前主要限于检测正常体液中不存在的物质，以及正常含量极低而在特殊情况下异常升高的物质，例如：传染病病原体抗原及抗体、毒品类药物、激素和某些肿瘤标志物。

（二）胶体金免疫组织化学技术

1. 原理

胶体金是指由直径 1～100nm 的金颗粒所组成的分散系，即金以或大或小的微小粒子分散在另一种物质中所形成的体系。通常所说的胶体金是指以微小的粒子分散在水中所形成的金溶胶，其颜色与粒子大小有关，例如：15nm 的胶体金为红色、95nm 的胶体金则为蓝色。一般用于免疫组织化学的胶体金颗粒直径范围 5～60nm，均呈红色，颗粒越小，红色越深。胶体金可在相当长的时间内保持溶胶不变，其稳定性受多种因素影响，最主要的是电解质，其次还与浓度、温度等有关。胶体金制备应用最多的是化学还原法，在氯金酸水溶液中加入一定量还原剂，使金离子还原为金原子。常用的还原剂有柠檬酸钠、鞣酸、白磷。其中，柠檬酸钠还原制备的金颗粒直径较大，为 15～150nm；白磷还原制备的金颗粒直径较小，为 3～12nm。

胶体金作为金的水溶胶，能迅速稳定吸附蛋白，对蛋白的生物学活性无明显影响。因此，用胶体金标记一抗、二抗或其他能特异性结合免疫球蛋白的分子（如葡萄球菌 A 蛋白等）作为探针，就能对组织或细胞内抗原进行定性、定位甚至定量研究。

2. 应用

（1）免疫金法（immunogold staining，IGS）

① 直接法：将胶体金标记的一抗直接对标本进行染色，然后在光镜或电镜下进行观察。方法非常简单，但由于一种探针只能研究一种抗原，所以比较受局限。用胶体金标记的单克隆探针，进行双重或多重染色效果比较好。

② 间接法：先将未标记的特异性一抗与标本中的抗原结合，然后用金标二抗与一抗结合，在光镜或电镜下对抗原分布进行定位研究。一般多采用间接法。

（2）免疫金-银染色法（immunogold sliver staining，IGSS）

① 原理：是 1983 年 Holgate 等人将 IGS 与银显影方法相结合建立的方法。金颗粒标记抗原（或抗体）与相应抗体（或抗原）特异性结合后，形成金标记免疫复合物；在银显色剂作用下，标记物上的金颗粒起液化作用，用对苯二酚还原剂使显影液中的硝酸银离子还原成银原子沉淀，被还原的银原子在抗原抗体复合物的金颗粒周围形成一个逐步增大的黑色"银

壳"。由于金颗粒的液化催化作用，且"银壳"一旦形成本身也具有催化作用，因此更多的银离子被还原，最后使"银壳"显示的抗原位置清楚扩大，从而提高镜下可见度。

②应用：操作简单、特异性强、敏感性高，光镜、扫描电镜、透射电镜等均能检测，特别适用于检测微量抗原及石蜡切片标本中的微弱抗原。

（3）免疫金-银染色双 PAG 法

①原理：葡萄球菌 A 蛋白（SPA）与许多哺乳动物 IgG 具有亲和性，且两者连接不干扰抗原抗体结合。简单的 SPA 金标记二步法后，第三步用抗 SPA 与 SPA 金表面分子通过 Fab 或 Fc 段相结合，可结合更多胶体金颗粒，再通过银增强，可使原始信号得到几何级放大。

②应用：较免疫金-银染色法敏感性提高 5～8 倍，使用试剂单一、第一抗体用量少，减少了非特异性染色，更适用于检测抗原性较弱或抗原丢失严重的组织细胞。

四、化学发光免疫分析技术

（一）原理

1. 直接化学发光免疫分析

以化学发光剂（如吖啶酯）直接标记抗原（或抗体），与待测标本中相应的抗体（或抗原）发生反应后，形成固相包被抗体-待测抗原-标记抗体复合物。加入氧化剂（H_2O_2）和碱性溶液（NaOH）使反应系统呈碱性，则发光剂发光，通过检测发光强度可进行定性或定量分析。

2. 化学发光酶免疫分析

以参与催化某一化学发光反应的酶标记抗体或抗原，与待测标本中相应抗原或抗体发生反应后，形成固相抗体-待测抗原-酶标记抗体复合物；经洗涤后加入发光底物，酶催化和分解底物发光，通过测定发光信号可对待测抗原或抗体进行定量分析。

3. 电化学发光免疫分析

以电化学发光剂三联吡啶钌标记抗原或抗体，以磁性微粒作为固相载体。常用双抗体夹心法，待测标本与相应已知抗体结合，形成磁性微粒包被抗体-待测抗原-三联吡啶钌标记抗体复合物，启动电化学发光，光强度与待测抗原浓度成正比。

4. 鲁米诺氧途径免疫分析

鲁米诺氧途径免疫分析技术使用的是均相化学发光检测技术。参与反应的一个抗体包被感光珠，内含酞菁；另一个抗体包被发光珠，内含二甲基噻吩衍生物及 Eu 螯合物。在目标抗原存在的情况下，可形成双抗体夹心免疫复合物，目标抗体可使两个抗体上标记的感光珠和发光珠紧密连接在一起。感光珠在波长 680nm 激光照射下，使周围氧分子激发变成单线态氧，单线态氧扩散至发光珠并传递能量；发光珠发射 520～620nm 荧光信号并被单光子计数器检测。单线态氧在反应体系中只能扩散大约 200nm，因此，只有结合态发光珠才能获得单线态氧的能量并发光；非结合态发光珠由于距离较远，无法获得能量而不发光。

（二）应用

化学发光免疫分析技术标记物为非放射性物质，操作实现了自动化，具有快速、简便、灵敏度高、特异性强、标记物稳定、试剂有效期长等特点，已广泛应用于各种激素、肿瘤标志物、心脏标志物、感染性疾病、治疗药物等各种抗原、抗体和半抗原的检测。

五、放射免疫技术

放射免疫技术是以放射性核素作为标记物的一种免疫标记技术，用于定量检测受检标本中的微量物质。最常用的放射性核素是^{125}I，用 γ 计数器测定其放射性。根据放射性核素标记对象不同和检测方法不同，可分为放射免疫分析（radioimmunoassay，RIA）、免疫放射分析（immunoradiometric assay，IRMA）。

（一）原理

1. 放射免疫分析

用放射性核素标记抗原（Ag*），使其与待检标本中的抗原（Ag）竞争结合限量的特异性抗体（Ab），并形成可溶性抗原抗体复合物 Ag-Ab 和 Ag*-Ab，直至达到平衡状态。若 Ag 量多，则形成的 Ag-Ab 多，Ag*-Ab 复合物（B）就少，游离的 Ag*（F）多，即待测 Ag 量与 Ag*-Ab 复合物（B）成反比关系，与游离的 Ag*（F）成正比关系。用已知不同浓度的抗原标准品得到相应 B 和 F 值，绘制标准曲线，待测标本在相同条件下进行反应，可在标准曲线上分析待测标本中抗原量。

2. 免疫放射分析

以双抗体夹心法最为常用，是用放射性核素标记特异性抗体。测定时待测抗原先与过量的固相抗体反应，形成固相抗体-待测抗原复合物于固相载体表面；洗涤除去未结合物质，再加标记抗体，形成固相抗体-待测抗原-标记抗体复合物，未结合的标记抗体通过洗涤去除。用已知抗原浓度的系列标准品进行反应获取标准曲线，将待测标本进行相同条件反应，即可从标准曲线上分析标本中抗原浓度。

（二）应用

灵敏度高、特异性强、重复性好，可用于激素、维生素、药物、肿瘤标志物、病原体抗原或抗体的定量分析。但存在放射性污染、试剂盒有效期短、检测设备特殊等缺陷，正面临逐渐被其他免疫标记技术取代的趋势。

第四节　免疫球蛋白、循环免疫复合物与补体检测技术

一、免疫球蛋白检测技术

（一）IgG、IgM 和 IgA 检测

1. 检测方法

对人体的血液、尿液、脑脊液等样本中 IgG、IgM、IgA 进行定量检测，常用速率散射免疫比浊法，原理参见本章第二节。

2. 临床意义

（1）血液标本检测的临床意义

① 年龄与性别：不同年龄下，机体血液中免疫球蛋白含量有一定变化，新生儿接近成人水平，婴幼儿低于成人水平，女性稍高于男性。

② 血清 Ig 增高：多克隆性增高常见于肝脏疾病（慢性活动性肝炎、原发性胆汁性肝硬

13

化、隐匿性肝硬化等）、结缔组织病、各种急慢性感染、某些自身免疫病等。单克隆性增高见于多发性骨髓瘤、巨球蛋白血症、恶性淋巴瘤、重链病、轻链病等单克隆 Ig 增殖病。

③ 血清 Ig 降低：低免疫球蛋白血症包括原发性降低、继发性降低两种类型。原发性降低见于体液免疫缺陷病和联合免疫缺陷病。继发性降低见于大量蛋白丢失的疾病（烧伤、剥脱性皮炎、胃病综合征等）、淋巴系统肿瘤（白血病、淋巴肉瘤、霍奇金病等）、重症传染病、血液性疾病、肾脏疾病、中毒性骨髓疾病、长期使用免疫抑制剂等。其中，以肾脏疾病、慢性淋巴细胞性白血病、感染性疾病最多见。

（2）尿液标本检测的临床意义　正常人尿液中的免疫球蛋白含量极微，当机体免疫功能出现异常或由炎症反应引起肾脏疾病时，可导致尿液中含量增多。

（3）脑脊液标本检测的临床意义　神经系统疾病可导致脑脊液中免疫球蛋白含量升高，例如：化脓性脑膜炎、单纯疱疹性脑炎、结核性脑膜炎、急性神经疏螺旋体病、条件致病性脑膜炎、急性病毒感染、多发性硬化、神经梅毒、带状疱疹性神经节炎、脑萎缩等。

（二）IgD 检测

1. 检测方法

正常人血液中 IgD 含量极低，一般采用 ELISA 双抗体夹心法进行检测：先将抗人 IgD 抗体包被于聚苯乙烯反应板微孔内，加入待测血清或标准品后，再加入酶标记抗人 IgD 抗体，在固相微孔上形成抗体-待测抗原（IgD）-酶标记抗体复合物，洗涤除去未结合物，最后加入酶底物溶液进行呈色反应，根据呈色强度定量检测血清中 IgD 水平。

2. 临床意义

IgD 含量升高主要见于 IgD 型多发性骨髓瘤、高 IgD 血症以及周期性发热、慢性感染、大量吸烟者、妊娠末期、某些超敏反应等。IgD 降低常见于先天性无丙种球蛋白血症、硅沉着病、系统性红斑狼疮、类风湿性关节炎等。

（三）IgE 检测

IgE 是血清中含量最低的免疫球蛋白，包括血清中总 IgE 检测及特异性 IgE 检测，前者作为初筛试验，后者可用于确定特异性过敏原。

1. 总 IgE 检测

（1）检测方法　常用 ELISA 双抗体夹心法、免疫比浊法。

（2）临床意义　总 IgE 升高常见于Ⅰ型超敏反应性疾病（过敏性哮喘、过敏性肠炎、花粉症、变应性皮炎和荨麻疹等），也可见于寄生虫感染、IgE 型骨髓瘤、高 IgE 血症、系统性红斑狼疮、胶原病等非超敏反应性疾病。总 IgE 降低见于艾滋病、原发性无丙种球蛋白血症、免疫抑制剂治疗后。

2. 特异性 IgE 检测

（1）检测方法

① 放射性过敏原吸附试验法：将纯化的过敏原吸附于固相载体上，加入待测血清，若血清中含有针对该过敏原的特异性 IgE，则可与之形成抗原-抗体复合物；再与放射性核素（如 ^{125}I）标记的抗人 IgE 抗体反应，形成"过敏原-固相载体-特异性 IgE-放射性核素标记的抗人 IgE 抗体"复合物，最后以 γ 计数仪检测放射活性，放射活性与特异性 IgE 含量呈正相关。

② 免疫印迹法：将多种纯化的过敏原吸附于纤维素膜条上，加入待测血清，若血清中含有针对过敏原的特异性 IgE，则可与之形成免疫复合物；用酶标记抗人 IgE 抗体作为示踪

二抗，最后加入酶底物溶液使区带呈色，参比标准膜条即可判断过敏原种类，还可通过过敏原检测仪读取检测结果。

③ ELISA：先将纯化的过敏原包被于聚苯乙烯反应板微孔内，加入待测血清，若血清中含有针对该过敏原的特异性 IgE，即可形成抗原抗体复合物；再与酶标记的抗人 IgE 抗体反应，最后加入酶底物溶液进行呈色反应，根据呈色强度定性或定量检测血清中特异性 IgE 水平。

④ 酶联荧光免疫分析：其固相载体为一内置有多孔性、弹性以及亲水性纤维素微粒的帽状塑料。将多种纯化的过敏原吸附于纤维素微粒上，加入待测血清或参考标准品，若血清中含有针对过敏原的特异性 IgE，即可形成抗原抗体复合物；冲洗除去未结合物，再与 β-半乳糖苷酶标记的抗人 IgE 抗体反应，形成"过敏原-固相载体-特异性 IgE-β-半乳糖苷酶标记的抗人 IgE 抗体"复合物，加入 4-甲基伞酮-β-半乳糖苷荧光底物，使之产生荧光，最后用荧光分光光度计测量荧光强度，荧光强度与特异性 IgE 含量呈正相关。

（2）临床意义　血清特异性 IgE 检测有助于寻找特定过敏原，进行脱敏疗法的疗效监测。

（四）游离轻链检测

Ig 轻链根据其恒定区差异分为 κ 和 λ 两个型别。正常人血清 κ 与 λ 的比例约为 2：1。

1. 检测方法

临床常用速率散射免疫比浊法检测游离轻链。

2. 临床意义

（1）κ 和 λ 值均增高　见于多克隆免疫球蛋白血症，例如：自身免疫性疾病、肾脏疾病、慢性感染等。

（2）κ 或 λ 值增高　见于单克隆免疫球蛋白血症，例如：多发性骨髓瘤、原发性巨球蛋白血症、轻链病、浆细胞瘤等。

（3）κ 或（和）λ 值降低　见于低免疫球蛋白血症。

（4）对单克隆免疫球蛋白增殖病的敏感性为 88％～98％；对非分泌型骨髓瘤的敏感性为 65％～70％。有助于单克隆轻链病、原发性系统性淀粉样变性的早期诊断，也可用于化疗或自身外周血干细胞移植后是否复发的监测。

（五）冷球蛋白检测

冷球蛋白即冷免疫球蛋白，是血清中一种在 37℃ 以下（一般 0～4℃）易发生沉淀、37℃ 时可再溶解的病理性免疫球蛋白，在血清和血浆中均能发生沉淀，可分为 1、2、3 三型。

1. 检测方法

可采用穿刺组织进行电镜病理观察，亦可根据冷球蛋白 37℃ 溶解、4℃ 时发生可逆性沉淀的物理性质进行血清标本中冷球蛋白的分离提取，再采用紫外分光光度仪检测 A_{280}，计算蛋白含量；还可采用免疫印迹、双向电泳法准确分析低浓度冷球蛋白。蛋白含量＞0.05g/L 血清时，即可诊断为冷球蛋白血症。

2. 临床意义

冷球蛋白可直接堵塞血管并通过形成的免疫复合物激活补体系统，导致炎症反应及肾损害，常引起全身性血管炎，最常见小动脉炎或静脉炎。1 型冷球蛋白血症多见于恶性 B 细胞疾病，例如：Waldenström 巨球蛋白血症、浆细胞瘤等；2 型与 3 型冷球蛋白血症常见于慢性丙型病毒性肝炎。

（六）M 蛋白检测

M 蛋白即单克隆免疫球蛋白，是单克隆 B 淋巴细胞或浆细胞异常增殖而产生的大量均一、具有相同氨基酸序列以及空间构象和电泳特性的 Ig。

1. 检测方法

（1）多发性骨髓瘤与巨球蛋白血症患者 M 蛋白的检测与鉴定

① 血清总蛋白定量：约 90％ 患者血清总蛋白含量升高（70％ 患者＞100g/L），约 10％ 患者含量正常或偏低（如轻链病时）。

② 血清蛋白区带电泳：血清（或尿液）标本中不同性质的蛋白质在一定条件下电泳，形成不同的蛋白区带，与正常电泳图谱进行比较分析，很容易发现异常的蛋白区带。将这些区带电泳图谱扫描，可计算出异常蛋白总量和百分比。依据单克隆 Ig 种类不同，M 蛋白可以在 $\alpha_2 \sim \gamma$ 区形成深染区带，以 β、γ 区多见。

③ 血清 Ig 定量：为初筛试验，一般 M 蛋白所属 Ig 均明显升高，其他 Ig 则正常或显著降低。

④ 血清游离轻链定量：κ 型或 λ 型游离轻链含量升高，κ 与 γ 的比值异常。

⑤ 免疫电泳：是一种定性方法，可确定 M 蛋白的类别（IgG、IgA、IgM）和型别（轻链）。M 蛋白可与相应的抗重链血清、抗轻链血清形成迁移范围十分局限的致密沉淀弧，据此排除或鉴别 M 蛋白血症。

⑥ 免疫固定电泳：灵敏度高，是临床最常用的方法。血清或尿液先进行区带电泳，形成不同的蛋白区带，再加入特异性抗重链或抗轻链血清，抗血清即可与相应的蛋白区带形成抗原抗体复合物；洗去未结合蛋白，最后经染料（氨基黑、丽春红）染色，并对比正常人抗血清参考泳道，即可对 M 蛋白进行鉴定。

⑦ 尿游离轻链检测：免疫球蛋白过剩的轻链自尿液排出，即本周蛋白，分为定性和定量两种方法。定量检测一般采用免疫比浊法进行。定性试验时，初筛可用热沉淀反应法或对甲苯磺酸法，确诊可用免疫电泳分析法。免疫电泳定性试验可采用轻链-清蛋白-戊二醛免疫电泳法，在戊二醛存在时，尿游离轻链能与牛血清蛋白结合，与抗轻链血清进行对流免疫电泳，轻链与抗 κ、λ 血清反应产生白色沉淀线；也可采用免疫固定电泳进行检测和分型。

（2）重链病时的 M 蛋白检测与鉴定　与多发性骨髓瘤相同，但尚需采用选择性免疫电泳予以证实。将抗 Fab 或多价抗轻链血清与融化琼脂混匀制成琼脂板，常规打孔、加样、电泳。抗体槽中可加相应的抗 Ig 血清（例如：检测 γ 重链病加抗 IgG 血清，检测 α 重链病加抗 IgA 血清等）。电泳时，血清中正常 Ig 被琼脂中抗 Fab 或抗轻链血清选择性阻留，重链则继续向阳极移动，形成单一沉淀弧。

（3）7S IgM 病的 M 蛋白检测与鉴定　除上述方法外，还需证实 7S IgM 的存在。IgM 通常为五聚体，沉降系数为 19S，而 7S IgM 病患者 IgM 为单体，沉降系数为 7S。证实 7S IgM 的存在有两种方法：①在测定总 IgM 含量后，将 1～2mL 待测血清过 Sepharose 6B 柱，再根据洗脱峰面积计算 7S IgM 占总 IgM 的百分比，IgM 总量乘以百分比即得 7S IgM 含量。②采用植物血凝素（PHA）选择性电泳，五聚体 IgM 可与 PHA 结合，而单体 IgM 不与 PHA 结合。制备含 PHA 的琼脂，常规制板、打孔、加样、电泳。五聚体 IgM 被琼脂中

PHA 选择性阻留，7S IgM 则继续向阳极移动，并可与随后加于抗体槽中的抗 IgM 血清反应，形成单一沉淀弧。

（4）半分子病的 M 蛋白检测与鉴定　半分子是指由一条重链和一条轻链组成的 M 蛋白。检测与鉴定方法与多发性骨髓瘤相同，但尚需对"半分子"进行鉴定。

① 免疫电泳法鉴定半分子 M 蛋白的迁移率。与 Ig 相比，半分子 M 蛋白泳向正极，可达 α_2 区。

② 十二烷基硫酸钠-聚丙烯酰胺凝胶电泳（SDS-PAGE）推算 M 蛋白的分子量。

③ 超速离心法测定 M 蛋白的沉淀系数。

④ Fc 抗原决定簇的确定：用正常人抗重链血清判断半分子病患者 M 蛋白相应的 Ig 类别。

2. 临床意义

M 蛋白可分为恶性 M 蛋白血症、意义不明的 M 蛋白血症两类。恶性 M 蛋白血症多见于多发性骨髓瘤、原发性巨球蛋白血症、7S IgM 病、半分子病、慢性淋巴细胞白血病、不完全骨髓瘤蛋白病等。意义不明的 M 蛋白血症又可分为两种，一种继发于其他恶性肿瘤（如恶性淋巴瘤），另一种为良性 M 蛋白血症，较多见于老年人。

二、循环免疫复合物检测技术

抗原与其相应抗体形成免疫复合物（immunocomplex，IC），循环在血液里的免疫复合物即循环免疫复合物（circulating immunocomplex，CIC）。

（一）检测方法

1. 聚乙二醇（PEG）沉淀比浊法

PEG 能非特异性沉淀蛋白质，低浓度的 PEG 可使大分子量 CIC 自液相析出。PEG 还可抑制 CIC 解离，促进 CIC 进一步聚合成更大的凝聚物而被沉淀。利用免疫比浊法即可确定 CIC 的存在与含量。

2. ELISA 法

补体第一成分 C1q 能与 IgG 或 IgM 类抗体的 Fc 段结合，因此可根据 C1q 来检测 CIC 含量。以 IgG 为例：先将 C1q 包被于聚苯乙烯反应板微孔，加入待测血清使 CIC 与 C1q 结合，洗涤后再加入酶标记的抗人 IgG 抗体，在固相上形成 C1q-CIC-酶标记抗人 IgG 复合物；洗涤除去未结合物，最后加入酶底物溶液进行呈色反应，呈色强度反映待测血清中 CIC 含量。

（二）临床意义

CIC 升高最常见于感染性疾病和自身免疫性疾病。CIC 检测主要用于诊断与循环免疫复合物相关的疾病、监测疗效和评估病情。低浓度 CIC 可散见于正常人，亦可在无明显疾病时一过性出现。持续增高的免疫复合物提示有慢性原发性疾病存在，包括各种风湿病、肿瘤和慢性感染等。

三、补体检测技术

（一）补体经典途径溶血活性（CH_{50}）检测

1. 检测方法

补体最主要的生物学活性是免疫溶细胞作用。抗体（溶血素）致敏的绵羊红细胞（SR-

BC）可通过活化补体（C1～C9）激活经典途径，导致 SRBC 溶解。在一定范围（20％～80％溶血率）内，溶血程度与补体活性呈正相关，常以 50％溶血率（50％ complement hemolysis，CH_{50}）作为判断指标。

2. 临床意义

CH_{50} 活性增高见于急性炎症、肿瘤（骨髓瘤、肝癌等）、组织损伤与感染、自身免疫性疾病（类风湿关节炎、系统性红斑狼疮等）等。

CH_{50} 活性降低见于先天性补体缺陷症、各种肝病患者（肝炎、肝硬化、肝癌等）、免疫功能不全、急性肾小球肾炎、全身性红斑狼疮活动期、大面积烧伤、肾病综合征等。

（二）补体旁路途径溶血活性（AH_{50}）检测

1. 检测方法

先用乙二醇双（α-氨基乙基醚）四乙酸（EGTA）螯合血清中的 Ca^{2+}，封闭 C1 作用，以阻断经典活化途径。再用可使 B 因子活化的未致敏兔红细胞（RE）激活补体旁路途径，导致 RE 溶血，其溶血率与补体旁路途径的活性呈正相关，以 50％溶血素为判别指标，即 AH_{50}。

2. 临床意义

补体 C3、C5～C9、P 因子、D 因子、B 因子等成分参与补体旁路活化，任何成分的异常均可引起旁路溶血活性的改变。AH_{50} 增高多见于甲状旁腺功能亢进、感染、某些自身免疫病、肾病综合征、慢性肾炎、肿瘤等。降低则见于慢性活动性肝炎、肝硬化、急性肾炎等。

（三）补体 C3、C4 含量检测

1. 检测方法

一般采用速率散射比浊法。

2. 临床意义

C3、C4 属急性时相反应蛋白，含量增高见于急性炎症、全身性感染、风湿热急性期、皮肌炎、心肌梗死、Reiter 综合征、严重创伤、恶性肿瘤、妊娠等，对疾病的诊断意义不大。

C3、C4 含量降低见于肝炎、肝硬化、活动期系统性红斑狼疮、各类免疫复合物病（类风湿关节炎、冷球蛋白血症、血清病等）、大面积烧伤以及遗传性 C3、C4 缺乏症等。

在自身免疫性溶血性贫血、遗传性神经血管瘤时，C3 一般正常，而 C4 常下降。在系统性红斑狼疮时，C4 的降低常早于 C3。

（四）补体 C1q 含量检测

1. 检测方法

多采用速率散射比浊法。

2. 临床意义

C1q 是补体 C1 的重要组成成分，主要参与补体的经典激活途径。其增高见于血管炎、骨髓炎、类风湿关节炎、痛风、硬皮病等；降低见于系统性红斑狼疮、活动性混合性结缔组织病等。

第五节　细胞因子及其受体与黏附分子的检测技术

一、细胞因子及其受体检测技术

（一）细胞因子检测

细胞因子检测的方法主要有生物学、免疫学和分子生物学测定法。分子生物学测定法检测细胞因子生物学活性，其结果以活性单位（U/mL）表示；免疫学测定法检测细胞因子蛋白质含量，其结果以纳克每毫升（ng/mL）或皮克每毫升（pg/mL）表示；分子生物学测定法是从细胞因子基因水平检测 DNA 和 mRNA。各种检测方法不能相互替代，联合使用三种检测方法分析细胞因子才能更加全面、科学。

1. 生物学检测法

应用一定的指示系统（例如细胞）与已知活性的细胞因子标准品或待测标本相互作用。以指示系统的变化（细胞增殖、死亡或分泌蛋白等）来显示细胞因子功能，将待测标本与标准品进行比较，分析待检标本中的细胞因子水平。根据指示系统的表现不同，生物学检测法可分为细胞增殖法、靶细胞杀伤或抑制法、细胞病变抑制法、趋化活性测定法等。

（1）细胞增殖法　为最常用的细胞因子生物学活性测定方法，可用于白细胞介素-2（IL-2）、白细胞介素-6（IL-6）等多种白细胞介素的测定。细胞增殖法是利用某一细胞因子可促进相应指示细胞分裂、增殖的特性而建立的。将不同浓度的细胞因子（标准品或待检样品）与指示细胞共同孵育一定时间，检测细胞增殖情况（例如：细胞涂片染色镜下形态学观察、MTT 比色法、^{3}H-TdR 掺入法等），细胞增殖程度与细胞因子活性成正比。

（2）靶细胞杀伤或抑制法　主要用于肿瘤坏死因子的测定。肿瘤坏死因子（TNF-α、TNF-β）具有杀伤肿瘤细胞的作用，检测 TNF 活性可采用靶细胞杀伤法。选择对 TNF 敏感的细胞株作为靶细胞，使其与不同稀释度的标准品或待测样品共同培养一定时间，检测细胞毒性反应的程度，细胞毒性反应程度与 TNF 活性成正比关系。

（3）细胞病变抑制法　主要用于检测干扰素。干扰素（IFN）可诱导细胞产生抑制病毒 RNA 和 DNA 合成的酶类，保护宿主细胞免受病毒感染，从而抑制细胞病变。将指示细胞、病毒和 IFN 标准品或待测样品置同一反应体系中，培养一段时间后，检测细胞的病变程度，细胞病变程度与 IFN 活性成反比关系。

（4）趋化活性测定法　主要用于趋化性细胞因子的测定，如白细胞介素 8（IL-8）等，以 Boyden 小室法最为常用。Boyden 小室由上、下两室组成，下室为一盲端，两室间用一层硝酸纤维素膜分隔。当下室加入 IL-8 或待测样品、上室加入细胞时，IL-8 在膜的两侧形成浓度梯度，细胞在趋化因子作用下向下室移动。根据迁移细胞的多少和细胞类型判断趋化活性的强弱和性质。

2. 免疫学测定法

细胞因子的化学本质是蛋白质或多肽，很容易制备相应的抗体，用已知抗体便可以检测未知的细胞因子（抗原）。

（1）体液中细胞因子的检测

① 生物素-亲和素系统的双抗体夹心 ELISA 法：制备两种识别同一细胞因子不同表位

的单克隆抗体，其中一种作为包被抗体，另一种作为标记抗体进行双抗体夹心 ELISA。但体液中细胞因子的含量很低，常规 ELISA 的敏感度不能达到要求，实际工作中常用生物素标记一种抗体、亲和素标记的辣根过氧化物酶来实现抗原抗体反应系统与酶-底物显色系统的偶联，使抗原抗体反应的信号得以放大。以白细胞介素-2（IL-2）检测为例：以抗人 IL-2 单克隆抗体包被于聚苯乙烯反应板上，加入待测抗原（血清、体液标本）或标准品与固相抗 IL-2 单抗结合，再加入生物素化抗 IL-2 抗体，最后形成抗 IL-2 抗体-IL-2-生物素化抗 IL-2 抗体复合物，依次加入辣根过氧化物酶（HRP）标记的链霉素亲和素、酶底物/色原溶液后呈色，显色（吸光度）强度与待测标本中 IL-2 水平在一定范围内呈正相关。

② 放射免疫分析：将特异性细胞因子抗体包被于放射免疫分析试管中，用 ^{125}I 标记在细胞因子上。检测时，先加入标准品或待测样品，反应一段时间后再加入标记的细胞因子，如样品中有细胞因子存在，即可竞争性抑制标记的细胞因子与包被抗体结合。样品中细胞因子水平与抑制程度相关，最后通过标准曲线得到样品中细胞因子的含量。

③ 抗体芯片技术：将特异性细胞因子抗体按预定的顺序和阵列形式排列在芯片上，将待测标本稀释，与之反应，再加入荧光标记抗体，用计算机软件对荧光信号进行分析，即可获得准确的结果。抗体芯片技术一次能同时检测多种细胞因子，灵敏度高，多数可达皮克（pg）水平，样品用量少，特异性好。

④ 酶联免疫斑点试验：从单细胞水平检测细胞因子分泌细胞的一项细胞免疫学检测技术。先将抗细胞因子抗体包被于固相载体上，再加入不同来源的细胞（待检细胞），与特异性刺激物如多肽、基因表达产物或提取抗原等经一段时间孵育后，细胞分泌细胞因子并与固相抗体发生结合；此时洗涤去除细胞，然后再相继加入相应的酶标抗体和底物，孵育、显色形成斑点。用立体解剖显微镜或计算机辅助成像分析系统计算斑点数，并用斑点形成单位记录结果。每一个斑点代表一个分泌细胞因子的细胞。

（2）细胞内细胞因子的检测　主要用于 Th 细胞亚群的测定，常检测的细胞因子包括 IFN-γ、IL-4 等，常用的方法是流式细胞术。此法不需要体外长时间培养、纯化细胞，但需要使用破膜剂进行破膜预处理，不仅可确定分泌特定细胞内细胞因子的细胞数量、比较细胞内细胞因子水平，而且还可确定分泌特定细胞因子的细胞表面标志。但是由于染色破膜的细胞为死亡细胞，难以再进行后续的功能实验。

使用体外多克隆激活剂（佛波酯、离子霉素或特定的抗原等）激活细胞，同时加入细胞内高尔基体介导的蛋白转运抑制剂（莫能星、布雷菲德菌素 A），抑制细胞因子释放至细胞外，从而使产生的细胞因子在胞质内蓄积，信号增强。经多聚甲醛固定和皂角苷破膜增加细胞膜通透性后，加入荧光素标记细胞因子抗体孵育一定时间，洗涤去除游离的标记抗体，再通过流式细胞仪进行分析。

3. 分子生物学检测法

分子生物学检测即从基因水平对细胞因子 DNA 和 mRNA 测定。

（1）细胞因子 DNA 检测　目的在于分析细胞因子基因有无缺失、突变或对细胞因子的基因多态性进行分析。

① Southern 印迹杂交：首先提取基因组 DNA，经限制性核酸内切酶酶切，再将酶切产物通过琼脂糖凝胶电泳进行分离。电泳后，将琼脂糖凝胶中 DNA 变性，并将 DNA 区带转至硝酸纤维素膜上，最后用相应细胞因子的核酸探针进行核酸杂交，测定该细胞因子特定 DNA 序列结构。

② 斑点印迹杂交：将提取的基因组 DNA 变性后直接点样于硝酸纤维素膜上，用相应细胞因子的核酸探针进行核酸分子杂交。若待检标本中存在相应细胞因子的基因序列，将会与探针形成杂交链，洗涤去除游离的探针分子，最后通过一定方式检测探针信号。斑点印迹杂交操作简便、标本用量少且可同时进行大量标本测定，但不能确定基因分子量。

③ 聚合酶链反应（PCR）：应用 PCR 检测细胞因子 DNA 的基本过程是构建序列特异性引物、提取基因组 DNA 进行 PCR 扩增、收集扩增产物进行分析，可采用琼脂糖凝胶电泳进行限制性片段长度多态性分析。

④ 原位杂交和原位 PCR：可对某一特定组织细胞的细胞因子 DNA 进行分析，分析某些细胞因子 DNA 的突变或缺失。

原位杂交是标记含互补序列的 DNA 或 RNA 片段（探针）在适宜条件下与细胞染色体上特定的 DNA 形成稳定的杂交体，再通过免疫组织化学技术的方法检测探针分子的标记信号；如探针分子上标记有地高辛分子，便可通过抗地高辛抗体和酶标第二抗体得以显示。

原位 PCR 是将 PCR 反应所需各种试剂通过细胞膜或核膜进入细胞内或核内，以组织细胞内的 DNA 或 RNA 为模板，在原位进行 DNA 扩增。扩增产物因分子较大不易透过细胞膜而保留于原位，最后通过分子杂交技术得以检测。

⑤ 荧光定量 PCR：可以对细胞因子 DNA 进行定量或半定量测定。基本过程是设计引物和探针、选择管家基因、制作标准曲线、荧光定量 PCR，确定转录标本之间起始拷贝数的差异进行相对定量，或通过标准曲线来确定转录标本的起始拷贝数。

（2）细胞因子 mRNA 表达的测定　mRNA 的检测广泛应用于免疫反应及炎症反应过程中细胞因子表达水平的检测。常用的细胞因子 mRNA 检测法有 Northern 印迹（Northern blot）、RT-PCR、核糖核酸酶保护分析（RPA）等方法，但都有其局限性。随着分子生物学的不断发展，低丰度细胞因子 mRNA 含量检测（Quantikine mRNA）、实时荧光定量 PCR 技术取得了较大发展并应用于临床。

① 低丰度细胞因子 mRNA 含量检测法：是一种对低丰度细胞因子 mRNA 进行定量的新方法，生物素和地高辛标记的探针在杂交板中与靶 mRNA 或者标准 mRNA 杂交，杂交后的产物转移至链霉亲和素包被的板孔中，杂交后靶 mRNA 被捕获，加入碱性磷酸酶标记的抗地高辛抗体，然后加入碱性磷酸酶底物显色，酶标仪读取结果。

② 实时荧光定量 PCR 技术：通过对逆转录-聚合酶链反应（RT-PCR）扩增反应中每一个循环生物荧光信号的实时检测，实现对起始模板的定量及定性分析。

（二）细胞因子受体检测

细胞因子受体测定包括膜受体测定、体液中可溶性细胞因子受体的测定。

1. 膜结合受体的检测

绝大多数可用常规免疫组织化学染色方法或通过流式细胞仪进行测定，也可采用活细胞吸收试验，即将过量的待测细胞与限量细胞因子共同孵育，若细胞表面存在相应受体便可与细胞因子结合，离心收集上清液，检测吸收前、后细胞因子活性，通过细胞因子生物活性被中和的情况，便可推测细胞表面受体的表达情况。

2. 可溶性受体的检测

可溶性细胞因子受体存在于体液中，具免疫原性，可制备特异性抗体，再通过免疫化学方法进行检测，常用生物素-亲和素系统的双抗体夹心 ELISA 法。

(三) 常见细胞因子及其受体检测的临床意义

1. 白细胞介素-2(IL-2)

IL-2 升高可见于肿瘤、心血管病、肝病、器官移植后早期排斥反应等。IL-2 降低可见于多种原发性、继发性免疫缺陷病，例如：系统性红斑狼疮、麻风、艾滋病等。

2. 白细胞介素-4(IL-4)

IL-4 升高可见于硬皮病、多发性硬化、自身免疫甲状腺疾病、炎性肠道疾病、支气管哮喘和特异性皮炎等超敏反应性疾病等。

3. 白细胞介素-6 (IL-6)

IL-6 升高可见于浆细胞瘤、慢性淋巴细胞白血病、急性髓样白血病、多发性骨髓瘤、Lennert 淋巴瘤、霍奇金病、心脏黏液瘤、宫颈癌、术后、烧伤、急性感染、器官移植排斥反应等。

4. 白细胞介素-8(IL-8)

IL-8 升高可见于类风湿关节炎、麻风、肺纤维化、呼吸窘迫综合征、慢性支气管炎、支气管扩张、败血症休克、内毒素血症、输血溶血反应、酒精性肝炎、胃炎、炎症性结肠炎、急性脑膜炎球菌感染等。

5. 白细胞介素-10(IL-10)

IL-10 升高可见于肾小球疾病、慢性肾衰竭、类风湿关节炎、器官移植排斥反应、黑色素瘤、卵巢癌、结肠癌、基底细胞癌、肺癌、结直肠癌等。

6. 白细胞介素-17(IL-17)

IL-17 升高可见于类风湿关节炎、多发性硬化、哮喘、系统性红斑狼疮、移植排斥反应等。

7. 干扰素-γ(IFN-γ)

(1) IFN-γ 与感染　IFN-γ 能诱导细胞对病毒感染产生抗性。

(2) IFN-γ 与肿瘤　恶性实体瘤、细胞免疫缺陷（艾滋病等）患者外周血淋巴细胞产生干扰素的能力明显降低。

(3) IFN-γ 与自身免疫性疾病　自身免疫性疾病患者血清中 IFN-γ 水平明显上升，例如：类风湿关节炎、硬皮病、活动性红斑狼疮等；而非自身免疫性疾病患者血清中很少能查到 IFN-γ 改变，因此血清 IFN-γ 水平测定能区分是否患自身免疫性疾病，以及了解疾病的活动期。

8. 肿瘤坏死因子-α(TNF-α)

TNF-α 与许多疾病密切相关，例如：哮喘、克罗恩病、类风湿关节炎、神经性疼痛、肥胖症、糖尿病、自身免疫性疾病、肿瘤等。但 TNF-α 异常不具有疾病特异性，对血清或体液中 TNF-α 浓度的检测不能作为鉴别诊断疾病的特异指标，但可作为疾病病情变化、治疗效果以及预后判断的评价指标。

9. 可溶性白细胞介素-2 受体 (sIL-2R)

sIL-2R 升高可见于白血病及淋巴系统恶性疾病、肿瘤、艾滋病与其相关的免疫缺陷疾病、病毒感染性疾病、器官移植后排斥反应、自身免疫性疾病等。

10. 转化生长因子-β(TGF-β)

TGF-β 在血清或体液中的升高或降低并无疾病特异性，不能作为疾病诊断与鉴别的特异指标，但其异常水平可用为临床判断机体代谢、炎症反应、纤维化等的非特异性指标之一，对肿瘤、心血管疾病、自身免疫性疾病及移植排斥反应等相关疾病有重要提示作用。

二、黏附分子的检测技术

（一）检测方法

黏附分子是介导细胞间及细胞与细胞外基质间黏附作用的分子，化学本质为蛋白质，可以细胞膜表面表达和可溶性两种形式存在。

1. 细胞表面黏附分子的检测

（1）放射免疫测定法　通常用抗细胞黏附分子抗体包被载体，加受检样品后，再加相应单克隆抗体和同位素标记的二抗作非竞争性固相放射免疫测定法。

（2）酶免疫组织化学法　将酶标记的抗特定黏附分子抗体加入到组织切片标本，加入酶底物显色后显微镜下观察结果。

（3）荧光免疫组织化学法　把组织中的黏附分子作为抗原，与抗黏附分子的单抗（一抗）反应，再与荧光素标记的抗体（二抗）结合，或直接与荧光素标记的一抗反应，将采集的标本常规制备组织切片，通过荧光显微镜对黏附分子进行定性分析。

（4）流式细胞术　可用于内皮细胞、淋巴细胞等细胞表面黏附分子的测定。

（5）时间分辨荧光免疫测定法　可用于内皮细胞、淋巴细胞等细胞表面黏附分子的测定，检测灵敏度高，可同时用于多种黏附分子的测定。

（6）酶免疫显色测定法　将酶标记的抗特定黏附分子抗体加入到细胞标本中，加入酶底物显色后显微镜下观察结果。

（7）酶免疫化学发光测定法　将酶标记的抗特定黏附分子加入到细胞标本中，再加入酶的发光或荧光底物，使用相应的发光检测仪或荧光检测仪进行检测。

2. 可溶性黏附分子的检测

（1）双抗体夹心 ELISA 测定法　用特定黏附分子的抗体包被聚苯乙烯微孔板表面，洗涤后用牛血清白蛋白封闭固相载体表面，然后加入一定量的相应待测标本；温育后洗板，再加入酶标的特异性抗黏附分子抗体，洗涤后加入酶底物显色测定，颜色反应的深浅与标本中黏附分子含量成正比。将待测标本的吸光度与标准曲线比较，即可得标本中待测黏附分子含量。

（2）流式细胞术多指标高能量检测技术　$4.4\mu m$ 和 $5.5\mu m$ 两种大小的微球内部分别标记 9 种、11 种不同强度的荧光染料，构成了 20 种可以同时被流式细胞仪加以识别和区分的不同微球，故可以同时在同一份标本中进行多达 20 种指标的检测，可用于多种可溶性黏附分子检测。

3. 黏附分子基因及基因表达的检测

（1）黏附分子基因的多态性测定　可用 PCR-SSCP、PCR-RELP、PCR-ASO、PCR-SSO、PCR-SSP、实时荧光 PCR、PCR-DNA 测序等方法进行检测。

（2）黏附分子基因表达的测定　可使用 Northern blot、逆转录 PCR（RT-PCR）方法。

（二）临床意义

1. E-钙黏素

胃活检组织的 E-钙黏素免疫组织化学染色可作为胃腺癌及其分化程度的早期辅助诊断

指标，若组织标本中 E-钙黏素化学染色阴性，提示预后不良。

2. CD44

过量表达的 CD44 变异体与肿瘤的发生和侵袭有关，预示患者体内有肿瘤转移的危险。

3. LFA-1

LFA-1 的合成障碍与先天性细胞黏附缺陷病相关。

4. ICAM-1

局部组织上皮细胞或血管内皮细胞 ICAM-1 表达增多，与类风湿关节炎、支气管哮喘、多发性硬化症等免疫炎症发生相关。

5. 可溶性 VCAM-1

可溶性 VCAM-1 升高可见于肝病、转移癌、某些自身免疫病、寄生虫感染、深静脉血栓等。

6. 可溶性 E-选择素

可溶性 E-选择素增高可见于糖尿病、恶性肿瘤、自身免疫性疾病、败血症、结节性多动脉炎、巨大细胞动脉炎等疾病。

7. 可溶性 L-选择素

可溶性 L-选择素升高与败血症、艾滋病感染等相关。

8. 可溶性 P-选择素

可溶性 P-选择素升高可见于溶血性尿毒症、血小板减少性紫癜等患者。

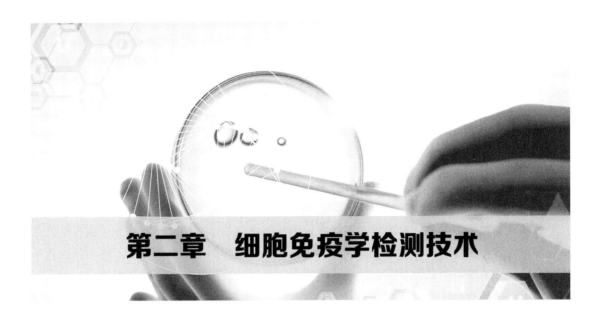

第二章　细胞免疫学检测技术

第一节　免疫细胞分离技术

一、外周血单个核细胞的分离提取

外周血单个核细胞（peripheral blood mononuclear cells，PBMC）包括淋巴细胞和单核细胞，其体积、形态和相对密度与外周血中其他细胞均不同。外周血中的红细胞和多形核白细胞相对密度在1.092左右，较单个核细胞的相对密度（1.075～1.090）为大。因此利用一种相对密度在1.075～1.090之间的介质，可使外周血中的各种细胞成分按照相对密度的不同而在这种介质中重新分布，从而达到分离单个核细胞的目的。为使分离速度加快，一般要进行离心。Ficoll分离液主要用于分离外周血中的单个核细胞，可用于单次差速密度梯度离心分离法，分离人外周血淋巴细胞以相对密度1.077±0.001的Ficoll分离液最佳。

二、免疫细胞的分离提取

（一）外周血总淋巴细胞的纯化分离

根据密度梯度离心法分离得到的PBMC悬液中含有高浓度的淋巴细胞（淋巴细胞占90%～95%），因此PBMC有时也可代表淋巴细胞而直接用于某些实验，但对于某些要求较为严格的实验，则必须去除单核细胞，获得更高纯度的淋巴细胞。

1.贴壁黏附法

利用单核细胞有贴壁生长的特点，将已制备的PBMC悬液倾于玻璃或塑料平皿或扁平培养瓶中，置37℃恒温箱静置1h，单核细胞和少许粒细胞将贴附于平皿壁上，而未贴壁的细胞几乎为纯淋巴细胞。

2.吸附柱过滤法

将PBMC悬液注入装有玻璃纤维或葡聚糖凝胶Sephadex G10的色谱柱中，凡有黏附能力的细胞绝大部分被吸附而黏滞在柱层中，从柱上洗脱下来的细胞主要是淋巴细胞。

3. Percoll 分离液法

Percoll 是一种经聚乙烯吡咯烷酮（PVP）处理的硅胶颗粒，对细胞无毒性。Percoll 液经高速离心后可形成一个连续的密度梯度，不同密度的细胞将悬浮于各自不同的密度区带，从而将密度不等的细胞分离纯化。

4. 磁铁吸引法

利用单核细胞具有吞噬的特性，在 PBMC 悬液中加入直径为 $3\mu m$ 的羰基铁颗粒，置于 37℃ 恒温箱内不时旋转摇动，待单核细胞充分吞噬铁颗粒后，将磁铁置于管底，单核细胞将被吸引，上层液中即为纯度较高的淋巴细胞。

（二）各类免疫细胞及细胞亚群的分离提取

自体液、组织中收集获取的单细胞悬液，可根据细胞的不同特征性标志分子选择性纯化所需细胞。凡根据细胞的标志分子进行选择性纯化得到所需要的细胞的方法，称为阳性选择法；而选择性去除不需要的细胞，以提取所需要的细胞的方法，称为阴性选择法。

1. 免疫磁珠分离法

细胞表面抗原能与连接有磁珠的特异性单克隆抗体相结合，借助于抗体磁珠与相应细胞结合形成细胞-抗体-磁珠复合物。在外加磁场作用下，通过抗体与磁珠相连的细胞被吸附而滞留在磁场中，未携带相应表面抗原的细胞由于不能与连接磁珠的特异性单克隆抗体结合而没有磁性，不在磁场中停留，从而使所需细胞得以分离提纯。可以直接用磁铁吸附阳性细胞进行细胞分离，即淘洗法。

2. 流式细胞仪分选法

荧光激活细胞分离是分选型流式细胞仪的主要功能之一，是先进和有效的细胞分离方法。

第二节　免疫细胞及其功能检测技术

一、淋巴细胞及其亚群的数量检测

淋巴细胞要进行进一步的分类和观察，包括对 T 淋巴细胞、B 淋巴细胞和自然杀伤（NK）细胞及其细胞亚群的检测，实质是对相应的表面标志分子进行测定，据此可建立起相应的细胞计数方法，借以判断机体免疫功能。常用于鉴定和检测计数淋巴细胞的表面标志是分化抗原簇（cluster of differentiation，CD）。CD 抗原的鉴定和检测依赖于其相应的单克隆抗体，将抗 CD 分子的单克隆抗体与酶或荧光素等物质结合，通过抗原抗体特异性结合反应，目的细胞群体结合上标记的抗 CD 抗体，通过加入底物或用荧光显微镜观察等手段，即可对目的细胞进行计数，从而对其数量进行检测。

（一）检测方法

1. 酶免疫组织化学法

以酶作为抗体标志物，采用细胞酶免疫组织化学技术，亦可采用生物素-链霉素亲和素放大系统提高检测灵敏度。该方法可用普通显微镜和图像分析系统进行观察，凡着色的细胞即为相应 CD 抗原阳性细胞，即可计算出阳性细胞占总细胞的百分率。

2. 荧光免疫组织化学法

以荧光素作为抗体标志物，与待测细胞反应后，借助荧光显微镜观察，凡携带荧光素的细胞即为相应 CD 抗原阳性细胞，即可计算出阳性细胞占总细胞的百分率。

3. 流式细胞仪分析法

受检者细胞或外周抗凝血与特定荧光标记的抗相应 CD 分子单克隆抗体反应后，将红细胞裂解，洗涤数次后可用流式细胞仪获取数据，经统计软件分析后可直接得出淋巴细胞及其亚群的绝对数及百分率。

（二）临床意义

1. T 淋巴细胞

CD3 为所有 T 细胞的特有标志，CD4 是辅助性 T 细胞的标志，CD8 是细胞毒性 T 细胞或抑制性 T 细胞的标志。

（1）$CD4^+$ 淋巴细胞减少　可见于巨细胞病毒感染、慢性活动性肝炎、恶性肿瘤、遗传性免疫缺陷病、艾滋病、应用免疫抑制剂的患者。CD4 绝对值变化可用于艾滋病患者的免疫状态分析、疗效观察及预后判断。

（2）$CD8^+$ 淋巴细胞增多　可见于传染性单核细胞增多症急性期、艾滋病初期、慢性活动性肝炎、肿瘤、病毒感染、自身免疫性疾病如系统性红斑狼疮等。

（3）$CD4^+/CD8^+$ 值异常

① 比值降低：可见于系统性红斑狼疮肾病、传染性单核细胞增多症、急性巨细胞病毒感染、骨髓移植恢复期等。艾滋病患者比值显著降低，多在 0.5 以下。

② 比值增高：可见于肺腺癌、扁平上皮癌、类风湿关节炎、1 型糖尿病等。若移植后 $CD4^+/CD8^+$ 比值较移植前明显增加，则可能发生排斥反应。

2. B 淋巴细胞

CD19 为 B 细胞共有的表面标志。CD19 阳性细胞增多，提示 B 细胞增殖增加，常见于 B 细胞恶性增殖性疾病、自身免疫性疾病，例如：急性淋巴细胞白血病、慢性淋巴细胞白血病、多发性骨髓瘤、系统性红斑狼疮等。CD19 阳性细胞降低主要见于体液免疫缺陷病，例如：严重联合免疫缺陷病、性联丙种球蛋白缺乏症等。

3. NK 细胞

NK 细胞分子标志为 CD16、CD56，表达于大多数 NK 细胞表面。NK 细胞活性可作为判断机体抗肿瘤、抗病毒感染指标之一。NK 细胞数量升高可见于宿主抗移植物反应者；NK 细胞数量降低可见于血液系统肿瘤、实体瘤、免疫缺陷病、艾滋病、某些病毒感染患者。子宫及蜕膜中亦可见 NK 样细胞，且随妊娠期动态变化，病理性妊娠患者可出现显著异常。

二、淋巴细胞功能检测

（一）T 细胞功能检测

淋巴细胞功能测定可分为体内试验、体外试验。体内试验主要是进行迟发型超敏反应，间接反映 T 细胞功能状况；体外试验主要包括淋巴细胞增殖试验、细胞毒试验、激活的淋巴细胞分泌细胞因子能力测定。

1. T细胞增殖试验

检测T淋巴细胞增殖反应的试验主要有形态学检查法、^{3}H-TdR掺入法、MTT比色法三种。

（1）形态学检查法　将待检单细胞悬液与适量植物血凝素（PHA）或其他丝裂原物质混合，置37℃培养72h。取培养细胞作涂片染色，光学显微镜下观察，计数发生转化的淋巴细胞，每份标本计数200个细胞，计算淋巴细胞转化率。转化率在一定程度上可反映细胞免疫功能，正常人T淋巴细胞转化率为60%～80%，小于50%可视为降低。

（2）^{3}H-TdR掺入法　在有丝分裂原或抗原刺激下，T淋巴细胞在转化为淋巴母细胞的过程中，DNA合成明显增加，且其转化程度与DNA合成呈正相关。在终止培养前8～16h，若将^{3}H标记的胸腺嘧啶核苷（^{3}H-TdR）加入到培养液中，可被转化的淋巴细胞摄取并参与DNA的新合成。培养结束后，用液体闪烁仪测定淋巴细胞内放射性核素量，记录每分钟脉冲数（cpm），计算刺激指数（simulating index，SI），判断淋巴细胞的转化程度。

$$SI = \frac{刺激管\,cpm\,均值}{对照管\,cpm\,均值}$$

（3）MTT比色法　MTT是一种噻唑盐，化学名为3-(4,5-二甲基-2-噻唑)-2,5-二苯基溴化四唑。将淋巴细胞与丝裂原共同培养，在细胞培养终止前数小时加入MTT，混匀继续培养，MTT作为细胞内线粒体琥珀酸脱氢酶的底物参与反应，形成蓝黑色甲臜颗粒，并沉积于细胞内或细胞周围。甲臜可被随后加入的盐酸异二丙醇或二甲基亚砜完全溶解，用酶标测定仪测定细胞培养物的A_{570nm}值。因甲臜的生成量与细胞增殖水平呈正相关，故样品的A_{570nm}值可反映细胞增殖水平，以A_{570nm}值及刺激指数（SI）可判断淋巴细胞增殖程度。

$$SI = \frac{试验孔\,A_{570nm}\,均值}{对照孔\,A_{570nm}\,均值}$$

2. T细胞介导的细胞毒试验

淋巴细胞介导的细胞毒性是细胞毒性T细胞（CTL）的特性。细胞毒性T细胞经抗原刺激后，可特异性杀伤具有相应抗原的靶细胞（靶细胞与待检T细胞MHC应一致），表现出对靶细胞的破坏性溶解作用。

（1）形态学检查法　待检细胞毒性T细胞与相应靶细胞（常为肿瘤细胞）混合共同孵育后，细胞涂片瑞氏染色，显微镜计数残留肿瘤细胞数，通过计算细胞毒性T细胞对肿瘤细胞生长的抑制率，判断效应细胞杀伤活性。

（2）^{51}Cr释放法　用$Na_2{}^{51}CrO_4$标记靶细胞，若待检细胞毒性T细胞能杀伤靶细胞，则^{51}Cr从靶细胞内释放出来（或标记于细胞膜表面的^{51}Cr由于细胞膜破碎而悬浮于培养基中），用γ计数仪测定靶细胞释放的^{51}Cr放射活性。靶细胞溶解破坏越多，^{51}Cr释放越多，上清液的放射活性越强，通过计算^{51}Cr特异释放率，判断淋巴细胞杀伤活性。

（3）细胞增殖评价法　用于细胞增殖的评价实验也可用于评价细胞被杀伤情况，^{3}H-TdR掺入法、MTT比色法等用于评价细胞增殖的实验，通过与对照组比较也可较好反映实验组细胞死亡情况。

3. T细胞分泌功能检测

分泌各类细胞因子和生物活性物质是T淋巴细胞的重要功能。测定体外培养的T淋巴细胞经各种丝裂原或抗原刺激后所分泌的各种细胞因子，可以反映T淋巴细胞功能。可借助免疫学、细胞生物学及分子生物学技术分别检测细胞因子含量、生物学活性或基因表达水平，具体内容见第一篇第一章第五节。

4. 体内试验

正常机体对某种抗原建立了细胞免疫之后，用相同抗原做皮肤试验时，常出现阳性的迟发型超敏反应。体内试验可检查受试者是否对某种抗原具有特异性细胞免疫应答能力，而且可以检查受试者总体细胞免疫状态，目前常用于诊断某些病原微生物感染（结核、麻风等）和细胞免疫缺陷等疾病，也常用于观察细胞免疫功能在治疗过程中的变化及判断预后等。

（1）特异性抗原皮肤试验　常用结核菌素做皮肤试验，将定量旧结核菌素（OT）注射至受试者前臂皮内，24～48h局部出现红肿硬结，以硬结直径＞0.5cm者为阳性反应。其他还包括白色念珠菌素、皮肤毛癣菌素、腮腺炎病毒等皮肤试验。若受试者从未接触过该抗原，则不会出现阳性反应，因此阴性者也不一定表明细胞免疫功能低下。一般需用两种以上抗原进行皮肤试验，综合判断结果。

（2）PHA皮肤试验　将定量PHA注射到受试者前臂皮内，可非特异性刺激T淋巴细胞发生母细胞转化，呈现以单个核细胞浸润为主的炎性反应。一般在注射6～12h局部出现红斑和硬结，24～48h达高峰。通常以硬结直径＞15mm者为阳性反应。PHA皮肤试验敏感性高、安全可靠，临床常用于检测机体细胞免疫水平。

（二）B细胞功能检测

B淋巴细胞主要产生Ig参与机体体液免疫应答，B淋巴细胞功能低下或缺乏者对外源性抗原刺激的应答能力减弱或缺陷，特异性抗体产生减少或缺如。B淋巴细胞功能检测主要包括受试者血清Ig含量检测、体外B淋巴细胞增殖、产生抗体能力检测等。

1. 血清Ig含量检测

B淋巴细胞功能减低或缺陷可表现为血清Ig含量下降或缺如，因此可通过检测血清IgG、IgM、IgA含量判断受检者体内B淋巴细胞的功能，常用速率散射免疫比浊法。

血清中特异性Ig含量的检测对于评价机体B淋巴细胞功能具有更大的意义。将适量特异性抗原经皮下或肌内注射免疫受检者，于免疫前及免疫后1周、2周、3周分别采血，分离血清，测定受检者免疫前后特异性抗体效价，可判断受检者体内B淋巴细胞功能。

2. B细胞增殖功能检测

检测方法与T淋巴细胞增殖试验相同，但刺激物不同，小鼠B细胞可用细菌脂多糖（LPS）作为刺激物，人则用含SPA的金黄色葡萄球菌菌体及抗IgM抗体等作为刺激物。

3. B细胞分泌抗体功能检测

（1）溶血空斑试验　将绵羊红细胞（SRBC）免疫的小鼠脾脏（或家兔淋巴结）制成单个细胞悬液，与SRBC在琼脂糖凝胶内混合后倾注于小平皿或玻片上。脾细胞中的抗体生成细胞释放抗SRBC抗体，使其周围的SRBC致敏，在补体参与下可将SRBC溶解，形成肉眼可见的溶血空斑。每一个空斑中央含一个抗体形成细胞，空斑数目即为抗体形成细胞数，空斑大小表示抗体形成细胞产生抗体的多少。

（2）酶联免疫斑点试验　是一种既可检测抗体分泌细胞，又可检测抗体分泌量的方法。用抗原包被固相载体，加入待检的抗体产生细胞，即可诱导抗体分泌。分泌的抗体与包被抗原结合，在抗体分泌细胞周围形成抗原抗体复合物，使细胞吸附于载体上，加入酶标记的第二抗体与细胞上的抗体结合，通过底物显色反应的深浅，可测定出生成的抗体量，并可在镜下计数着色的斑点形成细胞。

（三）NK细胞活性检测

NK细胞具有细胞介导的细胞毒作用，能直接杀伤靶细胞。体外检测NK细胞活性的方法有形态学法、酶释放法、放射性核素释放法、化学发光法、流式细胞术法等。

1. 形态学法

以人单个核细胞或小鼠脾细胞作为效应细胞，与靶细胞按一定比例混合温育，用台盼蓝或伊红 Y 等活细胞拒染的染料处理，光镜下观察着染的死亡细胞，计算出靶细胞的死亡率即为 NK 细胞活性。

2. 酶释放法

乳酸脱氢酶（LDH）是活细胞胞质内酶类之一，正常情况下不能透过细胞膜。当靶细胞受到效应细胞攻击而损伤时，细胞膜通透性改变，LDH 从胞质中释出。测定培养液中的 LDH 即可得知 NK 细胞杀伤靶细胞的活性。

3. 放射性核素释放法

应用放射性核素 ^{51}Cr 或 ^{125}I-UdR 标记靶细胞，当靶细胞受到 NK 细胞攻击后，靶细胞被破坏，释放出放射性核素，通过测定上清和细胞部分的放射性强度可以计算出 NK 细胞活性。

三、吞噬细胞功能检测

吞噬细胞是指中性粒细胞、巨噬细胞、单核细胞等具有吞噬功能的细胞，吞噬运动大致分为趋化、吞噬、胞内杀伤作用三个阶段，可分别对这三个阶段进行功能检测。

（一）中性粒细胞功能检测

1. 趋化功能检测

在趋化因子吸引下，中性粒细胞向趋化因子做定向移动。通过观察中性粒细胞的运动情况可判断其趋化功能。

（1）滤膜渗透法（Boyden 小室法）　在上室加入待测细胞，下室加入趋化因子，上下室用一定孔径的微孔滤膜隔开。白细胞受趋化因子吸引，从上室穿过滤膜进入下室。取滤膜清洗、固定、染色和透明，在高倍镜下观察细胞穿越滤膜的移动距离，从而判断其趋化作用。本法还可用于检测淋巴细胞和其他细胞的趋化功能。

（2）琼脂糖平板法　在琼脂糖凝胶上打孔，加入趋化因子，根据中性粒细胞在琼脂糖凝胶中移动的距离，即可判定其趋化能力。

2. 吞噬和杀菌功能测定

（1）显微镜检查法　将白细胞与葡萄球菌或白色念珠菌悬液混合温育，涂片、固定、碱性亚甲蓝染色。油镜下观察靶细胞对细菌的吞噬情况，计数吞噬细菌和未吞噬细菌的白细胞数，计算吞噬率。还可根据被吞噬的菌是否着色测定杀菌率。

$$吞噬率 = \frac{吞噬细菌的白细胞数}{计数的白细胞数} \times 100\%$$

$$杀菌率 = \frac{胞内含着染菌体的白细胞数}{计数的白细胞数} \times 100\%$$

（2）溶菌法　将白细胞悬液与经新鲜人血清调理过的细菌（大肠埃希菌或金黄色葡萄球菌）按一定比例混合、温育。每隔一定时间取定量培养物（白细胞悬液），稀释后接种固体平板培养基作定量培养。37℃培养 18h 后，计数生长菌落数，以了解中性粒细胞的杀菌能力。

$$杀菌率=\left(1-\frac{作用\ 30min、60min\ 或\ 90min\ 菌落数}{作用\ 0min\ 菌落数}\right)\times100\%$$

（3）硝基蓝四氮唑（NBT）还原试验 中性粒细胞在吞噬杀菌过程中，能量消耗剧增，耗氧量也随之相应增加，磷酸己糖旁路的代谢活性增强，6-磷酸葡萄糖脱氢酶使葡萄糖的中间代谢产物 6-磷酸葡萄糖氧化脱氢转变为戊糖。若加入硝基蓝四氮唑，则可被吞噬或渗透至中性粒细胞胞质中，接受脱氢，使原来呈淡黄色的 NBT 还原成点状或块状的蓝黑色甲臜颗粒，沉积于中性粒细胞胞质中，称 NBT 阳性细胞。NBT 阳性细胞百分率可反映中性粒细胞杀菌功能。慢性肉芽肿病患者 NBT 阳性细胞百分率显著降低，甚至为零。

（二）巨噬细胞功能检测

人体巨噬细胞待检标本很难获得，必要时采用斑蝥敷贴法收集人巨噬细胞，该法对人体局部有一定损害，不易接受。由实验动物所获得的巨噬细胞待检标本的巨噬细胞功能检测可参考中性粒细胞功能检测方法检测。巨噬细胞富含溶酶体酶，如酸性磷酸酶、非特异性酯酶和溶菌酶等，测定这些酶的活性也可建立相应的检测方法，分别为酸性磷酸酶法、非特异性酯酶法和溶菌酶法。

也可采用巨噬细胞促凝血活性法。激活的巨噬细胞可产生一种与膜结合的凝血活性因子，加速正常血浆凝固。取 37℃预温的正常兔血浆和 $CaCl_2$ 混合液，加入经黏附获取单层巨噬细胞的试管中，移置 37℃即时记录血浆凝固时间。实验证明，当巨噬细胞与脂多糖（LPS）、肿瘤相关抗原或乙型肝炎病毒表面抗原（HBsAg）等温育后，血浆凝固时间明显缩短，此为巨噬细胞促凝血活性法。

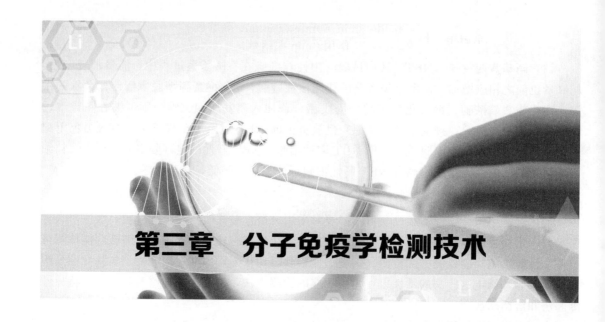

第三章　分子免疫学检测技术

第一节　免疫沉淀技术

一、概述

（一）免疫沉淀的概念及基本原理

免疫沉淀是利用抗体特异性反应纯化富集目的蛋白的一种方法。其基本原理是基于抗原与抗体的高亲和力特性，用抗体结合并纯化溶液中的目标分子。抗原与抗体形成复合物后，即可利用琼脂糖微球链接的蛋白质 A 或蛋白质 G 将该复合物附着于琼脂糖微球上，通过离心即可将复合物分离出来。对于含量极少的蛋白，免疫沉淀是一项很有效的纯化技术，可使目标蛋白纯化一万倍以上，再经过 SDS-PAGE 分离，使原本很难检测的蛋白能够被检测到。

（二）免疫沉淀的分类

该技术现已广泛应用于基因、蛋白质及其相互作用等研究领域，按应用范围可分为以下四类。

1. 免疫沉淀（individual protein immunoprecipitation，IP）

利用抗体特异性从细胞裂解物或其他可溶性生物样品中纯化已知特定蛋白质。IP 与 SDS-PAGE 方法联用时，可达到测量蛋白质分子量、对已知抗原定量、确定蛋白质降解速率等目的。

2. 免疫共沉淀（protein complex immunoprecipitation，Co-IP）

利用抗体沉淀相应特定抗原，同时沉淀与该抗原相互结合的其他分子，主要用于研究蛋白质相互作用。Co-IP 与 WB 或质谱方法结合，可用于确定特定蛋白-兴趣蛋白在天然状态下的结合情况，确定特定蛋白质的新作用搭档。

3. 染色质免疫共沉淀（chromatin immunoprecipitation，ChIP）

在活细胞状态下固定蛋白质-DNA 复合物，并将其随机切断，通过免疫沉淀复合体特异性富集目的蛋白结合的 DNA 片段，再通过对 DNA 片段的纯化和检测，获得蛋白质与 DNA 相互作用的信息。ChIP 不仅可以检测体内反式因子与 DNA 的动态作用，还可用于研究组蛋白的各种共价修饰与基因表达间的关系。将 ChIP 与基因芯片相结合形成的 ChIP-on-chip 方法，可用于特定反式因子靶基因的高通量筛选；ChIP 与体内足迹法相结合，可用于寻找反式因子的体内结合位点。

4. RNA 免疫沉淀（RNA immunoprecipitation，RIP）

其原理与 ChIP 相近，但 RNA 免疫沉淀是用来研究与蛋白质结合的 RNA 在基因表达调控中的作用的。

二、免疫沉淀的关键技术

每种免疫沉淀方法都有一套固定的操作程序，但都是以抗原抗体特异性结合为基础。目前常规操作是利用共价结合蛋白 A 或蛋白 G 的琼脂糖或磁性微球将反应后的抗原抗体复合物富集纯化。蛋白 A 和蛋白 G 能与抗体保守区 Fc 段特异性结合，形成稳定的抗原抗体复合物附着在微球上，溶液内无关分子可通过洗涤微球被清除。最后，再采用一系列方法分析纯化抗原或与抗原结合的其他分子。整个过程中值得注意的几个关键影响因素如下。

（一）样品处理的质量

免疫沉淀实验成功的关键在于第一步样品处理。免疫沉淀实验本质是处于天然构象状态的抗原和抗体之间的反应，而样品处理的质量决定抗原抗体反应中抗原丰度及抗原构象状态等抗原质量。

样品处理应根据抗原样品的来源，例如：组织样品、细胞或其他形式的样品，选择适当方式进行细胞或组织破碎，使待检抗原释放至样品溶液中。裂解缓冲液的使用应注意添加合适的蛋白酶抑制，避免抗原或抗原-其他分子复合物被降解；另外，应选用去垢剂强度合适的裂解液，既保证有效裂解细胞释放抗原，又不破坏蛋白质之间的相互作用。

（二）抗体的选择

在考虑抗体特异性的同时，还需考虑抗体对抗原的亲和力。例如：单克隆抗体只对抗原的单一表位具有良好的特异性，因此在免疫沉淀中如果抗原表位暴露不充分、受到破坏，或受其他因素影响造成抗体不能识别抗原，无法有效形成免疫沉淀复合物，则将直接影响免疫沉淀结果。而多克隆抗体或混合单克隆抗体可以和抗原多个表位结合，从而解决亲和力的问题。但是，并不是所有抗体都能用于免疫沉淀，应选用经 IP 实验验证后的抗体以确保实验结果的可靠性。此外，不同类型、同类不同亚型的抗体对蛋白 A 或 G 的亲和力不同，应选择合适的抗体及微球用于免疫沉淀。

（三）微球的选择

目前广泛应用于免疫沉淀的微球以结合了蛋白 A 或 G 的琼脂糖和磁性微球为主，可沉淀通过抗原抗体反应形成的 DNA-蛋白质-抗体复合物，特异性富集与目的蛋白结合的 DNA 片段；再经过多次洗涤，除去非特异结合的染色质后，用 $SDS + NaHCO_3$ 洗脱免疫沉淀复合物。

琼脂糖材料是无色透明、粒径达微米级、具有多孔表面的微球，表面积巨大、蛋白结合量高，曾一度成为免疫沉淀技术中的主要材料。但在免疫沉淀操作中需要采用离心的方法达到固液分离的目的，而反复离心产生的物理应力极易破坏蛋白的天然构象及完整性，且由于琼脂糖本身易破碎、不易保存，限制了琼脂糖微球在免疫沉淀中的发展。

相比之下，磁性微球核心为超顺磁性粒子，核心外层包裹高分子材料，表面平滑、粒径可达纳米级、比表面积大、单位质量的微球蛋白结合量更大。超顺磁性微球可在外加磁场中表现磁性，实现快速有效分离，大大缩短实验操作时间，温和的磁性分离方式避免反复离心对蛋白天然构象及完整性的破坏；在增大机械强度和稳定性的同时，缩减了产品造价。上述优势使超顺磁性微球成为免疫沉淀试剂盒行业的新秀，逐渐被研究者所采用。

三、染色质免疫共沉淀技术

（一）技术原理

在生理状态下把细胞内 DNA 与蛋白质交联，通过超声或酶处理将染色质切为小片段后，利用抗原抗体特异性识别反应，将与目的蛋白相结合的 DNA 片段沉淀下来。染色质免疫沉淀技术一般包括细胞固定、染色质断裂、染色质免疫沉淀、交联反应逆转、DNA 纯化、DNA 鉴定等主要步骤。由于实验涉及步骤多，结果的重复性较低，所以对染色质免疫共沉淀技术（ChIP）实验过程的每一步都应设计相应对照。

（二）主要技术关键

1. 细胞固定

甲醛能有效使蛋白质-蛋白质、蛋白质-DNA、蛋白质-RNA 交联形成生物复合体，防止细胞内组分的重新分布。甲醛的交联反应是完全可逆的，便于在后续步骤中对 DNA 和蛋白质进行分析。交联所用的甲醛终浓度为 1%，交联时间通常为 5min 至 1h，具体时间根据实验而确定。交联时间过长，细胞染色质难以用超声波破碎，影响 ChIP 结果。

2. 染色质断裂

交联后的染色质可被超声波或 Micrococcal Nuclease 切成 400～600bp 的片段（用琼脂糖凝胶电泳检测），以暴露目标蛋白，利于抗体识别。未经过甲醛固定的样品，超声波处理会打断蛋白与 DNA 的结合，所以只能选择酶处理染色质的方法。对于甲醛固定的样品，一般选择超声波处理方法，也可使用酶处理方法研究甲醛固定较温和的样品。

超声波是使用机械力断裂染色质，容易引起升温或产生泡沫，都会引起蛋白质变性，进而影响 ChIP 效率。所以用超声波断裂染色质时要在冰上进行，且要设计时断时续的超声程序，保证持续低温。另外，超声探头要尽量深入管中，但不接触管底或侧壁，以免产生泡沫；总超声时间不要太长，以免蛋白降解。Micrococcal Nuclease 可将染色质切成一至几个核小体，比超声波处理结果更精致、更均一。另外，酶反应条件比较温和，对 DNA 和DNA-蛋白复合物的损伤较小，而且蛋白不易变性。因此，酶处理染色质适用于新鲜细胞或组织样品和冰冻样品。

3. 抗体-agarose beads 孵育

裂解细胞、离心并去除不可溶的膜组分后，上清可储存于−80°保存 3 个月，但最好能够使用新鲜制备的细胞裂解液上清进行抗体-agarose beads 孵育实验。抗体可先加入上清中，与样品孵育数小时后再加入蛋白 A 或者 G beads 孵育过夜，也可以同时加入抗体和蛋白 A或者 G beads 孵育过夜。一般 1mg 总蛋白（1mg/mL）对应添加 1μg 抗体，最高可添加至5μg 抗体，过多的抗体会产生假阳性结果。

此步骤中关键因素在于选择合适的阴性对照。一般选用加同样量 IgG，但更为妥当的方法是选择针对胞内其他无关目的蛋白的一抗做对照。例如：做膜蛋白 A 的免疫沉淀，选择膜蛋白 B 做阴性对照，只要确认二者之间没有相互作用即可；而做胞质可溶性蛋白 C 的免疫沉淀，则选择另外一个可溶性蛋白 D 来做阴性对照。同时，为避免蛋白 A 或者 G beads 有（非）特异性吸附，从而造成免疫沉淀实验结果的假阳性，一般在加入目的蛋白抗体之前，预先将蛋白 A 或者 G beads 与细胞裂解液孵育数小时，然后取上清用于后续的抗体-agarose beads 孵育。

同时，蛋白 A 或者 G beads 对不同类型的抗体亲和力不同，考虑一抗的种属和 Ig 亚型，选择合适的蛋白 A 或者 G beads 也是决定免疫沉淀实验成功与否的一个重要因素。一般推荐使用蛋白 A 和 G beads 混合物，可达到最佳实验效果，而且省去了许多选择的困扰。

4. 抗体-agarose beads 复合物洗涤

除选择特异性好的抗体以及选择合适的阴性对照外，去除免疫沉淀实验非特异性的一个办法是对抗体-agarose beads 复合物进行多次洗涤。一般洗涤缓冲液使用和裂解液一样的配方，但需去除甘油，以减少由于甘油的黏性带来的非特异性吸附。针对不同的实验要求，还可通过更改 NaCl 浓度以及去垢剂比例、种类来达到去除非特异性吸附的效果。例如，针对单纯的免疫沉淀而非免疫共沉淀实验，或者虽然是进行免疫共沉淀实验，但蛋白质之间的结合比较牢靠，可考虑使用低浓度 SDS（0.2%～0.5%）洗涤抗体-agarose beads 复合物，这样可以去除绝大部分非特异性相互作用。

（三）染色质免疫沉淀中的对照与抗体选择

1. Input 对照

在进行免疫沉淀前，需要取一部分断裂后的染色质做 Input 对照。Input 是断裂后的基因组 DNA，需要与沉淀后的样品 DNA 一起经过逆转交联、DNA 纯化，以及最后的 PCR 或其他方法检测。Input 对照不仅可以验证染色质断裂的效果，还可以根据 Input 中的靶序列的含量以及染色质沉淀中靶序列的含量，按照取样比例换算出 ChIP 效率，因此 Input 对照是 ChIP 实验必不可少的步骤。

2. 抗体选择

染色质免疫沉淀所选择的目的蛋白抗体是 ChIP 实验成功的关键。因为在蛋白质与染色质交联结合时，抗体的抗原表位可能因为与结合位点的距离太近，不能被抗体识别，而不能有效地在体内形成免疫沉淀复合物，直接影响 ChIP 结果。只有经过 ChIP 实验验证后的抗体才能确保实验结果的可靠性。

3. 阳性与阴性对照

阳性抗体和阴性抗体对照是最基本的实验对照。阳性抗体通常选择与已知序列相结合的比较保守的蛋白的抗体，常用的包括组蛋白抗体或 RNA 聚合酶Ⅱ抗体等。阴性抗体通常选择目的蛋白抗体宿主的 IgG 或血清。目的蛋白抗体的结果与阳性抗体和阴性抗体的结果相比较，才能得出正确结论。另外，还应考虑目的蛋白抗体与 DNA 的非特异性结合可能，所以通常还会选择一阴性对照引物，即目的蛋白肯定不会结合的 DNA 序列，作为该抗体的阴性对照。最佳的阴性对照引物是在靶序列上游的一段与目的蛋白肯定不能结合的序列。如果目的蛋白没有商品化的适用于染色质免疫沉淀实验的抗体，只有其他用途的抗体时，可以先做蛋白质免疫沉淀（immunoprecipitation）检测；如果抗体可以成功沉淀蛋白，再进行染色质免疫沉淀实验检测。

第二节 免疫印迹技术

一、概述

（一）免疫印迹技术的概念与基本原理

免疫印迹（immunoblotting）又称蛋白质印迹（western blot），是根据抗原抗体特异性结合检测复杂样品中某种蛋白的方法，是在 SDS-PAGE 凝胶电泳与固相免疫测定技术基础上发展起来的免疫生化技术。由于免疫印迹具有 SDS-PAGE 的高分辨力和固相免疫测定的高特异性和敏感性，现已成为蛋白分析的常规技术。免疫印迹常用于鉴定某种蛋白，并能对蛋白进行定性和半定量分析；结合化学发光检测，可以同时比较多个样品同种蛋白的表达量差异。

其基本原理为：强阴离子去污剂 SDS 与还原剂并用，通过加热使蛋白质解离，大量的 SDS 结合蛋白质，使其带相同密度的负电荷，在聚丙烯酰胺凝胶电泳（PAGE）时，不同蛋白质的迁移率仅取决于分子量。经 PAGE 分离的蛋白质样品转移至固相载体（例如：硝酸纤维素薄膜）上，固相载体以非共价键形式吸附蛋白质，且能保持电泳分离的多肽类型及其生物学活性不变。以固相载体上的蛋白质或多肽作为抗原，与相应抗体发生免疫反应，再与酶或同位素标记的第二抗体反应，经过底物显色或放射自显影以检测电泳分离的特异性目的基因表达的蛋白成分。

（二）免疫印迹法的优点

① 固定化基质膜湿润柔韧，易于操作；
② 固定化的生物大分子可均一地与各种免疫探针接近，不会像凝胶那样受孔径阻隔；
③ 免疫印迹分析只需少量试剂；
④ 孵育、洗涤时间明显减短；
⑤ 可同时制作多个拷贝，用于多种抗原、抗体蛋白的分析和鉴定；
⑥ 结果以图谱形式可长期保存；
⑦ 可通过降低 pH 值等方法，将探针抹掉，再换用第二探针进行分析检测。

二、免疫印迹的关键技术

免疫印迹法的关键技术包括电转移、封闭、免疫结合反应、检测等。

（一）电转移

根据电转移（亦称电转印）方式不同，常用的印迹法包括点印迹、扩散印迹、溶剂流印迹、电泳印迹。目前，最广泛使用的是半干式电转印，即在电场作用下将凝胶上的蛋白转移至转移液浸湿的膜上。电转印速度快、转移效率高、条件容易控制、重复性好，可保持胶的分辨率。

（二）封闭

蛋白质分子从胶上转移至膜上，为减少探针的非特异结合，用非反应活性分子封阻转移膜上未吸附区域，以降低检测的背景信号。

（三）免疫结合反应

用目的蛋白的抗体与转移膜上的目的蛋白（靶蛋白）进行特异性免疫结合反应，再用标记过的二抗与膜上的一抗反应。

（四）检测

根据连接二抗标识物检出，例如：化学发光、显色、放射性同位素测定等，间接检测目的蛋白的存在。目前常用的检测方法是化学发光法，即结合在膜上的 HRP 标记抗体与荧光底物结合，经 HRP 酶化学氧化，产生激发态发光产物。

第三节　酶联免疫斑点技术

一、概述

（一）酶联免疫斑点技术的概念与基本原理

酶联免疫斑点检测（enzyme-linked immunospot assay，ELISPOT assay）结合了细胞培养技术与酶联免疫吸附技术（ELISA），用抗体捕获培养中的细胞分泌的细胞因子，能够在单细胞水平检测细胞因子的分泌情况，并以酶联斑点显色的方式表现出来。

其基本原理为：细胞受到刺激后局部产生细胞因子，该细胞因子被特异性单克隆抗体捕获。洗去分泌细胞后，被捕获的细胞因子与生物素（biotin）标记的二抗结合，再与碱性磷酸酶（alkaline phosphatase，AKP）或辣根过氧化物酶（horseradish peroxidase，HRP）标记的链亲和素结合。经底物（BCIP/ NBT）孵育后在 PVDF 孔板出现有色斑点，即表明细胞产生了细胞因子，通过显微镜或 ELISPOT 酶联斑点分析系统对斑点进行分析即可获得结果。

（二）酶联免疫斑点技术的优点

1. 灵敏度高

在 100 万个阴性细胞中只要有一个分泌细胞因子的阳性细胞，即可被检测出来。这是目前为止最为灵敏的相关检测技术，灵敏度比传统的 ELISA 方法高 2～3 个数量级。

2. 单细胞水平活细胞功能检测

ELISPOT 检测的是单个细胞分泌，而非细胞群体平均分泌。在检测过程中，需进行活细胞培养与抗原刺激阶段，检测的是活细胞功能，而非死细胞的遗留物。

3. 操作简便经济，可进行高通量筛选

ELISPOT 没有复杂的细胞体外扩增过程，不使用同位素，不需要大型专门的实验仪器设备。按照标准化实验操作，一个实验者可以同时处理数百个样品，效率远远高于其他检测方法。

二、酶联免疫斑点的关键技术

影响 ELISPOT 斑点频率的因素很多，但最重要的影响因素为被检测细胞状态、整个实验过程中细胞所接触到的内毒素及其他敏感成分、刺激物的质量与纯度。

（一）待检细胞状态

状态好、活力高、功能保持完好的细胞，ELISPOT 检测时必定背景干净、负对照斑点

少，实验组斑点圆润漂亮，且结果的可重复性好，数据真实可信。

ELISPOT待检细胞可分为新鲜分离的细胞、冻存复苏的细胞两类。对于前一类细胞，为使细胞始终处于最佳状态，需要采取经过优化、标准化的细胞分离方法，尽量减少机械损伤（例如：通过机械方法制备小鼠脾脏单个细胞）及有毒化学物质（例如：淋巴细胞分离液、消化酶类）对细胞的损害。而后一类细胞情况就更加复杂了，冻存与解冻对细胞本身就是很大的伤害，细胞冻存中使用的一些保护剂（例如：DMSO）虽能减少冻存对细胞的伤害，但这些保护剂本身就具有生物毒性，也会损伤细胞、影响细胞状态。因此，ELISPOT技术对细胞冻存与复苏提出了更加严格的要求，不单单要求细胞存活率高，还要求细胞的免疫功能在冻存前后不发生改变。传统的细胞冻存、复苏方法已不能满足要求，国外较早从理论与实践上已经摸索出一套行之有效的适应ELISPOT功能检测要求的细胞冻存、复苏方法，可保证很高的存活率（90%），且斑点形成细胞SFC频率保持不变。有些公司已经把细胞冻存、复苏程序经过优化而固定下来了，还开发了相应的细胞冻存液，可以对细胞提供额外的保护，例如：荷兰U-Cytech公司推出专门针对ELISPOT检测的细胞冻存液，辅以标准化冻存、复苏程序，效果极佳。

（二）内毒素

极低浓度的内毒素也可以非特异性刺激T淋巴细胞分泌细胞因子，对ELISPOT斑点频率测定产生极大干扰。因此，要从各个环节关口严格把控ELISPOT检测中活细胞所能接触到的内毒素。①要选择口碑好、产品内毒素含量低的ELISPOT试剂产品。②要控制培养基和血清，最好选购低内毒素的产品，每一批次都要做验证。③要控制整个实验操作做到严格无菌。

特别是血清，除了含有内毒素会增加负对照的斑点数目之外，还可能含有其他未知ELISPOT敏感成分，增加或抑制斑点的生成。为了彻底解决这一问题，最好采用无血清ELISPOT技术，即在ELISPOT刺激孵育中使用不含血清的培养基。目前，适用于人PBMC细胞的无血清培养技术已经成熟，荷兰U-Cytech公司开发了专门针对人PBMC细胞的ELISPOT无血清培养基，化学成分完全限定，且与ELISPOT技术需求兼容，完全消除了血清对检测的干扰作用。

（三）刺激物

选择特异性刺激物的原则是成分尽可能简单、纯度尽可能高。①首推T淋巴细胞表位肽，因其成分简单、特异性最好。但是由于涉及MHC分子类型匹配的问题，若实验对象MHC类型不明，则要选择多个T淋巴细胞表位肽，通过实验验证效果。②如果没有抗原蛋白的T细胞表位信息，亦无相应文献参考，最好选择重叠多肽池。目前的生物信息学技术可帮助预测蛋白质序列上潜在的T细胞表位肽，根据预测结果，在潜在的T细胞表位肽附近合成一系列重叠多肽，混合成多肽池，也能对特异性细胞免疫反应做出有效刺激。以上两类多肽均为人工合成，特别要注意合成纯度越高越好（最好在90%以上）以及合成过程中的质量控制，注意避免内毒素污染。③再次一级的刺激物是重组蛋白。值得注意的是，在大肠杆菌中重组表达的蛋白质完全不可用，因其含有的大肠杆菌成分及内毒素极高。最好选择在哺乳动物细胞中表达的蛋白质，与ELISPOT的相容性最佳；昆虫杆状病毒载体表达的蛋白纯度较高，也可以使用。使用酵母载体表达的蛋白，经多次验证后亦可获得较好效果。④若无法获得上述化学成分单一且已知的抗原刺激物，而被迫使用成分未知的提取物时，必须多次验证、多设对照及重复孔。一般来说，这类刺激物会产生较多非特异性斑点，在不同的实验对象个体之间会产生较大差异。

第四节　免疫组织化学技术

一、概述

（一）免疫组织化学技术的概念与基本原理

免疫组织化学（immunohistochemisrty，IHC）技术是指将显示剂（荧光素、酶、金属离子、同位素等）标记的特异性抗体在组织细胞原位通过抗原抗体特异性反应和组织化学呈色反应，对相应抗原进行定位、定性及定量测定的一项技术。

免疫组织化学技术将抗原抗体反应的特异性和组织化学的可见性有机结合，借助光学显微镜、电子显微镜和（或）荧光显微镜等的显像和放大作用，检测组织或细胞中各种抗原或半抗原物质（蛋白质、多肽、酶、激素、病原体、受体以及氨基酸、多糖、磷脂、核酸等）的组织分布、表达丰度及亚细胞定位。此技术以其特异性及灵敏度高、操作比较简便而得以广泛应用。

（二）免疫组织化学技术的分类

① 按照标记物质的种类，荧光染料、放射性同位素、酶（主要为辣根过氧化物酶、碱性磷酸酶）、铁蛋白、胶体金等，可分为免疫荧光法、放射免疫法、酶标法、免疫金银法等。

② 按照染色步骤可分为直接法（又称一步法）、间接法（二步、三步或多步法）；与直接法相比，间接法的灵敏度显著提高。

③ 按照结合方式可分为抗原-抗体结合，例如，过氧化物酶-抗过氧化物酶（PAP）法；亲和连接，例如，卵白素-生物素-过氧化物酶复合物（ABC）法、链霉菌抗生物素蛋白-过氧化物酶连接（SP）法等，其中 SP 法最常用。

（三）常用免疫组织化学方法

在抗体制备上，经历了从抗血清、纯化 IgG 到单克隆抗体，甚至发展到应用基因重组技术获得分子量较小的特异性片段。其中，单克隆抗体现已广泛应用于研究中，所具有的高特异性大大提高了免疫组织化学技术水平。同时，显示技术的发展亦相当迅猛，可通过标记物发出荧光、酶促反应产生有色沉淀、高电子密度颗粒等，借助荧光显微镜、光学显微镜或电子显微镜观察抗原抗体复合物所在部位。

1. 免疫荧光方法

为最早建立的免疫组织化学技术。利用抗原抗体的特异性结合，先将已知抗体标上荧光素，以此作为探针检查细胞或组织内的相应抗原，在荧光显微镜下观察。抗原抗体复合物中的荧光素受激发光照射后即发出一定波长的荧光，从而可确定组织中某种抗原的定位，进而还可进行定量分析。由于免疫荧光技术特异性强、灵敏度高、快速简便，在临床病理诊断、检验中应用比较广泛。

2. 免疫酶标方法

免疫酶标方法是继免疫荧光后，于 20 世纪 60 年代发展起来的技术。先以酶标记的抗体与组织或细胞作用，然后加入酶底物，生成有色不溶性产物或具有一定电子密度的颗粒，通过光镜或电镜，对细胞表面和细胞内各种抗原成分进行定位研究。免疫酶标技术是目前最常用的技术。本方法与免疫荧光方法相比的主要优点是：定位准确、对比度好、染色标本可长期保存，适合于光镜、电镜研究等。免疫酶标方法的发展非常迅速，已衍生出多种标记方法，且随着方法的不断改进和创新，其特异性和灵敏度都在不断提高，使用也越来越方便。目前在病理诊断中广为使用的有 PAP 法、ABC 法、SP 法等。

3. 免疫胶体金技术

以胶体金这种特殊金属颗粒作为标记物。胶体金是指金的水溶胶，能迅速而稳定地吸附蛋白，对蛋白的生物学活性无明显影响。因此，用胶体金标记一抗、二抗或其他能特异性结合免疫球蛋白的分子（如葡萄球菌 A 蛋白）等作为探针，能对组织或细胞内抗原进行定性、定位，甚至定量研究。由于胶体金有不同大小的颗粒，且胶体金电子密度高，因此免疫胶体金技术特别适合于免疫电镜的单标记或多标记定位研究。由于胶体金本身呈淡至深红色，也适合进行光镜观察，应用银加强的免疫金银法则更便于光镜观察。

（四）免疫组织化学技术的优点

1. 特异性强

免疫学的基本原理决定了抗原与抗体之间的结合具有高度特异性，因此，免疫组织化学从理论上讲也是组织细胞中抗原的特定显示，例如：角蛋白（keratin）显示上皮成分，LCA 显示淋巴细胞成分。只有当组织细胞中存在交叉抗原时才会出现交叉反应。

2. 敏感性高

在免疫组织化学技术应用的起始阶段，受直接法、间接法等敏感性不高的技术限制，抗体只能稀释几倍、几十倍。ABC 法、SP 法的出现，使抗体稀释上千倍、上万倍甚至上亿倍后仍可在组织细胞中与抗原结合，这样高敏感性的抗体抗原反应，使免疫组织化学方法越来越方便于常规病理诊断工作。

3. 定位准确、形态与功能相结合

该技术通过抗原抗体反应及呈色反应，可在组织和细胞中进行抗原的准确定位，因而可同时对不同抗原在同一组织或细胞中进行定位观察，可以进行形态与功能相结合的分析，对病理学深入研究意义重大。

二、免疫组织化学的关键技术

免疫组织化学的染色方法虽有很多类型，但有关染色的基本技术却是相同的，既有一般病理切片染色的基本要求，也涉及与抗原抗体特异性反应有关的特殊要求。虽然染色方法有多种类型，但染色过程中都需要采取一些基本技术方法，以增强抗原抗体特异性反应，降低或消除非特异性反应，使染色结果达到最佳效果。

（一）取材

实验动物、人体组织细胞和体外培养细胞都可作为免疫组织化学研究的材料。对于所取材料不仅要保持组织细胞形态的完整，而且还要使抗原的抗原性不被破坏，以利于抗原抗体结合。因此，在取材时要求做到准确、迅速、完整、具有代表性，以免因取材不当造成抗原丢失或破坏，从而影响实验结果的正确性。

1. 实验动物

实验动物种类很多，以狗、兔、大鼠、小鼠等为常用。取材前先常规麻醉或将动物快速处死，迅速取材。注意取材用的剪刀和刀片等要无菌处理，所取材料不应太大，以厚度不超过 3mm 为宜。在取小型实验动物材料时，先经左心室主动脉灌注固定，使灌注液迅速到达全身，则固定更加充分。灌注固定时先用小量生理盐水快速将血液冲洗干净，紧接着用 4% 多聚甲醛灌注，灌注速度先快后慢。

2. 人体材料

在病理诊断和研究中，通过尸体解剖、活检、手术切除标本，以及通过各种方法收集的各类细胞（脱落细胞、血细胞、组织中分离提纯的细胞等）等都可用于免疫组织化学研究。

（1）尸体解剖标本的取材　应尽早取材固定，死亡时间过长后采集的标本，由于组织发生自溶，抗原已变性或弥散、消失，染色结果不一定能反映实际情况。

（2）活检标本的取材　活检标本取材于体表、空腔脏器内壁、实质性器官，例如：皮肤、口腔、鼻咽、喉、胃、肾、肝等。取材常用活检钳钳取，所取材料较小，并常因挤压而变形。因此，取材时活检钳的刀口应锋利，以减少对组织的挤压；所取部位要具有代表性，尤其是病变部位较大时。

（3）手术切除标本的取材　应根据标本大小采用相应的取材方法。对小标本的处理，可先在固定液内固定，再修切成适宜大小继续固定。对大标本的处理，鉴于抗原在组织中分布的差异，所取材料要包括主要病灶、病灶与正常组织交界处、病灶周围的正常组织、正常组织的不同代表性部位等。

（4）细胞标本的取材

① 印片法：将载玻片轻贴于暴露的病变区，使脱落细胞黏附在玻片上，经固定后即可用于染色。此法优点是简便省时、细胞抗原也保存较好；缺点是细胞分布不均甚至重叠在一起，影响染色结果。主要适用于活检和手术切除标本。

② 穿刺涂片法：用穿刺针抽取病变区液体成分，直接或经离心后制成细胞悬液，涂片、固定、染色。此法主要用于实质性器官内细胞采集，例如：淋巴结、肝、肾、肺等。

③ 体液细胞的制备：细胞成分较多的体液标本（血液、淋巴液、精液等），取少量液体直接涂片即可。细胞成分较少的体液标本（腹水、胸水、脑脊液等），可先用离心沉淀法使细胞浓缩，制成细胞悬液后涂片；亦可用细胞离心涂片器直接涂片。

④ 体外培养细胞标本的制备：应根据所培养细胞的生物学特性采用不同的方法。对于贴壁生长的细胞（内皮细胞、成纤维细胞、神经胶质瘤细胞等），可在培养瓶或培养板的底壁放置载玻片，让细胞在其上贴壁生长，适时将载玻片取出进行固定染色即可。对于悬浮生长的细胞则可采取离心沉淀涂片的方法。

（二）固定

固定的目的在于保持组织形态和结构完整，并尽量保存组织中的抗原，使其不被破坏或扩散，以减少非特异性染色或假阳性、假阴性结果。如果固定不及时或固定不当，都可使组织结构不清晰或特异性抗原不显示，影响结果判断。由于不同抗原稳定性不同，不同固定剂的性能也各异，因此，了解所研究抗原的化学性质、根据需要选择适当的固定剂和固定方法是必不可少的。为充分保存组织中的抗原，对所取标本应立即固定包埋。若暂时不固定则应在低温下（干冰、液氮或低温冰箱等）保存备用。选择固定方法的原则是在保持组织形态结构完好和被检测抗原不被破坏的前提下，采用浓度最低的固定剂和最短的固定时间，固定时间一般为 1～2h。

1. 常用固定剂

（1）醛类固定剂　属双功能交联固定剂，其作用是使组织之间互相交联，将抗原保存在原位。特点是对组织穿透性强、收缩性小，常用类型有甲醛、多聚甲醛、戊二醛，可单种或多种固定剂联合使用。主要包括甲醛缓冲液、4%多聚甲醛磷酸缓冲液、戊二醛-多聚甲醛磷酸缓冲液、Bouin液、PLP液（过碘酸-赖氨酸-多聚甲醛固定液）。

（2）丙酮及醇类固定剂　主要是使组织中的蛋白质和糖沉淀。此类固定剂穿透力强、对抗原保存较好，但对小分子蛋白质及多肽等物质的保存效果较差，常与冰醋酸、乙醚、氯仿等其他固定剂混合使用。主要包括AAA液、Clzrke改良液、Carnoy液、丙酮。

（3）其他固定剂　Zenker液、碳二亚酰胺-戊二醛液、四氧化锇（锇酸）液。

2. 固定注意事项

（1）固定液的选择　用于免疫组织化学的固定剂种类很多，应根据理论与反复的实践来决定。选择最佳固定剂的标准是：①组织的形态结构保存良好；②最大限度保存抗原的抗原性。中性甲醛、多聚甲醛是应用最广的固定剂。

（2）组织块的大小　以1.5cm×1.5cm×0.5cm为宜。

（3）固定时间及温度　根据组织块大小、固定剂种类及浓度来决定，固定时间与组织块大小成正比、与固定剂浓度成反比。一般在室温下进行，电镜标本或固定时间较长时可放置在4℃冰箱。

（4）固定后处理　组织经固定后必须冲洗，除去多余的固定剂，以消除固定剂对染色的影响。

（三）包埋

包埋的目的是使组织块保持一定形状和硬度，便于切片机切片。目前实验室常用的包埋方法仍以石蜡包埋和冷冻包埋为主。前者的优点是组织结构保存良好、清晰，抗原定位良好，在病理和回顾性研究中有较大实用价值；后者的突出优点是能够较好地保存多种抗原的抗原性，制片时间短，能在短时间内出结果，适于手术切除标本的快速诊断。

1. 石蜡包埋

石蜡、环氧树脂等是组织病理切片最常用的包埋剂。应用于免疫组织化学研究的石蜡包埋需做到：①脱水、透明等过程应尽量在温度较低的环境下进行，以尽量减少组织抗原的损失；②组织块可尽量修整得小些，以利于充分脱水、透明和浸蜡；③浸蜡包埋常用熔点低的软蜡。

2. 塑料包埋

步骤较多，易造成抗原丢失，因此有时做包埋前染色。电镜观察前先切成0.5~2μm的半薄切片，光镜下定位，以提高检测准确性。

3. 冷冻包埋

新鲜及已固定材料均适于冷冻包埋切片，用于光镜观察的塑料包埋可冷冻包埋。冷冻包埋能较好保存抗原，冷冻时组织中可能会有冰晶出现，将破坏细胞结构，造成抗原扩散。为减少冰晶的形成，可将组织置于高渗溶液中以减少水分，或用干冰或液氮速冻。

4. 碳蜡包埋

聚乙二醇（polyethylene glycol，PEG）为水溶性蜡，分子量大小不等，用于包埋的是PEG 1500和PEG 4000两种，其熔点分别为38℃和52℃。碳蜡包埋无须脱水、透明，用滤纸吸干已固定组织块表面水分后，即可直接浸蜡包埋。包埋块应低温干燥保存。

（四）切片

切片要薄而平整。免疫组织化学染色较长，容易发生脱片现象。为防止脱片，一般在贴片前要对载玻片做清洗、涂胶处理。涂胶的目的在于增加切片黏附的牢度，常用明胶（例如：钒明胶、甲醛明胶）、树脂胶、多聚赖氨酸、商品黏附剂等。

（五）抗原修复

经甲醛固定的部分组织细胞，对免疫组织化学标记敏感性明显降低，这因为甲醛固定过程中形成醛键或保存的甲醛会形成羧甲基而封闭部分抗原决定簇。因此，染色时有些抗原需先进行修复或暴露。抗原修复方法可分为化学、物理方法。化学方法是采用酶消化法，常用胰蛋白酶及胃蛋白酶，配制浓度与消化时间要适度。常用物理方法包括单纯加热、微波处理、高压加热。在选用加热法时，浸泡切片的缓冲液离子强度、pH 值、加热温度、时间均影响抗原修复效果。

（六）免疫组织化学试剂的标准化

要求试剂公司提供标准化试剂，并附详细使用说明书，包括抗体来源、免疫球蛋白亚类、单抗或多抗、使用稀释度、使用流程及注意事项、洗涤时缓冲液的适宜离子强度和 pH 值等。抗体的选择和正确使用是开展免疫组织化学的首要环节之一。目前，抗体大部分来源于国外，抗体种类繁多、生产厂家各异，再经过中介渠道致有效期缩短，影响抗体效价甚至阳性不表达，因此对购入的抗体首先要进行检测。理想的抗体应具备特异性强、敏感性高、适应性强的特点。

1. 抗体的选用

现市场销售的一抗多为即用型，但对于浓缩型一抗，则应通过预实验确定最佳工作滴度，抗体浓度过高或过低都可能出现阴性结果，应以适当稀释度得到最佳抗原染色强度和最低背景着色，灵敏度高而极易控制背景的检测系统试剂盒最为理想，也是免疫组织化学染色优劣的关键。免疫组织化学技术发展至今，第三代 SP 试剂盒更优于其他试剂盒（ABC、PAP 等），但应注意检测系统应与一抗来源相匹配。

一般情况下，多克隆抗体的抗原专一性较差、非特异性反应较明显、效价不太稳定，但制备简便、价格低廉、抗体效价较高、适应性强，稀释度一般在 1∶（100～1000）之间。部分多克隆抗体表达抗原特异性较好，例如，TG、PSA 等，多抗 CD3 对石蜡切片标记 T 淋巴细胞适应性强、阳性率高。单克隆抗体的抗原专一性强、质量和效价稳定、非特异性反应较少、标记结果可靠，但制备复杂、价格昂贵、抗体效价较低，稀释度在 1∶（50～100）之间。目前市场上常有分装、稀释抗体出售，这种抗体使用经济，但稀释抗体减少了蛋白分子间互相保护的作用，因而效价不稳定、不易长期保存。进口试剂质量较好，但价格昂贵，特别是常用的第二抗体，染色过程短、敏感性高。因此，应根据实际需要选择合适的抗体。

2. 抗体的分装

购入的抗体除非只够数次用量，一般要根据月需要量分装。除现用外，其余应立即置低温（−20℃以下）冰箱内贮存，即用即取，以免长期保存在 4℃冰箱内失效。

3. 抗体的稀释

按工作浓度稀释抗体，保存在 4℃冰箱内的抗体尽量在 1～2 个月内用完，而不要放在冰箱的冰格中，因为抗体在 0℃以下会很快冰冻，再次使用时需要融化，几次反复冻融会导致抗体效价急剧下降而失效。抗体稀释液在夏季温度较高时，最好加入少许防腐剂（叠氮钠、柳硫汞等），以免在切片上作用时间超过 10h 而致霉菌生长。

4. 无菌与消毒

保持使用中的抗体无菌较困难，但与抗体接触的用具（滴管、吸管、试管、安瓿、加样器等）最好经过消毒，尽量减少污染机会，否则抗体极易因污染细菌与霉菌而迅速发生浑浊沉淀，导致试剂失效。

三、免疫荧光组化技术

（一）基本原理

根据抗原抗体反应原理，先将已知抗体标记荧光素制备荧光抗体，再以此作为探针与细胞或组织内相应抗原结合，在细胞或组织中形成的抗原抗体复合物上则含有标记的荧光素。利用荧光显微镜观察标本（荧光素受荧光显微镜激发光的照射而发出一定波长的荧光），从而可确定组织中某种抗原的定位，进而还可进行定量分析。

（二）主要方法及基本步骤

主要包括直接法、间接法、补体法、双重免疫荧光标记法。

1. 直接法

用荧光标记针对细胞或组织内抗原的特异性抗体（第一抗体），直接与标本进行染色反应，以检测标本中相应的抗原。主要特点为：操作简单、特异性高，但敏感性低，且由于一种荧光标记抗体只能检测一种特异性抗原，应用范围较窄。

2. 间接法

先用针对细胞或组织内抗原的特异性抗体（第一抗体）与细胞标本反应，随后用缓冲液洗去未结合抗体，再用间接荧光抗体（第二抗体）与结合在抗原上的第一抗体（为第二抗体的抗原）结合，形成抗原-第一抗体-荧光第二抗体复合物。由于结合在抗原抗体复合物上的荧光抗体显著多于直接法，从而可提高检测敏感性。细胞抗原上每个分子结合 3～5 个分子抗体，当此抗体作为抗原时又可结合 3～5 个分子的荧光抗体，和直接法相比荧光亮度可增强 3～4 倍。主要特点为：特异性强、灵敏度高、应用更广，只需要制备荧光标记的羊抗鼠或羊抗兔第二抗体，即可应用于多种第一抗体的标记显示。

3. 补体法

大多数抗原抗体复合物都能结合补体。因此，在染色时先将新鲜补体与第一抗体混合，同时加在抗原标本切片上，经 37℃ 孵育后如发生特异抗原抗体反应，补体就结合在抗原抗体复合物上，再用抗补体荧光抗体与结合的补体反应，形成抗原-抗体-补体-荧光抗体复合物。主要特点为：只需一种荧光抗体，适用于各种不同种属来源的第一抗体的检测。

4. 双重免疫荧光标记法

在同一细胞组织标本上需要同时检查两种抗原时需要进行双重荧光染色，一般均采用直接法。将两种荧光抗体（例如抗 A 和抗 B）以适当比例混合，加在标本上孵育后，按直接法洗去未结合的荧光抗体，抗 A 抗体用异硫氰酸荧光素标记可发黄绿色荧光，抗 B 抗体用四甲基异硫氰酸罗达明荧光素标记可发红色荧光，以明确显示两种荧光抗原的定位。

四、免疫酶组织化学技术

(一) 基本原理

先以酶标记的抗体与组织或细胞作用，然后加入酶底物，生成有色不溶性产物或具有一定电子密度的颗粒，通过光镜或电镜对细胞表面和细胞内的各种抗原成分进行定位研究。常用标记酶的种类主要有辣根过氧化物酶（horseradish peroxidase，HRP）、碱性磷酸酶（alkaline phosphatase，AKP、ALP、AP）、酸性磷酸酶（acid phosphatase，ACP）、葡萄糖氧化酶（glucose oxidase，GOD）。

标记酶必须具备以下条件：①酶催化的底物必须是特异的，且容易被显示，所形成的产物易于光镜或电镜下观察；②所形成的终产物沉淀必须稳定，即终产物不能从酶活性部位向周围组织弥散，影响组织学定位；③获得的酶分子最好有商品出售；④中性 pH 值时酶稳定，酶标记抗体后活性不应改变，且酶活性越高越好；⑤酶标记过程中，酶与抗体连接不影响二者的活性；⑥被检测组织中，不应存在与标记酶相同的内源性酶。其中前两点最重要，HRP 效果较佳，是最常用的一种标记酶。

(二) 主要方法及基本步骤

主要方法包括直接法、间接法、补体法、免疫酶桥法、免疫酶双桥法、过氧化物酶抗过氧化物酶（PAP）法、双 PAP 法等。

1. 直接法

用酶直接标记在特异性一抗上，与标本中的抗原结合，让酶催化底物反应产生有色产物，沉淀在抗原抗体反应部位，即可在镜下对标本中的抗原进行检测。优点是简便、快速、特异；缺点是敏感性差，标记一种抗体只能检测一种抗原，应用受限。

2. 间接法

先用未标记的特异性一抗与标本中相应抗原结合，再与酶标的抗球蛋白抗体（二抗）结合，然后再加酶底物显示抗原-抗体-抗抗体复合物存在的部位，以对抗原进行检测。提高了敏感性，而且用一种酶标记一种抗体就可检测多种抗原，较直接法使用广，但较费时、非特异性染色较多。

3. 非酶标记的抗体酶法

在酶标记抗体过程中，酶与抗体的化学反应交联过程可影响酶活性和抗体效价，同时产生非特异酶标记抗体，可增加非特异性背景染色。为了避免上述缺点，相继发展了免疫酶桥法和 PAP 法，以酶为抗原免疫动物，产生抗酶抗体，通过酶与抗体的特异性结合进行标记，属于非酶标记的抗体酶法。

(1) 免疫酶桥法　先用酶作为抗原免疫动物，制备效价高、特异性强的抗酶抗体；然后以二抗为桥梁，将在组织中与抗原结合的一抗与酶抗体连接起来，再将酶结合在抗酶抗体上，经酶底物显示出抗原分布。在此过程中，任何抗体均未被酶标记，酶是通过免疫学原理与抗酶抗体结合，避免了共价连接对抗体和酶活性的损害，提高了敏感性，又能节省第一抗体用量。但最大的缺点是抗酶抗体必须高度纯化，因为抗酶抗体中非特异性抗体不能与酶结合，但能与抗酶抗体竞争桥抗体的结合位点，从而减少抗酶抗体的结合，而大幅度降低呈色能力。另外，抗酶抗体的酶结合是低亲和力的，冲洗时易丢失而降低其敏感性。

(2) PAP 法　与酶桥法相似，都是借助桥抗体将酶连接在组织抗原结合的第一抗体上，所不同的是先将抗酶抗体与酶结合制成酶-抗酶复合物（PAP），PAP复合物中的抗酶抗体和第一抗体为同种属动物的IgG，因此桥抗体能够作为"桥"将PAP复合物连接在第一抗体上。PAP复合物是离体制备的HRP抗HRP复合物，为五边形环状结构，极为稳定，冲洗时酶分子不会脱落，从而大大提高了PAP法的灵敏度，比免疫荧光法敏感100～1000倍，比酶桥法灵敏20倍。虽然灵敏度高、PAP背景染色低，但制备较复杂。

第五节　蛋白质芯片技术

一、概述

（一）蛋白质芯片技术的概念与基本原理

人类基因组计划已进入后基因组时代（post genome era）、功能基因组时代，而蛋白质作为基因功能的直接体现者，其之间的相互作用越来越受到关注。因为要彻底了解生命的本质，就必须要了解蛋白质在生物生长、发育、衰老整个生命过程中的功能，以及不同蛋白质之间相互作用及其发生、发展和转化规律，从而诞生了一门新的学科——蛋白质组学。蛋白质芯片技术是继基因芯片之后发展起来的生物检验技术，其高度并行性、高通量、微型化和自动化的特点成为研究蛋白质组学的有力工具，对生物学、免疫学、临床检验医学、遗传学、药理学等众多学科的进步具有重大意义。

将各种蛋白质有序固定于滴定板、滤膜和载玻片等各种载体上成为检测用芯片，用标记了特定荧光抗生素体的蛋白质或其他成分与芯片作用，经漂洗将未能与芯片上蛋白质互补结合的成分去除，再利用荧光扫描仪或激光共聚焦扫描技术，测定芯片上各点荧光强度，分析蛋白质与蛋白质之间相互作用关系，由此达到测定各种蛋白质功能的目的。为了实现这一目的，首先必须通过一定的方法将蛋白质固定于合适载体上，同时能够维持蛋白质的天然构象，也就是必须防止其变性以维持其原有特定的生物活性。另外，由于生物细胞中蛋白质的多样性和功能复杂性，开发和建立具有多样品并行处理能力、进行快速分析的高通量蛋白芯片技术将有利于简化和加快蛋白质功能研究的进展。

（二）蛋白质芯片技术的分类

1. 根据蛋白质芯片功能

可分为功能研究型芯片、检测型芯片。功能研究型芯片多为高密度芯片，载体上固定的是天然蛋白质或融合蛋白，主要用于蛋白质活性以及蛋白质组学相关研究。检测型芯片密度相对较低，载体上固定的是抗原、抗体等，主要用于生物分子的大量、快速检测。

2. 根据芯片表面的不同化学成分

可分为化学表面芯片、生物表面芯片。化学表面芯片分为疏水、亲水、阳离子、阴离子、金属螯合芯片，用于检测未知蛋白，并获取指纹图谱。生物表面芯片分为抗体、抗原、受体-配体、DNA-蛋白质芯片等。

3. 根据点样蛋白质有无活性功能

可分为无活性芯片、有活性芯片。无活性芯片是将已合成的蛋白质点在芯片上，其制作方式主要分为原位合成、点合成、光蚀刻术等。有活性芯片是指点在芯片上的样品是活的生物体（例如：细菌等），在芯片上原位表达蛋白质。相对于无活性芯片，有活性芯片可以提供机体模拟内环境，对于蛋白质功能分析更为有利。

4. 根据载体不同

可分为普通玻璃载体芯片、多孔凝胶覆盖芯片、微孔芯片等。

(三) 蛋白质芯片技术的优点

① 对生物样品要求较低，可简化样品的前处理，只需对少量标本进行沉降分离和标记后，即可加于芯片上进行分析和检测，甚至可以直接利用各种生物材料（血样、尿液、细胞及组织等）进行分析，便于诊断、实用性强。

② 可快速、高通量、定量分析大批蛋白样品。

③ 蛋白芯片使用相对简单，全自动化操作，结果正确率较高。

④ 不同于传统酶标 ELISA 分析，蛋白质芯片采用光敏染料标记，灵敏度更高、准确性更强。

⑤ 蛋白芯片所需试剂和样品较少，产品化后价格更低廉。

二、蛋白质芯片的关键技术

(一) 探针蛋白的制备

可根据研究目的不同，选用抗体、抗原、受体、酶等生物活性蛋白作为探针蛋白。由于具有高度的特异性和亲和性，单克隆抗体是比较好的探针蛋白，用其构筑的芯片可用于检测蛋白质表达丰度及确定新蛋白质。也可利用其他蛋白质文库制备探针蛋白，例如：全合成人重组抗体库、噬菌体肽库、噬菌体表达文库等。

(二) 芯片的制备

蛋白质比 DNA 难合成，更难以在固相支持物表面合成，因此蛋白质芯片比 DNA 芯片复杂得多，芯片制作过程中保持蛋白质的生物活性成为一大难题。Ciphergen Biosystems 公司是世界上较早发展蛋白质芯片的公司，可制备化学型、生物化学型两种蛋白质芯片，但目前该公司所生产和推广的蛋白质芯片大多数还局限在化学型芯片上。

1. 化学型蛋白质芯片

经典色谱（反相色谱、离子交换色谱、金属螯合色谱等）的介质分为疏水、亲水、阳离子、阴离子、金属螯合芯片等五种。铺有相关介质的蛋白质芯片可通过介质的疏水力、静电力、共价键等结合样品中的蛋白质，然后经特定洗脱液去除杂质蛋白，保留目的蛋白质。此种芯片特异性较差。

2. 生物化学型蛋白质芯片

将生物活性分子（抗体、受体、配体等）结合至芯片表面，用于捕获样品中的靶蛋白。由于生物化学型蛋白质芯片具有高度的特异性及生物活性分子的多样性，其应用范围和应用前景都明显优于化学型蛋白质芯片。

Uetz 等使用酵母双杂交系统构筑蛋白质芯片；Arenkov 等曾将探针蛋白固定于聚丙烯酰胺凝胶中，待测样品通过电泳与凝胶中的探针蛋白发生特异性结合，从而捕获兴趣靶蛋白；Macbeath 等根据 DNA 微陈列原理设计出蛋白质微阵列。

(三) 蛋白质芯片的检测

目前，对吸附到蛋白质芯片表面的靶蛋白检测主要有两种方式。

1. 以质谱技术为基础的直接检测法

Ciphergen Biosystems 公司采用表面增强激光解吸离子化-飞行时间质谱技术（SELDI-TOF-MS），使用激光解吸电离法将保留在芯片上的蛋白质解离出来。芯片经室温干燥后，添加能量吸附因子（energy absorb molecule，EMA）例如芥子酸，使其与蛋白质结合形成混合晶体，以促进蛋白质在飞行时间质谱检测中的解吸和离子化，利用激光脉冲辐射使芯池中的分析物解吸形成荷电离子；再根据不同质荷比离子在仪器场中飞行的时间长短不一，通过飞行时间质谱来精确测定蛋白质质量，并由此绘制质谱图，以分析蛋白质的分子量和相对含量。

2. 蛋白质标记法

样品中的蛋白质预先用荧光物质或同位素等标记，结合到芯片上的蛋白质就会发出特定信号，再采用 CCD（charge-coupled device）照相技术及激光扫描系统等对信号进行检测。从定量及简便角度来讲，该方法优于前述以质谱技术为基础的直接检测法。与 DNA 芯片相同，蛋白质芯片同样蕴含着丰富的信息量，必须利用专门的计算机软件包进行图像分析、结果定量和分析解读。

三、蛋白质芯片技术的应用

蛋白质芯片技术的研究对象是蛋白质，而在机体内执行大量生物功能的正是蛋白质，因此蛋白质芯片有其独特的优势价值和应用前景。

（一）基因表达筛选

Angelikal 等人从人胎儿大脑的 cDNA 文库中选出 92 个克隆的粗提物制成蛋白质芯片，用特异性抗体对其进行检测，结果准确率在 87% 以上，而用传统的原位滤膜技术准确率只达到 63%。与原位滤膜相比，用蛋白质芯片技术在同样面积上可容纳更多的克隆，灵敏度可达到皮克级，大大减少了实验次数、提高了实验灵敏度。

（二）特异性抗原抗体检测

蛋白质芯片上的抗原抗体反应体现出强特异性，在一块蛋白质芯片上的 10800 个点中，根据抗原抗体特异性结合可检测到唯一的 1 个阳性位点。这种特异性抗原抗体反应一旦确立，就可以利用这项技术来度量整个细胞或组织中蛋白质的丰富程度和修饰程度。同时，利用蛋白质芯片技术，根据与某一蛋白质多种组分亲和的特征，可以筛选某抗原的未知抗体，从而将常规免疫分析微缩到芯片上进行，使免疫检测更加方便、快捷、高效。

（三）蛋白质筛选及功能研究

常规筛选蛋白质主要是在基因水平进行，基因水平筛选虽已被运用到任意 DNA 文库，但多以噬菌体为载体，通过噬菌斑转印技术（plaque lift procedure）膜上表达蛋白质。此方法虽有效，但由于许多蛋白质不是全长基因编码，且真核基因在细菌中往往不能产生正确折叠的蛋白质、噬菌斑转移不能缩小到毫米范围进行，往往具有很大的局限性，而蛋白质芯片恰好可弥补此不足。另外，还可根据同源蛋白质上的特异残基，用蛋白质芯片区分同源蛋白质。

（四）新药研制开发

许多新药往往进入临床试验阶段才发现具有明显不良反应而无法继续研发，这对前期的研究工作造成极大浪费。利用蛋白质芯片在药物研制初期就可检验该药物是否只与某一蛋白质结合、不与其他蛋白质结合，从而预判并推断该药可能的不良反应，便于及早发现并解决问题。

（五）疾病研究

使用蛋白质芯片可绘制正常人和各种疾病患者体内的蛋白质图谱，通过比较可查找疾病中特异表达的蛋白质，再将这些特异表达蛋白质制成芯片，为肿瘤、遗传性疾病、传染性疾病等的诊断提供依据，还可以给引起疾病的不同种类蛋白质进行组织定位，有助于寻找疾病发生的根源，为疾病的治疗提供线索。

以肿瘤研究为例，首先从抗体库中挑选有潜在诊断意义的抗体，点布在片基上制备抗体芯片，高滴度的抗体库是这一研究的关键。从正常及肿瘤组织中分离提取蛋白质，分别与抗体芯片反应，实验结果通过计算机进行比对，检测分析正常组织和肿瘤之间蛋白质表达的差异，为深入探究肿瘤的发生、发展以及诊断、治疗提供了新途径，对样品的高通量筛选亦极有利于肿瘤的初筛性普查及预测。

（六）生化反应中酶的检测

参与人体生理代谢的酶类繁多，对酶活性的测定一直是临床生化检验中的重要组成部分。酶作为一种特殊蛋白质，可以用蛋白质芯片技术研究其底物、活性以及激活剂、抑制剂等，某些酶活性的改变是疾病诊断中不可缺少的指标，而其激活剂、抑制剂则是研究某些疾病发生、发展以及防治的重要手段。

以对ATP上磷酸基团转移起重要作用的蛋白激酶A为例，可用常规光蚀刻技术制备芯片，再将酶及底物加至芯片小室，在电渗作用中使酶及底物经通道接触发生酶促反应。通过电泳分离，可得到荧光标记的多肽底物及产物的变化，以此来定量酶促反应结果。在此基础上，还可加入特异的抑制物和/或激活剂，进一步研究对酶促反应的特异性抑制及激活作用。

第三章　分子免疫学检测技术

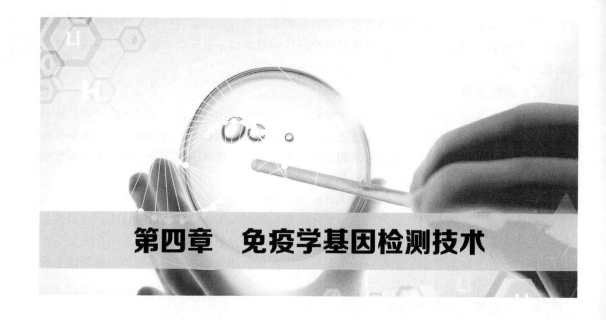

第四章　免疫学基因检测技术

第一节　免疫 PCR 技术

一、概述

（一）免疫 PCR 技术的概念与基本原理

免疫 PCR（immuno PCR，Im-PCR）是利用抗原抗体反应的特异性和 PCR 扩增反应的极高灵敏性相结合而建立的一种微量抗原检测技术。

用抗体检测抗原是免疫学的最基本方法，用酶或同位素标记抗体可使检测的敏感性提高。免疫 PCR 是在 ELISA 基础上，用 PCR 扩增代替 ELISA 的酶催化底物显色。PCR 具有很强的放大能力，可定量检测 DNA 和 RNA，具有非常高的敏感性和特异性，因此，将与抗原结合的特异抗体通过连接分子与 DNA 结合，再经 PCR 扩增，由此定量检测抗原，敏感性高于 ELISA 和 RIA。

免疫 PCR 反应体系由待测抗原、生物素标记特异性抗体、蛋白 A-链亲和素（连接分子）、生物素化 DNA、PCR 扩增体系五部分构成，实验过程分为两大主要阶段：①免疫反应阶段，类似于 ELISA 过程。用待测抗原包被微滴板孔，再加入相应的特异性抗体，抗体与固相上的抗原结合形成抗原抗体复合物；蛋白 A-链亲和素（protein A-streptavidin）嵌合体（重组融合蛋白）中的蛋白 A 部分可与固相上抗原抗体复合物中的抗体 IgG 结合，而链亲和素部分可与生物素化的 pUC19（biotin-pUC19，质粒 DNA）中的生物素反应，从而将特定的 DNA 间接吸附于固相。②PCR 检测阶段，抗原分子的量最终由 PCR 产物的多少来反映。免疫反应阶段中吸附于固相的 pUC19 质粒 DNA 在相应引物存在下，可经 PCR 在几小时内放大数百万倍，PCR 产物的多少与固相上抗原的量成正比。

（二）免疫 PCR 技术的分类

1. 原位免疫 PCR

原位免疫 PCR（in situ immune PCR）是一种原位检测组织或细胞中抗原的技术，结合了具有细胞定位能力的原位杂交和高度特异敏感的 PCR 技术优点，是细胞学科研与临床诊断领域的一项有较大潜力的新技术，所用标本包括新鲜组织、石蜡包埋组织、脱落细胞、血细胞等。

2. 细胞免疫 PCR

通常用来检测细胞表面膜抗原，我国科学家用细胞免疫 PCR（cellular immune PCR）成功检测了白血病患者血清中转移癌细胞上的肿瘤抗原 GM3。首先用抗 GM3 单抗制备单抗-亲和素-生物素化复合体，然后分离患者外周血淋巴细胞，充分洗涤封闭后，与单抗 DNA 复合体共育，洗涤后抽提细胞总 DNA，利用 DNA 报告分子的特异性引物进行 PCR 扩增，扩增产物经 Southern blot 显示结果，患者外周血淋巴细胞可扩增出 300bp 的特异性条带，而正常人无此条带。

3. 多分析物免疫 PCR

利用大小不同的 DNA 分子标记不同的抗体，可同时检测多种抗原。美国科学家 Joerger 等人用 99 个碱基的 DNA 分子标记 hCG 抗体，用 88 个碱基的 DNA 分子标记 hTSH 抗体，同时检测 hCG、hTSH 两个分析物，两个 DNA 报告分子共用一对引物，但 PCR 产物的分子量不同，从而使两个抗原得以鉴别。

4. 单引物免疫 PCR

即 DNA 报告分子的两侧含有相同的引物序列，可用单引物进行 PCR 扩增。该法可提高 PCR 扩增效率，且适合于多分析物免疫 PCR 同时检测多种抗原。

（三）免疫 PCR 技术的优点

免疫 PCR 技术结合了抗原抗体结合的特异性与 PCR 扩增技术的敏感性，因此具有更高的特异性与敏感性，其突出的特点是指数级的扩增效率带来了极高的敏感度，能检出浓度低至 2ng/L 的抗原物质，为现有任何一种免疫定量方法所不及，特别适合极微量抗原的检测，在细胞因子、肿瘤相关抗原、微生物感染等检测分析方面有着不可比拟的优势。

二、免疫 PCR 关键技术

（一）材料与方法

1. 生物素标记特异性抗体的制备

免疫球蛋白（例如：IgG、IgM）的 Fc 片段上有糖基存在，因而可用能与糖基结合的生物素酰肼（biotin-hydrazide）作生物素标记。

① 将纯化的抗体（IgM 或 IgG，0.1～1.0mL）在标记缓冲液（0.1mol/L NaAc，pH 值 5.5，0.1mol/L NaCl）中 4℃透析过夜。

② 吸取 0.5mL 至微量离心管中，加入过碘酸钠溶液至终浓度为 10mmol/L，置冰浴于暗处孵育 30min，使抗体分子上的糖基氧化。

③ 将氧化的抗体过 PBS 平衡的 Sephadex G25 PD-10 预装柱，使之与过碘酸钠分开，收集蛋白峰。

④ 向抗体管中加入 Biotin-LC-hydrazide（Pierce）至终浓度 5mmol/L，置混摇器上室温孵育 1h。

⑤ 用含 0.02％NaN₃ 的 PBS 平衡 Sephadex G25 预装柱，将生物素标记的抗体分子过柱与游离的生物素分开。收集蛋白峰，-20℃保存。

2. 生物素标记 DNA 片段的制备

作为将与抗体偶联的报告 DNA 片段，应确保在待测抗原来源的机体 DNA 中无同源序列，如可选用大肠杆菌的序列作为报告 DNA 以检测人源标本。DNA 片段大小为 300～500bp，生物素标记可采用 PCR 法，根据报告 DNA 的核苷酸序列合成一对引物，其中一个引物的 5′端碱基上带有生物素标记。在 0.5mL PCR 管中按表 4-1 将各试剂混合。

表 4-1　PCR 反应体系

名称	体积	终浓度
10×PCR 缓冲液	10.0μL	1×
2.5mmol/L dNTP 混合物	8.0μL	0.2mmol/L
50μmol/L 上游引物	1.0μL	0.5μmol/L
50μmol/L 下游引物	1.0μL	0.5μmol/L
15mmol/L 模板 DNA	1.0μL	1.0μg
Taq DNA 聚合酶	1.0μL	5U
加水调总体积至	100μL	

混匀后覆盖液体石蜡。95℃加热 5min，然后在 PCR 仪上按下列程序扩增：94℃ 1min；55℃ 1min；72℃ 1min；40 个循环。最后 72℃延伸 10min。

加等量酚-氯仿抽提，然后加 10μL 3mol/L KAc（醋酸钾）、250μL 无水乙醇，置-70℃ 30min。

离心沉淀 DNA 片段，用 70％乙醇洗一次。将沉淀 DNA 干燥后溶于 TE 缓冲液中，-20℃保存。

3. 抗体-亲和素-DNA 复合物的制备

将生物素标记的抗体与亲和素按等分子浓度混合于含有 1mg/mL BSA 的 PBS 中，室温孵育 30min，再加入两倍分子浓度的生物素标记 DNA 片段，继续孵育 30min，最后加入 10 倍分子浓度的生物素，将亲和素分子上的结合部位饱和。之后过凝胶过滤柱将复合物与未结合的单体分开，加入 BSA 达 1mg/mL，分装后-20℃冻存。

4. 免疫 PCR

① 按常规 ELISA 方法，用饱和缓冲液稀释抗原，加至 96 孔塑料板或 0.5mL PCR 管中，4℃过夜。

② 用 PBS 洗三次，然后每孔加 200μL 封闭液（PBS 含 10mg/mL BSA，1mg/mL 鱼精 DNA），室温孵育 30min。

③ 用 TETBS（含 20mmol/L EDTA、0.02％NaN₃）洗三次。

④ 将抗体-亲和素-DNA 复合物稀释于含有 1mg/mL BSA 和 0.1mg/mL 鱼精 DNA 的 TETBS 中，每孔加 50μL，室温孵育 1h。

⑤ 用 TETBS 洗 5 次，然后将塑料板或管倒置在吸水纸上拍打以控干水分。

⑥ 每管中加 50μL PCR 反应液，成分见表 4-2。

表 4-2 PCR 反应体系成分

名称	体积	终浓度
10×PCR 缓冲液	5.0μL	1×
2.5mmol/L dNTP 混合物	4.0μL	0.2mmol/L
50μmol/L 上游引物	0.5μL	0.5μmol/L
50μmol/L 下游引物	0.5μL	0.5μmol/L
15mmol/L $MgCl_2$	5.0μL	1.0μg
Taq DNA 聚合酶	0.5μL	2.5U
加水调总体积至	50μL	

混匀后覆盖液体石蜡。

95℃加热 5min，然后在 PCR 仪上按下列程序扩增 35 个循环：94℃ 1min；55℃ 1min；72℃ 1min。最后 72℃延伸 10min。

每管取 5μL 做琼脂糖或聚丙烯酰胺凝胶电泳，溴化乙锭染色后观察结果，如在 PCR 时加入放射性核素标记，则可用 X 光片显影。亦可在凝胶电泳后做 Southern blot，用特异性探针杂交，进一步提高其特异性和敏感性。

（二）注意事项

本实验的关键步骤是获得适当的抗体-DNA 复合物。用链亲和素将生物素标记的抗体与生物素标记的 DNA 偶联的方法，因每个链亲和素分子可与四个生物素分子结合，因此需要优化反应条件，以使每个链亲和素分子既能结合抗体分子，又能结合 DNA 片段。此外，还可用化学方法将 DNA 片段与抗体分子共价偶联，即将抗体分子和 5′端氨基酸修饰的 DNA 片段分别用不同的双功能偶联剂激活，然后通过自发反应偶联。例如：用 N-琥珀酰亚氨基-S-乙酰基硫代乙酸酯（N-succinimidyl-S-acetyl thioacetate，SATA）活化氨基修饰的 DNA 片段，用磺基琥珀酰亚氨基-4-(马来酰亚胺甲基) 环己烷-1-羧酸酯 [sulfo-succinimidyl 4-(maleimidomethyl) cyclohexane-1-carboxylate，Sulfo-SMCC] 修饰抗体分子，然后将二者混合，通过加入盐酸羟胺（hydroxylamine hydrochloride）使发生偶联。

免疫 PCR 具有高敏感性，抗体和标记 DNA 的任何非特异性结合均可导致严重的本底问题。因此，在加入抗体和标记 DNA 后必须尽可能彻底清洗。即使有些特异性结合的抗体或标记 DNA 被洗掉，亦可在最后通过增加 PCR 的循环次数得到弥补。此外，应用有效的封闭剂对防止非特异性结合也非常重要，可用脱脂奶粉和牛血清白蛋白作蛋白封闭剂、鱼精DNA 作核酸封闭剂。防止本底信号的另一个重要因素是控制污染，这也是所有敏感的检测系统存在的共同问题之一。即使每一步非常谨慎，重复使用同样的引物和标记 DNA 亦会产生假阳性信号。免疫 PCR 的一个优点是标记 DNA 序列完全是人为选定，因此标记 DNA 及其引物可经常变换，以避免由于污染造成的假阳性信号。

第二节 细胞因子基因组 DNA 或 mRNA 的检测

一、G 显带染色体核型分析

以无菌方式抽取骨髓液，加入培养液中 37℃培养 24h，培养终止前 3h 加入秋水仙素（终浓度为 0.05μg/mL），经低渗、固定后离心收集细胞，采用 G 显带法分析，每个样本分析 20 个中期细胞，依据 ISCN2013 描述染色体核型。

二、FISH 检测

抽取 2～15mL 骨髓液，经低渗处理后以固定液重悬细胞，细胞计数调整浓度为 1×10^6 个/mL。将细胞悬液均匀滴于载玻片上，56℃烤箱烘烤 2h，2×SSC 中洗涤 3min，于 70%、80%、100%酒精中依次梯度脱水，风干玻片后加入探针，盖玻片覆盖检测区域，并用封片胶封片。75℃变性 5 min、37℃杂交 14～18h，揭开封片胶、移去盖玻片，将载玻片浸入 (72±1)℃的杂交洗涤缓冲液（2×SSC/0.3% NP-40）内 3min，暗室直立风干后加入 10μL 的 DAPⅠ、DAPⅡ复染液，盖片后进行信号计数。

三、P Array（CytoScan 750K）检测

采用 CytoScan 750K 芯片（Affymetrix，USA）进行全基因组扫描，基本步骤如下：收集患者骨髓标本，提取基因组 DNA，经酶消化后以 T4 DNA 连接酶加入接头后进行 PCR 扩增，PCR 产物经纯化、片段化、标记、杂交、洗染、扫描进行结果分析，染色体拷贝数变异描述依据 ISCN2013。

四、下一代测序

采用 Ion Torrent 芯片（Life，USA）进行下一代测序分析，基本步骤如下：收集患者骨髓标本，提取基因组 DNA，经 Primer Pool（50 个基因）（Life，USA）扩增后纯化，加入接头后进行 PCR 反应，并测定产物浓度；之后进行油包水 PCR 并富集 PCR 产物，于芯片上进行测序，测序结果经 Torrent-Suite 软件分析突变结果。

第三节　BCR 及 TCR 基因重排分析

目前国内常规检测 Ig/TCR 基因重排主要是采用定性 PCR 技术、实时定量 PCR 技术等方法。其中，实时定量 PCR 技术（real-time quantitative PCR，RQ-PCR）可实现常规 PCR 从定性到定量的飞跃，具有特异性强、灵敏度高、重复性好、定量准确、速度快、可实现全封闭反应、不需 PCR 后处理等独特优势，已成为学术科研、临床检测必不可少的技术方法，实时荧光定量 PCR 为首选。

实时荧光定量 PCR 是在普通 PCR 反应体系中加入能与靶基因结合的双荧光标记探针，其 5′端标记荧光报告基团、3′端标记荧光猝灭基团。在 PCR 复性延伸阶段，Taq 酶利用 5′-3′外切酶活性，将 5′端荧光报告基团切下，使其解除 3′端荧光猝灭基团的猝灭作用而发散荧光。被释放的荧光信号与 PCR 产物成正比，通过检测荧光强度即可分析靶基因产物变化。

以采用 LightCycler（Roche，Mannheim，Germany）荧光定量 PCR 仪检测急性淋巴细胞白血病患者特有的 IgH 基因重排片段为例。上游引物：克隆设计患者特有的等位基因特异性寡核苷酸（ASO）引物。下游引物和 TaqMan 探针：在 IgH 的 JH 基因片段上设计 6 个家族特异性引物和 3 条胚系探针，作为检测 IgH 基因重排的通用引物和探针。配制 PCR 反应体系：以 95℃ 5min、95℃ 15s、60℃ 60s 完成 45 个循环，60℃延伸后采集荧光信号，以正常人外周血 DNA 标本为阴性对照，根据标准曲线分析待测样本中 IgH 重排基因特有克隆的数量。

第四节 HLA 等位基因分型及抗 HLA 抗体检测技术

人类白细胞抗原（human leukocyte antigen，HLA）是人类基因组中多态性极高的免疫相关性遗传系统，参与抗原识别及呈递、特异性免疫应答及其调控，在器官移植、输血反应以及某些疾病的发生发展中发挥重要作用，基因分型及抗 HLA 抗体检测技术已广泛应用于实体器官和造血干细胞移植供受者组织相容性配型、造血干细胞捐献者库建设、个体药物组学及药物个性化选择、群体遗传多态性与疾病关联等研究。

一、HLA 基因分型的主要方法

结合现代生物学检测技术，目前 HLA 的分型方法主要包括序列特异性引物聚合酶链式反应（polymerase chain reaction with sequence-specific primers，PCR-SSP）、聚合酶链式反应序列特异性寡核苷酸探针（PCR-sequence specific oligonucleotide probe，PCR-SSOP）杂交法、基因芯片法、基因序列分型（sequence-based typing，SBT）技术等。近年来，新一代测序（next generation sequencing，NGS）技术和平台的出现，实现了 HLA 基因分型的高通量和快速检测。

1. 基因序列分型（PCR-SBT）技术

PCR-SBT 是 HLA 高分辨基因分型的"金标准"，也是发现新等位基因的有效方法。应用血液基因组 DNA 提取试剂自－80℃冻存的全血标本中提取 DNA，DNA 提取浓度＞20ng/μL、OD_{260}/OD_{280} 比值介于 1.6～1.9 的标本方可用于本实验技术。严格按照 PCR-SSOP LABType 分型试剂盒、SeCore™ 测序试剂盒、HLA SBT Typing Kit 分型试剂盒说明书进行 HLA 等位基因 DNA 直接测序的高分辨分型检测。

由于 HLA 基因高度多态性、等位基因同源性以及实际测序区域限制等因素影响，标本检测结果中极大程度上存在超过 1 种的 HLA 等位基因组合方式，因此需要依据美国组织相容和免疫遗传协会（American Society for Histocompatibility and Immunogenetics，ASHI）提出并予以更新的"常见及确认 HLA 等位基因原则"（common and well-documented HLA alleles，CWD），解决 HLA 高分辨分型中模棱两可的等位基因组合，HLA-A、HLA-B、HLA-C、HLA-DRB1、HLA-DRB3/4/5、HLA-DQA1、HLA-DQB1、HLA-DPA1、HLA-DPB1 位点上共计 1122 个等位基因已被纳入 CWD，以指导实验室 HLA 分型工作。考虑到 HLA 基因分布具有种族人群特征性，不同种族、不同人群、不同地区 HLA 等位基因出现的频次存在显著差异，中华骨髓库（China Marrow Donor Program，CMDP）制定了中国人群的《CWD 表》，对我国 HLA 基因分型实验室常规工作具有重要指导意义。

2. 新一代测序（NGS）技术与平台

NGS 技术采用的平台包括 454/GS FLX、IonTorrent PGM、Illumina HiSeq/HiSeq、PacificBiosciences SMRT 等。由于 NGS 测定序列结果为单链，因此有助于解决经典双链测序存在的模糊指定问题，其分型结果与 CMDP 质控实验室抽样标本结果的符合率可达99.72％，实验基本流程包括模板制备、PCR 体系扩增、产物均一化、测序反应、数据分析。

NGS 利用标签技术实现不同位点、不同标本的混合测定，其关键在于系统建立 HLA 位点的 DNA 文库，而后续的片段扩增和测序步骤取决于所用的技术平台，不同平台的原理和操作过程存在一定差异。NGS 技术在 HLA 分型中具有高通量和高准确性，且试剂成本明显降低，但在检测过程中可出现 HLA 等位基因扩增不平衡和丢失现象。

3. 聚合酶链式反应序列特异性寡核苷酸探针（PCR-SSOP）杂交技术

使用 SSOP 高分试剂盒，严格按照试剂说明书进行 PCR 扩增，对 PCR 扩增产物进行变性、中和，加入充分混匀的磁珠混合液，60℃杂交 15 min，洗板 3 次；加入 SAPE 液，60℃ 5 min，洗板 1 次。使用 Luminex 200 流式细胞仪读取数据、HLA Fusion 结果判读分析软件分析结果。目前，许多实验室常用 PCR-SSOP 与 PCR-SBT 两种 HLA 检测方法，予以相互补充、相互佐证。

4. Luminex 3D 技术相关平台

LABScan Luminex FLEXMAP 3DTM 系统是在 Luminex 100 /200 系统基础上发展的新型检测平台。此系统采用独特的三色染色技术，识别微球可多达 500 种，通过 3 种染料不同比例的混合同时检测 500 种不同的待测指标，是传统 Luminex 100/200 技术检测能力的 5 倍，已应用于 HLA 高分辨基因分型和抗-HLA 抗体检测。实验中应用荧光微珠流式 LAB-Type CWD 高分试剂盒，严格按照说明书进行操作，使用 LABScan Luminex FLEXMAP 3D 流式细胞仪（3D 多功能流式点阵仪）进行检测，HLA Fusion 结果判读分析软件分析结果。

LABScan 3D 平台完成高分数据比率可达 94.4%，能够满足目前中华骨髓库供者 HLA 入库分型的要求，且技术操作和数据分析简便可行。采用 PCR-SSOP 法不能确定 HLA 分型的样本中，采用 LABScan 3D 分型可确认分型达到 66.4%。与传统 Luminex 技术平台相比，此系统探针数量明显增加，采用双通道进样，分析速度加快，96 孔板与 384 孔板兼容，满足不同的实验通量需求，可替代 PCR-SSOP 应用于骨髓库大量样本的 HLA 分型。但由于其探针标记等位基因有限，不能分辨部分罕见型及发现新等位基因，对于在 PCR-SSOP 及 LABScan 3D 分型中出现的磁珠假阳性反应和罕见型，还需要谨慎判定，且可采用 PCR-SBT 重复验证以确保 HLA 分型准确。

二、抗-HLA 抗体检测技术

体内抗-HLA 抗体的存在能引起机体特异性免疫反应，从而导致器官移植排斥和输血反应，常见的检测技术包括流式细胞术、ELISA、Luminex 技术等，可分为抗-HLA 抗体筛选和确认，检测患者体内的供者 HLA 特异性抗体（donor HLA-specific antibodies，DSA）更具有特异性和临床应用价值。

应用 Luminex 平台技术检测抗-HLA 抗体，可出现同步检测变性抗体的情况。这是由于在抗原与微球连接过程中发生的抗原变性，可导致形成新的抗原决定簇或暴露出原遮蔽的抗原决定簇，可考虑适度酸化或酶处理，以鉴别区分抗原与微球连接过程中因抗原变性引起的相关抗体检测阳性结果。

三、HLA 检测的临床应用

1. 移植供受者 HLA 基因分型

个体间 HLA 高度多态性为细胞及器官移植寻找合适的供者增加了难度。国内大多数组织配型实验室在造血干细胞移植供受者 HLA 基因分型中采用 PCR-SBT 方法，检测座位覆盖 HLA-A、HLA-B、HLA-C、HLA-DRB1、HLA-DQB1 等，为临床移植供受者的选择提供了可靠保障。在 CMDP 捐献者标本的检测中，高分辨数据＞95％，随机 2％质控抽样分析显示整体偏差＜0.5％。

2. HLA 多态性和新等位基因认定

由于基因点突变、重组和交换等机制，HLA 具有高度多态性，2015 年 10 月公布的 IMGT/HLA 数据库中，已确认的 HLA 等位基因数量达 13840 个，且以每月 100～200 个的速度递增。随着 HLA 分型技术的广泛应用和 CMDP 的建立，国内组织配型实验室高分辨检测的标本数量明显增加，先后累计报道在中国人群中发现的 HLA 新等位基因已＞1000 个。目前有专家预测，每个 HLA 座位的等位基因数可达到 140 万个，因此随着人类不断进化和检测标本数量的扩大，HLA 等位基因数将不断增多。

3. 移植患者抗供者特异性抗体（DSA）检测

由于移植供受者间 HLA 等位基因存在 1 个或多个不匹配以及单体型移植供者的应用，受者体内 DSA 的作用在移植中备受关注，DSA 的存在可增加移植失败风险、降低移植后生存率，HLA 错配和单体型移植前应测定 DSA。当受者存在 DSA 而无合适供者时，移植前可通过血浆置换、药物治疗等降低或去除 DSA。

4. 药物严重不良反应研究

HLA 等位基因座位与某些药物引发的严重不良反应密切相关，且存在较大的种族差异性。例如：澳大利亚人群中带有 HLA-B*57:01 的个体，使用阿巴卡韦时发生超敏反应风险相对较大；HLA-B*15:02 与卡马西平引起的史蒂文斯-约翰逊综合征和中毒性表皮坏死松解症显著关联，但在欧洲人群中，卡马西平所致严重皮肤过敏反应与 HLA-A*31:01 相关，而非 HLA-B*15:02；麻风患者中氨苯砜超敏综合征与 HLA-B*13:01 密切相关。这将为药物基因组学和个体化用药提供有利基础。

5. HLA 基因与疾病关联性研究

（1）HLA 与 HIV 感染　　HIV 可编码蛋白 Nef 干扰 HLA-A 和 HLA-B 参与的抗原提呈，从而逃避 T 淋巴细胞杀伤。HLA-C 上游 35kb 的 SNP 位点 rs9264942-35C/T 与 HLA-C 表达水平和 HIV 感染后血浆病毒载量显著相关，携带－35C 个体的细胞表面常有 HLA-C 高表达，HIV 感染后其疾病进程常较缓慢、病毒载量水平相对较低，提示 HLA-C 高表达有助于控制 HIV 感染进程。

（2）HLA 与 HCV 感染　　HLA 基因与肝炎病毒的清除和疾病进程有关。HLA-A*03、HLA-B*27、HLA-DRB1*01:01、HLA-DRB1*04:01 与 HCV 清除有关，而 DQB1*02:01、KIR2DS3 与 HCV 慢性感染有关；DRB1*13:02、DRB1*01:03 与 HCV 持续存在有关，而 DRB1*08 有助于病毒清除。与 HCV 关联性的 HLA 等位基因差异性，可能与人群、病例选择和病毒流行基因型不同有关。

第五节　表观遗传学在免疫学中的应用

经典遗传学认为，遗传的分子基础是核酸，生命的遗传信息储存在核酸的碱基序列中，碱基序列的改变引起个体表型差异，且可经亲代传递至子代。遗传学的发展显示，DNN、组蛋白、染色体水平的修饰也会造成基因表达模式的可遗传性变化，这种通过有丝分裂或减数分裂传递非 DNA 序列遗传信息的现象称为表观遗传（epigenetic），表观遗传学主要研究不涉及 DNA 序列改变的基因表达和调控的可遗传修饰。

一、表观遗传学的相关分子机制

1. 染色质重塑

染色质由细胞核中 DNA、组蛋白、非组蛋白组合而成，其基本组成单元是核小体。每个组蛋白包括各两分子的 H2A、H2B、H3 和 H4（见图 4-1），染色质核小体的这种结构能

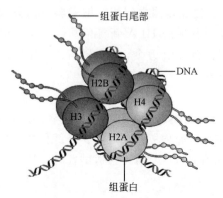

组蛋白尾部

DNA

组蛋白

图 4-1 核小体结构图示

使 DNA 在细胞核中紧紧折叠，复杂的重塑可以确保 DNA 较易进入转录机制。以往普遍认为染色质是静态的、抑制转录的结构；近年的研究结果表明，染色质是高度动态的，其丝状结构经常由于各种复合体的修饰而改变。染色质结构影响着 DNA 复制、重组、修复以及转录控制等，真核生物正是通过一系列转录调节因子对染色质修饰的精确控制来感受各种细胞和环境刺激，从而使生物体表现出正确的时空发育。

在染色质形成过程中，组蛋白可通过可逆性修饰影响基因表达，为调控一些与 DNA 相关的生物进程，染色质会发生重塑。染色质重塑（chromatin remodeling）是基因表达调控过程中出现的一系列染色质结构变化的总称，可通过 ATP 依赖的核小体重塑机制动员或移开核小体组蛋白、通过组蛋白转录后调控改变染色质的结构、通过特定的组蛋白置换等三种方式予以实现。

染色质重塑主要表现为三个方面。①组蛋白修饰：通过对突出于核小体核心结构之外的组蛋白氨基端尾部的修饰来影响染色质结构和基因表达。②核小体位置及结构改变：利用 ATPase、解旋酶活性，SWI/SNF 和有关的染色质重塑复合体可改变核小体在 DNA 上的位置。ATP 依赖的染色质重塑可使与核小体结合的 DNA 暴露，核小体沿着 DNA 滑动并重新分布，在改变单个核小体结构的同时改变染色质的高级结构，从而在 DNA 修复、重组、复制及转录过程中调节全基因组的柔顺性和可接近性。③DNA 甲基化：对胞嘧啶等 CpG 岛进行甲基化修饰，以表观遗传方式标记顺式调控序列，或通过形成不活跃的染色质结构，调节转录因子与 DNA 相互作用。

2. 组蛋白修饰

组蛋白包括 H1、H2A、H2B、H3、H4 等 5 种，其中 H2A、H2B、H3、H4 组蛋白各两分子形成一个八聚体，真核生物 DNA 缠绕此八聚体形成核小体，H1 将每个核小体连接起来。在 5 种组蛋白中，H1 的 N 端富含疏水氨基酸、C 端富含碱性氨基酸，H2A、H2B、H3 和 H4 的 N 端富含碱性氨基酸（如精氨酸、赖氨酸）、C 端富含疏水氨基酸（如缬氨酸、异亮氨酸）。组蛋白中带有折叠基序的 C 端结构域与组蛋白分子间相互作用，并与 DNA 缠绕有关；N 端可同其他调节蛋白和 DNA 作用，且富含赖氨酸，具有高度精细的可变区。组蛋白 N 端尾部的 15～38 个氨基酸残基是翻译后修饰的主要位点，包括位点特异性的乙酰化与去乙酰化、磷酸化与去磷酸化、甲基化与去甲基化、泛素化与去泛素化、ADP 核糖基化以及相应修饰基团的去除等，可参与调节 DNA 的生物学功能。

3. DNA 甲基化

在人类 DNA 中，DNA 碱基的共价修饰可调节基因表达，主要是胞嘧啶甲基化，其次

为腺嘌呤甲基化、鸟嘌呤甲基化。胞嘧啶甲基化常位于 CpG 岛区域，但在很多非 CpG 岛处也经常出现甲基化现象。甲基化是指在 CpG 双核苷酸位点上加入一个甲基基团，是由 DNA 甲基转移酶（DNMT）的催化完成的。CpG 岛甲基化状态对于维持正常胚胎发育以及基因组印记、X 染色体失活具有重要的生物学意义；启动子区的胞嘧啶甲基化，可阻止特异性转录因子的结合或促使染色质重塑以抑制基因表达。DNA 甲基化改变与某些疾病亦密切相关。

4. RNA 调控

小干扰 RNA（siRNA）、piwi-interacting RNAs（piRNA）为小分子调控 RNA，miRNA 是基因转录后自身向后折叠形成发夹结构。这些调节性小 RNA 分子在基因编码序列不发生改变的情况下改变基因和蛋白表达，但不能翻译为功能性 RNA 分子，故被称为非编码 RNA（non-coding RNAs）。非编码 RNA 可分为看家非编码 RNA（house-keeping non-coding RNA）、调控非编码 RNA（regulatory non-coding RNA），其中具有调控作用的非编码 RNA 主要分为短链非编码 RNA（包括 siRNA、miRNA、piRNA）、长链非编码 RNA（long non-coding RNA，lncRNA）两类（见表 4-3）。非编码 RNA 在表观遗传学修饰中作用关键，能在基因组及染色体水平对基因表达进行调控，可决定细胞分化的最终命运。

表 4-3　表观遗传学中发挥主要调控作用的非编码 RNA

种类长度/nt	来源	主要功能
siRNA 21～25	长双链 RNA	转录基因沉默
miRNA 21～25	含发卡结构的 pri-miRNA	转录基因沉默
piRNA 24～31	长单链前体或起始转录产物等多途径	生殖细胞内转座子沉默
lncRNA ＞200	多种途径	基因组印记和 X 染色体失活

5. 基因组印记

基因组印记是一种不符合传统孟德尔遗传的表观遗传现象，指来自父方或母方的等位基因通过精卵传递给子代时发生了某种修饰，这种作用使其后代仅表达父源或母源等位基因中的一种，与生殖细胞发育过程中亲代特异性 DNA 甲基化和某些亲代基因特异性关闭相关，导致配子形成过程中印记的基因修饰仅保留了双亲中的一份。印记基因在发育过程中扮演重要角色，一般在染色体上成簇分布，小鼠和人体中已知有 80 多种印记基因。等位基因抑制（allelic repression）被印记控制区（ICR）所调控，该区域在双亲中的一个等位基因呈甲基化状态。ICR 在不同区域中对印记的调控存在差异，一些区域中未甲基化的 ICR 组成绝缘子阻止启动子与增强子之间相互作用；而在其他区域中，可能有非编码 RNA 的参与，这种沉默机制与 X 染色体失活相似。

6. X 染色体失活

X 染色体失活是指雌性哺乳类细胞中两条 X 染色体的其中之一失去活性的现象，期间 X 染色体被包装成异染色质，进而因功能受抑而沉默化，或部分片段失活。失活呈随机性始于囊胚期。

7. 假基因

通过基因组序列分析得知，基因组中存在与基因数量几乎相等的假基因。假基因与功能性基因在核苷酸顺序及组成上非常相似，但不具有正常功能，是相应的正常基因在染色体不同位置上的复制品，由于突变积累而丧失活性，亦可理解为产生基因多样性的源泉。假基因具有基因表达调控作用，可能调节与其同源的功能基因表达。有些假基因包含的许多重复DNA序列能够激发某种反应，最终阻止特定基因被打开，参与细胞的基因沉默机制，进而影响疾病发生发展。

8. 内含子

真核基因组中含有大量的内含子序列，前体 mRNA 的内含子可能由自我剪切Ⅱ型内含子进化而来，两者不仅具有相似的剪切机制，还具有可移动和转座子功能。内含子可调节真核生物 mRNA 的选择性剪切，而且还可产生功能活性 RNA。在高等生物中，许多核内 miRNA 来源于编码核糖体蛋白和细胞周期蛋白的原初转录物，剪切后产生的内含子可形成发夹状 miRNA，利用 RNAi 机制调节影响其他基因活性。因此，内含子参与 RNA 介导的细胞调节功能。

9. 核糖开关

核糖开关（riboswitch）是一类位于 mRNA 3′末端或 5′-UTR（非编码区），能够结合小分子代谢物以调控基因转录和翻译的 mRNA 元件，与小分子代谢物的结合不依赖任何蛋白质，从而使 mRNA 一些非编码区序列折叠成一定的构象，对转录、翻译、剪切、RNA 稳定性实施调控，对开发抗生素、设计新型分子传感器以及将核糖开关整合入合成回路具有重要指导意义。

不同的核糖开关作用机制不同，可分为抑制和激活两大类。核糖开关主要由感受外界配体的适体结构域（aptamer domain，AD）、调控基因表达的表达结构域（expression domain，EPD）两部分组成，配体与适体域特异性结合，引起适体域形成高度折叠的二级或三级构象变化，从而导致下游表达结构域的 RNA 构象折叠变化，形成有选择性的茎环结构，导致 mRNA 转录提前结束或者控制剪切功能、抑制翻译的起始，进而调控基因的表达。只有当两种适配性化合物同时共存于一个细胞时，这种串联型核糖开关才能调节基因的表达，因此属于双输入的逻辑门控开关。

二、表观遗传与机体免疫系统

免疫系统作为人类的防御屏障，在人类进化、与环境共存及斗争过程中无时无处不在，因此可作为研究表观遗传的模式材料，有助于阐明表观遗传修饰在生物体生长发育、免疫系统正常发育和功能发挥中的调节作用，为免疫学研究开拓了新领域。表观遗传在调控各类免疫细胞中特定基因表达中至关重要，外界因素影响使表观遗传在免疫反应中出现不平衡，就会导致基因异常表达、免疫系统功能紊乱，甚至发生先天性免疫疾病或自身免疫性疾病等。

1. DNA 甲基化与免疫性疾病

Th1 细胞中的 IL-4、Th2 细胞中的 IFN-γ、$CD4^+$T 淋巴细胞中的穿孔蛋白分泌等，均涉及 DNA 甲基化改变。DNMT 突变会导致先天性免疫缺陷综合征，出现着丝点不稳定、面部畸形、轻度智力落后等主要特征性变化；患有系统性红斑狼疮（SLE）的个体呈现出白细胞中相关基因低甲基化状态，其 $CD4^+$T 淋巴细胞 DNMT 水平显著降低。

2. 组蛋白修饰与自身免疫病

在组蛋白修饰与自身免疫病的关系中，研究最多的是组蛋白乙酰化及去乙酰化。负责组蛋白乙酰化和去乙酰化的是两种功能相互拮抗的蛋白酶，即组蛋白乙酰基转移酶（HAT）、组蛋白去乙酰基酶（HDAC）。近年来，曲古抑菌素 A（TSA）等 HDAC 抑制剂作为一种潜在的抗炎免疫药物，为 SLE、类风湿性关节炎（RA）、多发性硬化（MS）、难治性溃疡性结肠炎等自身免疫性疾病的治疗提供了新思路，主要是通过抑制细胞增殖、减少炎症细胞因子的产生而发挥疗效。

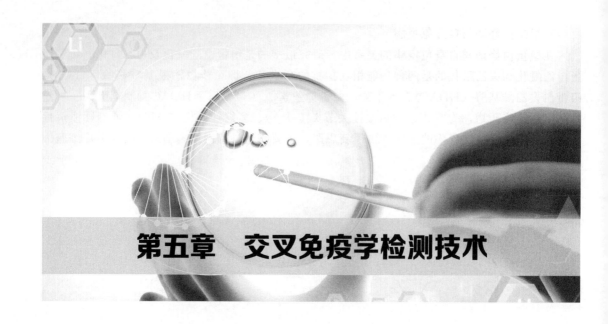

第五章　交叉免疫学检测技术

第一节　抗原抗体相互作用的研究技术

抗原、抗体作为免疫学领域中两个最重要的蛋白分子，其相互作用在免疫学研究中尚未完全阐明。到目前为止，蛋白质数据库中涉及的大都为抗原-抗体或蛋白酶-抑制剂等经典复合体。免疫学领域应用较为广泛的蛋白质相互作用方法包括酵母双杂交技术、免疫共沉淀技术、表面等离子共振技术（SPR）、Far-Western blot、GST Pull-down 技术、BIACore 技术以及生物信息学技术等。

一、酵母双杂交技术

酵母双杂交技术是广泛用于蛋白质相互作用组学研究的一种重要方法。当靶蛋白和诱饵蛋白特异性结合后，诱饵蛋白结合于报告基因的启动子，启动报告基因在酵母细胞内的表达；根据对报告基因表达产物的检测，则可分析两者之间有无相互作用。将此技术进一步微量化和微阵列化后，可用于蛋白质之间相互作用的高通量研究。另外，在实际工作中根据需要还发展了酵母单杂交、三杂交和反向杂交等技术。

整合至酵母细胞基因组中的报告基因（*HIS*3 和 *lacZ*）受转录因子 GAL4 调控。一旦 GAL4 蛋白结合至 *HIS*3 和 *lacZ* 调控序列相应的位点，则启动报告基因表达。基因分成 DNA 结合区（DNA binding domain，GBD）、激活区（GAL4 activating domain，GAD）两部分，分别将 GBD 和 GAD 构建到不同载体上，表达相应的 GBD-X 和 GAD-Y 融合蛋白，然后将表达载体再共转染至带有报告基因的酵母细胞中。当 GBD-X 中的 X 蛋白与 GAD-Y 中的 Y 蛋白发生相互作用或结合时，就使得 GBD 和 GAD 蛋白靠近并具有完整的 GAL4 蛋白功能，从而激活报告基因表达。

二、噬菌体展示技术

在编码噬菌体外壳蛋白的基因上连接单克隆抗体的 DNA 序列，噬菌体生长时就会表达相应的单抗；再将噬菌体过柱，柱上若含目的蛋白，就会与相应抗体特异性结合，称为噬菌体展示技术。用于蛋白质之间相互作用的研究，不仅具有高通量、简便的特点，还具有可直接得到基因、高选择性筛选复杂混合物、筛选过程中通过适当改变条件可直接评价相互结合的特异性等优点。目前，优化的噬菌体展示技术已展示了人和鼠的两种特殊细胞系 cDNA 文库，并分离出了人上皮生长因子信号传导途径中的信号分子。

三、表面等离子共振技术

表面等离子体共振（surface plasmon resonance，SPR）生物传感器，利用表面等离子体共振现象和 SPR 谱峰对金属表面电解质变化敏感的特点，通过将受体蛋白固定于金属膜上，结合后薄膜的共振性质会发生改变，以此检测受体蛋白与液相中配体蛋白的特异性结合。SPR 技术的特点是测定快速、安全、不需标记物或染料、灵敏度高，除应用于检测蛋白质-蛋白质外，还可检测蛋白质-核酸及其他生物大分子之间的相互作用，且能对整个反应过程进行实时监测。

四、荧光共振能量转移技术

采用标签法检测和分离蛋白虽然有效，但分离蛋白标签可改变蛋白的溶解性，且不能在活体细胞中进行。荧光共振能量转移（fluorescence resonance energy transfer，FRET）最大的特点就是可以在活体细胞生理条件下，对蛋白质间的相互作用进行实时动态监测，已成为现代蛋白质组学研究的有力工具。

FRET 技术与荧光显微镜结合应用，可简单快速地定量获取有关生物活体内蛋白质、脂类、DNA、RNA 的时空信息。随着绿色荧光蛋白的广泛应用，FRET 荧光显微镜可实时测量活体细胞内分子的动态性能，利用供受体发射谱消除光谱间的串扰，定量测量 FRET 效率以及供受体间距离。

五、抗体与蛋白质阵列

蛋白芯片技术的出现为抗体和蛋白组学研究带来新思路。微型化、集成化、高通量化的抗体芯片也应是开展抗原抗体相互作用非常好的研究工具，是芯片技术发展最快的领域，且在技术上已日趋成熟。目前，抗体芯片的发展已经面向临床应用，如肿瘤标志物抗体芯片等。

六、免疫共沉淀技术

免疫共沉淀技术是用来研究蛋白质相互作用，检测蛋白质间相互作用的经典方法。其基本原理是，在细胞裂解液中加入抗兴趣蛋白的抗体，孵育，再加入可与抗体特异性结合、已结合于 Pansobin 珠上的金黄色葡萄球菌蛋白 A（SPA）。若细胞中存在可与兴趣蛋白结合的目的蛋白，就可形成体积较大的"目的蛋白-兴趣蛋白-抗兴趣蛋白抗体-SPA-Pansobin"复合物，离心后可被分离出来。经变性聚丙烯酰胺凝胶电泳，复合物四组分又被分离开来，最后可经 Western blot 检测目的蛋白。

此技术的主要优点是：①获得的目的蛋白在细胞内天然与兴趣蛋白结合，蛋白以翻译后被修饰的天然状态存在，符合体内实际情况，可信度较高。②与蛋白亲和色谱相同，检测的产物是粗提物；抗原与相互作用的蛋白以细胞中类似自然浓度存在，避免了过量表达测试蛋白所造成的人为效应。与酵母双杂交试验得到的结果可完全吻合。

此技术的主要缺点是：①与蛋白亲和色谱相比，灵敏度不够高。这与抗原浓度较低有关，导致驱动复合物形成的能力小。但如果抗原过量表达，又会破坏相互作用的天然状态。②不能保证沉淀的蛋白复合物是否为直接相互作用的两种蛋白，抑或是通过第三者间接相互作用的蛋白。③必须在实验前预测目的蛋白，以选择最后检测的抗体。若预测不准确，实验将得不到结果，具有一定的冒险性。为解决上述问题，可考虑制备高效价抗体以提高分析灵敏度，加大蛋白质 A 或 G 以及抗体量，并将最后得到的蛋白进行浓缩，以便尽可能得到较清晰的电泳条带。同时，可结合 Far-Western blot 等技术弥补不足，以证明两种蛋白质是否为直接相互作用。

七、GST Pull-down 技术

蛋白质相互作用包括牢固性和暂时性两种。牢固性相互作用以多亚基蛋白复合体常见，建议采用免疫共沉淀、GST Pull-down 技术或 Far-Western blot 法进行研究。Pull-down 技术采用固相化、已标记的诱饵蛋白或标签蛋白（例如：标记生物素、Poly-His 或 GST），从细胞裂解液中钓出与之相互作用的蛋白。通过 Pull-down 技术可以从体外转录或翻译体系中确定已知蛋白与钓出蛋白或已纯化的相关蛋白间的相互作用关系。

GST Pull-down 实验主要是用来证明蛋白质的胞外相互作用。将目的蛋白 X 基因亚克隆至携带有 GST（谷胱甘肽转移酶）基因的原核表达载体中，并在细菌中表达 GST 融合蛋白（GST-X）。将 GST-X 融合蛋白挂至带有 GST 底物的固体支持物上，然后把另一种蛋白（Y）加入其中。由于蛋白质之间的结合作用，形成 GST-X-Y 复合物，再与固体支持物（sepharose beads）结合而被沉淀下来。

八、Far-Western blot 法

Far-Western blot 法最初用于 ^{32}P 标记的谷胱甘肽转移酶（GST）融合蛋白表达文库的筛选，现在则用于检测蛋白质-蛋白质相互作用，还用于检测受体-配体相互作用以及相互作用蛋白文库的筛选。借此可使研究翻译后修饰对蛋白质-蛋白质相互作用的影响、合成多肽探针检测蛋白相互作用的序列、在无抗原特异性抗体的情况下识别蛋白质-蛋白质相互作用等成为可能。

在 Western blot 中，应用抗体检测转移膜上的相应抗原。在经典 Far-Western blot 中，运用经标记或可被抗体检测的"诱饵"蛋白检测转移膜上的"猎物"靶蛋白；SDS-PAGE（十二烷基磺酸钠-聚丙烯酰胺凝胶电泳）或非变性 PAGE 分离含有未知靶蛋白的样品（通常为细菌裂解液），然后转膜，靶蛋白附于转移膜表面可被检测。转膜后封闭，用已知诱饵蛋白（通常为纯品）进行探测，诱饵蛋白与靶蛋白反应后，运用该诱饵蛋白的特异性检测系统即可检测出相应条带。

九、生物信息学手段

预测蛋白质间相互作用的生物信息学方法主要包括：系统发育谱（phylogenetic profile）、基因邻接（gene neighborhood）、基因融合事件（gene fusion event）、镜像树（mirror tree）、关联性突变（correlated mutation）、关联性序列信号（correlated sequence-signatures）、保守蛋白间相互作用（interologs）、同源结构复合体（homologous structural complexes）、关联性进化速率（correlated evolutionary-rate）。上述的预测蛋白质相互作用的生物信息学方法尚在完善中，主要困难是缺乏作为评估标准的高质量实验数据。因此，开发高质量的蛋白质相互作用数据库-分析工具-信息抽提方法，以及建立数据库之间信息交换的标准尤显重要。

第二节　生物信息学技术在免疫学中的应用

分子生物学最新研究成果和发现，不断应用于免疫细胞和免疫现象的研究。基因组、蛋白质组、高通量技术为免疫学研究提供了丰富了资源，同时所产生的大量数据必然要通过信息学手段加以分析利用。生物信息学（bioinformatics）是以核酸和蛋白质等生物大分子数据库及其相关的图书、文献、资料为主要对象，以数学、信息学、计算机科学为主要手段，对浩瀚如海的原始数据和原始资料进行存储、管理、注释、加工，使之成为具有明确生物学意义的生物信息；通过查询、搜索、比较、分析，从中获得基因的编码、调控、遗传、突变等信息知识，研究核酸和蛋白质等生物大分子的结构、功能及其相互关系，及其在生物体内物质代谢、能量转移、信息传导等生命活动中的作用机制。生物信息学技术的主要方法包括序列比对、结构比对、蛋白质结构预测、构造分子进化树、聚类等。

一、免疫学常用数据库

在生物信息学研究中，构建专业数据库、高质量数据集是关键性基础工作，质控标准与措施是数据质量的保障。由于生物技术与信息技术的飞速发展，海量的生物数据不断产生，GenBank、UniProt、MMDB、KEGG 等生物信息学数据库应运而生，存储、管理、检索核酸序列、蛋白序列、空间结构、表达谱芯片、网络与通路等各种类型数据。自从 1970 年第一个免疫学数据库 KABAT 诞生以来，大批高度专一抑或涵盖广泛的免疫学数据库纷纷涌现。

1. 免疫遗传信息的门户（IMGT）

免疫遗传学（immunogenetics，IMGT）数据库最初由 Marie-Paule Lefranc（University Montpellier Ⅱ，CNRS）创建于 1989 年，目前已发展成为全球免疫遗传信息门户。IMGT 目前包括 7 个子数据库，分别为序列数据库（IMGT/LIGM-DB、IMGT/MH-DB、IMGT/PRIMER-DB、IMGT/CLL-DB）、基因数据库（IMGT/GENE-DB）、结构数据库（IMGT/3D structure-DB）、单克隆抗体数据库（IMGT/mAb-DB）。

IMGT/LIGM-DB 是具有详细注释的人类和其他脊椎动物免疫球蛋白（Ig）与 T 细胞受体（TCR）的序列数据库，收录了来自 303 个物种的 16 万多条序列。IMGT/MH-DB 是人类主要组织相容性复合物（HLA）的专门数据库，其中包括世界卫生组织 HLA 系统命名委员会的官方序列，该数据库服务器主机位于欧洲生物信息学研究所（EBI）。IMGT/PRIM-ER-DB 是标准化的 IG 和 TCR 寡核苷酸探针或引物数据库，拥有来自 11 个物种的 1864 条记录。IMGT/PRIMER-DB 提供的信息尤其适用于正常和病理情况下 Ig 和 TCR 的表达研究、单链抗体、噬菌体展示、基因芯片设计。IMGT/CLL-DB 主要收集来自慢性淋巴细胞性白血病患者的 IG 序列。IMGT/GENE-DB 是人类、小鼠、大鼠、家兔 Ig 和 TCR 基因数据库，共收录 Ig 和 TCR 基因 2893 个、等位基因 4139 个。IMGT 结构数据库收录 Ig、TCR、MHC 空间结构及相关信息，目前有 2686 个记录。IMGT/mAb-DB 收录已上市及临床试验中的单克隆抗体、抗体-受体融合蛋白及其他免疫应用融合蛋白，目前有单抗 272 个、抗体-受体融合蛋白 18 个，共计 420 个条目。此外，IMGT 网站还提供了 15 个与数据库配套的在线分析工具。IMGT 已广泛用于自身免疫、感染、肿瘤相关医学研究、兽医学研究及抗体生物技术研究，所有资源可通过其主页 http：//www.imgt.org 免费使用。

2. 免疫表位信息的门户（IEDB）

表位（epitope）就是抗原中能被免疫细胞特异性识别的线性片段或空间构象性结构，是引起免疫应答和免疫反应的基本单位。表位在免疫学基础与应用研究中具有核心地位，是疫苗、抗体药物、肿瘤免疫、移植免疫、超敏反应的结构基础。IEDB 是免疫表位数据库（immune epitope data base）的缩写，创建于 2003 年，目前收录的表位及相关信息涵盖除肿瘤和 HIV 以外的 99％已发表文献。文本挖掘程序自动扫描了 2200 多万篇 PubMed 文摘；大量专家对其中 13000 多篇文献（含 7000 多篇感染相关文献、1000 多篇变态反应相关文献、约 4000 篇自身免疫相关文献、1000 篇移植免疫相关文献）进行了人工归类、信息提取与注释。截至目前，IEDB 已提取文献 14718 篇，收录人类及其他各种动物识别的多肽表位 92407 个、非多肽表位 1831 个。IEDB 还包含了直接提交及来自 FIMM、TopBank 等一系列 MHC 配体数据库的数据，共有 MHC 配体（抗原肽）214704 条。IEDB 收录的表位不仅数量最多，而且质量最好，包含表位相关的各种背景信息最为丰富，甚至包括实验细节。此外，IEDB 还提供配套工具用于表位预测与分析，所有数据及工具均可通过 www.immuneepitope.org 免费访问与使用。

3. 免疫多态性数据库 IPD

该数据库由安东尼·诺南研究所（Anthony Nolan Research Institute）的 HLA 信息学小组与欧洲生物信息学研究所紧密合作，创建于 2003 年，旨在为研究免疫系统基因多态性提供方便，包括 MHC、KIR、HPA、ESTDAB 等四个子数据库。IPD-MHC 数据库收录了大量物种的 MHC 序列，例如：家犬、狼、山狗、家猫，僧帽猴、狨猴、枭猴、松鼠猴、绢猴、叶猴、狒狒、猕猴、白眉猴以及其他猴类，倭黑猩猩、黑猩猩、长臂猿、大猩猩、猩猩等。ESTDAB 是一个肿瘤细胞系的数据库。IPD 最具特色的是 KIR 数据库和 HPA 数据库。KIR 收录了人类杀伤细胞免疫球蛋白样受体（killer-cell immunoglobulin-like receptors，KIR）共 614 个等位基因及相应蛋白质序列；HPA 收录了人类同种异体血小板抗原数据。这些数据库均可通过 http：//www.ebi.ac.uk/ipd 免费使用。

4. HIV 数据库

HIV 数据库为第一个病原体数据库，收录获得性免疫缺陷病毒（HIV）的核酸序列、免疫表位、耐药相关突变及疫苗试验。其中，HIV 分子免疫学数据库始建于 1987 年，由洛斯阿拉莫斯国家实验室开发，最初目的只是提供已知 HIV 表位的全面列表，包括细胞毒性 T 细胞表位、辅助性 T 细胞表位和抗体结合位点。目前这一模式已推广到其他病原体，例如：丙型肝炎病毒（hepatitis C virus，HCV）、出血热病毒（hemorrhagic fever viruses，HFV）。HIV 数据库提供了大量分析工具，例如：表位比对（QuickAlign）、PeptGen、基序检索（motif scan）、序列定位（sequence locator）、ELF（epitope location finder）等。QuickAlign 可用于比对表位、功能域或其他任何感兴趣的蛋白质区域。PeptGen 可创建蛋白质的重叠肽图谱，有助于多肽设计与表位确定。基序检索工具可找出蛋白序列中具有某一指定 HLA 基因型、血清型或超型基序的亚序列。序列定位工具能给出用户序列相对于 HIV 参考序列（HXB2）或 SIV 参考序列（SIVMM239）的位置。整个项目受 NIAID 资助，所有数据及工具均可通过 http：//www. hiv. lanl. gov 免费获得或使用。

5. KABAT 数据库

为确定抗体序列中的抗原结合部位，著名免疫学家 Elvin A Kabat（1914—2000）研究小组于 1970 年创立了第一个免疫学数据库。现在的 KABAT 数据库包括来自许多物种的 Ig、TCR、MHC 及其他免疫相关分子序列。新的序列仍在不断加入 KABAT 数据库，同时该数据库相关信息分析工具也越来越多，包括关键词搜索、变异性分析、序列比对等。KABAT 数据库及相应工具曾经可以从 http：//immuno. bme. nwu. edu 免费获得，但现在需要付费注册。2003 年以后，该数据库不再更新，第一个免疫学数据库在不适宜的商业模式下成为僵尸数据库。

6. SYFPEITHI 数据库

1999 年，Hans-Georg Rammensee 教授及其同事开发了关于 MHC 配体和基序的数据库。该数据库的命名来源于第一个直接测序的天然 MHC 配体，即 SYFPEITHI 九肽，该配体洗脱自小鼠 P815 肿瘤细胞的 H-2Kd 分子。目前，SYFPEITHI 数据库收录了来自人类和其他物种（例如：猿、牛、鸡、小鼠等）MHC-Ⅰ、MHC-Ⅱ类配体的序列 7000 多条，基序 200 多种，所有的数据仅来源于文献。SYFPEITHI 数据库工具可检索等位基因、基序、天然配体、T 细胞表位、源蛋白质/物种及参考文献。数据库与 EMBL 和 PubMed 数据库有超链接，并提供了基于基序打分的表位预测界面，可预测人类及小鼠的多种 MHC 分子配体，通过 www. syfpeithi. de 免费在线使用。

7. 免疫学数据库展望

半抗原小分子、佐剂、表位、抗原、变应原、抗体等所有免疫学相关信息，互联网往往已有相应数据库。例如：半抗原数据库（HaptenDB）、佐剂数据库（Vaxjo）、表位数据库（Bcipep、CED）、保护性抗原数据库（Protegen）、肿瘤抗原数据库（TANTIGEN、CIDB）、变应原及表位数据库（ALLERDB、Farrp、InformAll、SDAP）、抗体数据库（SACS、Abysis）等。从纸质版到电子版，从平面文件（flat file）到关系型数据库，从单机到网络，免疫学数据库经过几十年的发展，种类与数量越来越多，数据库容量越来越大，结构也越来越复杂。除了这些数据库外，免疫学相关的测试数据集（Benchmarks）也是重要的资源，可通过搜索引擎，*Nucleic Acids Research*、*Database* 及其他专业期刊查询相关数据库与数据集。

二、免疫生物信息学数据库的应用

表位预测是免疫信息学研究的核心问题之一，也是抗体、疫苗、移植免疫、变态反应计算分析的基础。因此，发现一个重要的新表位和发现一个新基因一样，都蕴藏着巨大的价值。根据表位特异性免疫应答的程度，可将抗原表位分为免疫优势表位、亚优势表位、隐性表位；根据表位对机体的影响，可分为保护性表位（免疫位）、致病性表位（变应位）、耐受性表位（耐受位）；根据识别的免疫细胞，可分为 B 细胞表位、辅助性 T 细胞（Th）表位、细胞毒性 T 细胞（Tc）表位等。目前的有关研究主要是 B 细胞表位、Th 表位、Tc 表位的预测。

（1）B 细胞线性表位预测　预测 B 细胞线性表位主要通过基于蛋白氨基酸残基的理化性质，目前所采用的理化性质参数主要包括：①亲水性（hydrophilicity）。天然状态下，蛋白质的亲水性氨基酸一般位于蛋白表面，疏水性氨基酸包埋于蛋白内部。因此，与抗体结合的位点一般都是亲水性氨基酸残基。②二级结构（secondary structure）。蛋白质的二级结构主要包括α-螺旋、β-折叠、无规则卷曲和转角等。其中α-螺旋和β-折叠结构规则稳定、不易形变，且常位于蛋白质内部，不利于与抗体嵌合；而转角和无规则卷曲多暴露在蛋白质表面，有利于其与抗体嵌合，成为抗原表位的可能性较大。③可及性（accessibility）。接触抗原氨基酸的溶剂分子可接近性值的大小，即溶剂分子接触抗原氨基酸的可能性，间接反映与抗体的结合能力。④柔韧性（flexibility）。蛋白质氨基酸残基可分为"刚性""柔韧"两大类，由于抗原抗体结合是一个嵌合过程，蛋白构象发生变化，"柔韧"的氨基酸残基易发生扭曲和折叠，最有可能成为抗原表位。

线性B细胞表位预测工具有PREDITOP、ADEPT、PEOPLE、BepiPred等；一些综合性序列分析软件，例如：OMIGA、UWGCG、ANTHEPROT等，也包含线性B细胞表位预测功能。线性B细胞表位预测往往是根据蛋白质抗原的氨基酸序列，预测可能的B细胞表位区段。根据预测结果，使用从天然蛋白中筛选出的合成肽段免疫动物，以期获得的抗多肽抗体能与天然蛋白本身发生交叉反应。相应抗体既可用于亲和色谱，达到分离纯化完整蛋白抗原的目的，又可用于免疫组织化学或其他免疫反应而有助于基础研究与临床诊断，可以开发为科研甚至临床诊断试剂。当前，人工神经网络、支持向量机等机器学习方法已用于线性B细胞表位预测，但性能仍不令人满意。此外，基于噬菌体展示或抗原空间结构的构象表位预测近年来也广受关注，而后者包括Java语言编写的基于随机森林的单机程序Bpredictor、网络程序CEP、DiscoTope及SEPPA等。

（2）T细胞表位预测　T细胞表位预测主要包括细胞毒性T细胞（Tc）抗原表位的预测和辅助性T细胞（Th）抗原表位的预测，机器学习算法以高准确性、高效率被研究学者广泛使用。机器学习算法预测抗原表位通过数据收集和处理、建立模型、参数优化和表位预测等主要步骤，主要包括支持向量机器（SVMHC）、隐马尔可夫模型（HMM）、人工神经网络（ANN）等方法。进而，大量的计算机软件或网络服务器也随即出现，例如：基于抗原蛋白氨基酸序列信息预测T细胞表位的有SYFPEITHI、BIMAS、EpiMatrix等；基于人工神经网络预测T细胞表位的有NN-align、NetMHCIIpan-2.0等；基于矩阵方法预测T细胞表位的有ProPred、PREDBALB/c等。

（3）构象性表位的预测方法　相对于线性表位的研究，构象性表位预测研究进展比较缓慢。近年来，一些基于蛋白质结构信息的预测软件已经发布，例如：CEP软件、DiscoTope软件、MEPS软件、PEPOP软件等。另一类预测构象性表位的方法是通过对比噬菌体展示技术产生的模拟肽（mimotope）序列寻找最佳表位区域。该方法通过特异性靶分子从噬菌体环肽库中筛选出模拟构象性表位的阳性克隆子，以其所展示的氨基酸序列为模板，结合目标过敏原蛋白的三维结构，利用生物信息学方法定位过敏原构象性表位。代表算法有Findmap、3DEX、MIMOX、Pepitope、SiteLight、MIMOP、Mapitope、PepSurf、Pep-3D-Search、EpiSearch、LocaPep等。但这类预测方法主要缺陷在于，需要在某些特定实验条件下进行预测，而且只能预测已知相应抗体的抗原表位。

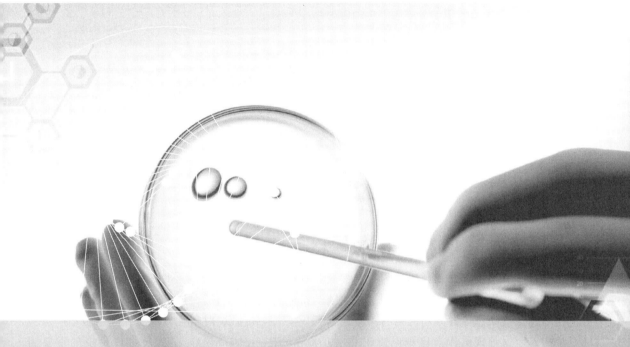

第二篇　免疫学检测技术的临床应用

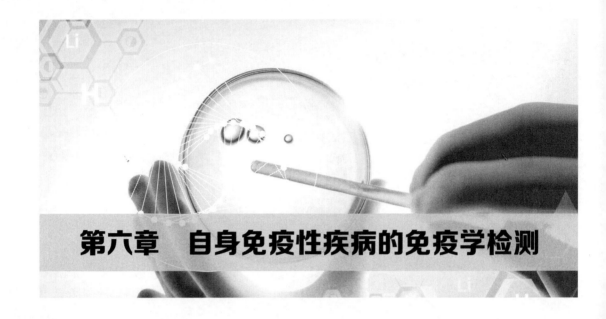

第六章 自身免疫性疾病的免疫学检测

第一节 疾病概述

一、自身耐受与自身免疫

机体对某种抗原刺激表现为特异性免疫无应答，称为免疫耐受性（immune tolerance）。免疫耐受产生的机制尚未完全明了，可能与抗原的性质和剂量、免疫刺激的途径和时相以及机体的免疫状态等各方面因素有关。正常情况下，免疫系统对宿主自身组织和细胞不产生免疫应答，这种现象称为自身免疫耐受（autoimmune tolerance），是维持机体免疫的重要因素，其机制与胚胎期免疫接触有关。根据 Burnet 的克隆选择学说，在胚胎期或新生期免疫系统尚未发育成熟时，抗原刺激不会引起免疫应答，只引起相应淋巴细胞克隆的永久性抑制，被抑制的细胞群称为禁忌克隆。一般情况下，在胚胎期免疫系统能够接触到的抗原都是自身物质，几乎所有的可暴露性自身抗原都在胚胎期接触过免疫系统，所以出生后免疫系统对自身抗原表现为天然耐受状态，是一种重要的生理现象。可以用诱导免疫耐受的措施缓解变态反应、抑制器官排斥反应、治疗自身免疫病等。

当某种原因使自身免疫耐受性削弱或破坏时，免疫系统就会对自身成分产生免疫应答，这种现象称为自身免疫（autoimmunity）。微弱的自身免疫并不引起机体病理性损伤，许多正常人血清中可发现多种微量的自身抗体或致敏淋巴细胞。这种自身免疫现象随着年龄递增而愈加明显，70%以上的正常老年人血清中可查出自身抗体。微量的自身抗体能促进体内衰老细胞的清除，帮助吞噬细胞完成免疫自稳效应，以保持机体生命环境的稳定；但当自身抗体产生量达到一定程度时，就会造成机体病理性损伤，形成自身免疫学性疾病。

二、自身免疫病的共同特征

① 多数病因不明，可能与遗传、感染、药物及环境等因素有关；

② 患者以女性居多，并随年龄增加发病率有所增加；

③ 有遗传倾向；

④ 患者血清中有多种自身抗体或自身反应性致敏淋巴细胞存在；

⑤ 疾病有重叠现象，即一位患者可同时患一种以上自身免疫病；

⑥ 病程一般较长，多为发作与缓解反复交替出现，并迁延为慢性；

⑦ 病损局部可发现淋巴细胞、浆细胞、中性粒细胞等浸润，病理变化以慢性炎症为主；

⑧ 免疫抑制剂治疗可取得一定疗效；

⑨ 动物模型可进行复制。

三、自身免疫病的分类

1. 组织和器官特异性自身免疫病

组织和器官的免疫病理损伤和功能障碍仅限于抗体或致敏淋巴细胞所针对的某一器官。临床常见慢性淋巴性甲状腺炎、甲状腺功能亢进、胰岛素依赖型糖尿病、重症肌无力、慢性溃疡性结肠炎、恶性贫血伴慢性萎缩性胃炎、肺出血肾炎综合征（goodpasture syndrome）、寻常天疱疮、类天疱疮、原发性胆汁淤积性肝硬化、多发性脑脊髓硬化症、急性特发性多神经炎等。

2. 组织和器官非特异性自身免疫病

亦称系统性自身免疫病，由于抗原抗体复合物广泛沉积于血管壁等部位，导致全身多器官损害，又称为胶原病或结缔组织病，这是由于免疫损伤导致血管壁及组织间质的纤维素样坏死性炎症，引发多器官胶原纤维增生所致。

四、常见的自身免疫病

1. 系统性红斑狼疮

多见于中年女性，其特征是面颧部蝴蝶状充血疹（蝴蝶斑）及广泛内脏病变，易受累器官包括心、肾、肺、肝等。典型病程呈急性过程，发热、关节痛、淋巴结肿大、肾功能衰竭等，并可致死，但大部分进展缓慢。本病的主要自身抗原为脱氧核糖核酸，特别是变性的脱氧核糖核酸，此外还有核蛋白、血细胞等。有些用于治疗非系统性红斑狼疮的药物可导致抗核抗体的产生，例如：肼苯哒嗪、普鲁卡因酰胺、异烟肼、甲基多巴等。药物引起的系统性红斑狼疮较少引起肾损害，其他则几乎都有程度不同的肾损害，最后常导致肾功能衰竭。

2. 类风湿性关节炎

多发于中年女性，但可见于任何年龄，为全身性疾病，病变主要累及关节。关节症状一般反复发作，随着发作次数的增多，关节破坏日益严重，最后导致程度不等的功能障碍和畸形。除关节外，皮肤类风湿结节、动脉炎、心包炎、巩膜炎、淋巴结炎、肝脾肿大、神经病变等也较为常见。根据典型的临床过程和检查所见可做出诊断，X 射线检查必不可少，可证实关节病变。患者血清内多可检测到类风湿因子，主要靠水杨酸类、氯喹或羟氯喹、皮质类固醇等药物治疗。凡病程较短、治疗反应良好者，可不发展至慢性过程；病程超过 3 年，一般难以治愈。

3. 系统性脉管炎

包括一系列以血管壁慢性炎症反应、血管壁受损为特征的病变，结节性多动脉炎比较常见。约 70% 患者为男性，病变主要侵犯中等动脉和肌肉内小动脉，导致管腔狭窄；肾、心脏是最常受侵犯的器官，也可侵犯消化道、周围神经、皮肤、肺、脑、肝、脾、睾丸等。初期常为发热、乏力、体重减轻和器官受累症状，应用皮质类固醇或细胞毒制剂可缓解，肾病变者常死于肾功能衰竭。

4. 硬皮病

硬皮病有两种类型：①局限型，皮损只限于皮肤，以皮肤纤维组织的过度增生为特征，好发于女性。由于皮肤增厚变硬，导致外表紧绷而光泽，患者面容呆板，缺乏表情。②系统型，可出现关节、胃肠、肾、心血管系、肺等病变，关节活动障碍和吞咽困难是常见症状，血清内可检测到抗核抗体、类风湿因子等。本病尚无有效的治疗方法，青霉胺对局限型硬皮病有一定疗效。

5. 天疱疮

天疱疮是以皮肤表层大疱性病变为特征的皮肤病，患者血液中可查到抗皮肤抗原的自身抗体。天疱疮有不同类型，有的病变有自限性，可以自行缓解；有的合并内脏病变，可迅速致命。应用皮质类固醇及免疫抑制剂治疗有效，但容易复发。

6. 皮肌炎

皮肌炎是一类以皮肤和肌肉萎缩为特征的自身免疫病。由于肌肉萎缩，患者感觉极度无力。另一特征是常伴随恶性病变，特别是老年患者。因此，对这类患者应努力寻找有无恶性病灶，诊断可根据肌肉活体检查、肌电图、血清肌酸激酶和自身抗体检查确定。应用皮质类固醇及免疫抑制剂治疗有一定效果。

7. 混合结缔组织病

混合结缔组织病是指同时有多种结缔组织发病的情况。临床表现为类风湿性关节炎、系统性红斑狼疮、硬皮病、皮肌炎等的不同组合。血中含高滴度的抗核抗体，多数患者对皮质类固醇治疗反应良好，本病有发展为系统型硬皮病的趋势。

8. 自身免疫性溶血性贫血

患者血清中含有针对自身红细胞的抗体，这些抗体有的可直接凝集红细胞，有的可与补体共同溶解红细胞。根据自身抗体作用的最适温度，该类抗体可分为两大类：①热抗体，作用的最适温度为37℃，患者贫血程度不一，轻者临床症状不明显，重者可伴黄疸和急性失血症状，皮质类固醇治疗效果良好。②冷抗体，最适作用温度为37℃以下，通过凝集红细胞和激活补体而产生作用，所导致的贫血在保暖、休息和必要的输血治疗后预后较好，而对皮质类固醇治疗反应不佳。

9. 甲状腺自身免疫病

甲状腺自身免疫病属局限性自身免疫病，例如：桥本氏甲状腺炎、原发性黏液性水肿、甲状腺功能亢进。桥本甲状腺炎表现为伴有甲状腺肿大的甲状腺弥漫破坏性炎性病变，甲状腺自身抗体滴度增高、甲状腺肿大而功能未见过强是诊断的依据。原发性黏液性水肿患者血清也可测得抗甲状腺抗体，但滴度较低，最终可导致甲状腺萎缩，可能是桥本氏甲状腺炎发展的最终阶段。甲状腺功能亢进主要临床表现为甲状腺肿、震颤、突眼和基础代谢率增高，由于甲状腺抗体的存在而导致腺组织增生、甲状腺功能过强，甲状腺大部切除或放射性碘治疗疗效良好。

10. 溃疡性结肠炎

多见于女性，主要累及直肠、乙状结肠，表现为浅溃疡。病情反复发作，导致肠壁结缔组织增生。可能与遗传有关，某些类型的大肠杆菌（O14）抗原与人结肠黏膜抗原相似，存在交叉反应，这些细菌感染可能激发机体免疫反应，引起结肠病理性损伤。

11. 舍格伦综合征

即干燥综合征（Sjögren's syndrome，SS），是一种以慢性涎腺炎、干燥性角膜炎和口干症为主要临床表现，病因不明的自身免疫性疾病。该病在临床上分原发和继发两类：①只表现为干燥综合征，即病变仅限于唾液腺、泪腺等外分泌腺者，称为原发性舍格伦综合征（primary SS，pSS）；②伴发类风湿性关节炎、系统性红斑狼疮、系统性硬皮病等其他自身免疫性疾病者，称为继发性舍格伦综合征（secondary SS，sSS）。该病在病因、诊断及治疗方面有许多问题亟待进一步研究。

12. 原发性胆汁性肝硬化

原发性胆汁性肝硬化（primary biliary cirrhosis，PBC）是一种慢性胆汁淤积性肝脏疾病，主要表现为肝内小胆管非化脓性炎症和梗阻。以 T 淋巴细胞介导的免疫反应攻击小叶内胆管为特征，致病因子对胆管上皮细胞的持续攻击导致胆管结构逐渐破坏、消失，引起胆汁淤积，最终发展为肝硬化及肝功能衰竭。

第二节　自身免疫性疾病相关自身抗体及检测

近年来，自身免疫性疾病的发病率逐年升高，病因和发病机制复杂，诊断困难。自身抗体的检测对诊断自身免疫病具有重要意义，新型自身免疫性疾病相关抗体不断应用于临床，有助于提高疾病的诊断效率。人血清中存在的多种自身抗体，有的具有器官特异性，有的为非器官特异性。因此，在选择自身抗体检测时应综合考虑、合理选用。同时，自身抗体的存在与自身免疫性疾病并非两个等同的概念，自身抗体亦可存在于无自身免疫性疾病的正常人特别是老年人，例如：抗甲状腺球蛋白、甲状腺上皮细胞、胃壁细胞、细胞核 DNA 抗体等；受损或抗原性发生改变的组织亦可激发自身抗体的产生，例如，心肌缺血时，坏死的心肌可导致抗心肌自身抗体形成，但此抗体并无致病作用，是一种继发性免疫反应。

一、临床常见自身抗体

1. 类风湿因子

类风湿因子（RF）是变性 IgG 刺激机体产生的一种自身抗体，主要存在于类风湿性关节炎患者的血清和关节液内，是由于感染因子（细菌、病毒等）引起体内产生的以变性 IgG 为抗原的一种抗体。RF 可与变性的 IgG 发生反应，与 IgG 的 Fc 段结合，可分为 IgG、IgM、IgA、IgD 和 IgE 五种类型，一般方法所检测的大部分是 IgM-RF。RF 可调节体内免疫反应，激活补体并加快清除微生物感染，清除免疫复合物使机体免受循环复合物的损伤。只有 RF 超过一定滴度时，称类风湿因子阳性。90％以上的患者 RF 效价常在 1∶160 以上，含量多＞80IU/mL。RF 除主要见于类风湿性关节炎，也可见于其他结缔组织病及其他疾病。检测方法有乳胶凝集试验、致敏羊红细胞凝集法、速率散射比浊法、ELISA 法等。

多数学者认为 IgM-RF 效价高低可在一定程度上反映 RA 的活动性，但无明确的密切关系，高水平 IgM-RF 阳性患者预后较差。IgG-RF 与 RA 患者的滑膜炎、血管炎和关节外症状密切相关；IgA-RF 还可见于硬皮病、Felty 综合征和 SLE，也是临床活动性的一个参考指标；IgE-RF 还可见于 Felty 综合征。从早期患者 X 光片分析可见，IgM-RF 持续阳性的患

73

者更易发生骨侵袭，IgA-RF 在 SS 患者中阳性率较高，IgE-RF 在恶性关节炎患者中阳性率较高；高效价 RF 存在并伴有严重关节功能受限时，常提示预后不良。

2. 抗核抗体

抗核抗体（antinuclear antibodies，ANA）是一类能与多种细胞核抗原发生反应的自身抗体，许多自身免疫性疾病都可出现阳性，例如：系统性红斑狼疮（SLE）、混合结缔组织病（MCTD）、干燥综合征（SS）、全身性硬皮病（PSS）。ANA 测定在许多胶原病患者中亦可呈阳性，需进一步作抗 DNA 抗体和抗 ENA 抗体测定进行鉴别。常用检测方法为 IFA 法、ELISA 法、免疫印迹法、RIA 法、免疫斑点法、胶体金标斑点免疫渗滤法等，其中 IFA 法应用较广。一般采用鼠肝切片或 Hep-2 细胞为底物抗原片，加入患者血清后其中的 ANA 可与细胞中相应抗原成分结合；再加入荧光标记抗人 IgG，在荧光显微镜下可见细胞核内亮绿色荧光。大约 1% 的正常人体内可检测到低效价的非特异性抗核抗体，80 岁以上老人的检出率可高达 50%。高效价的 ANA 一般与活动期 SLE 密切相关。此外，口服避孕药的妇女也可检测到 ANA。采用 Hep-2 细胞检测 ANA，可见到不同的染色类型，常见抗核抗体有以下型别：

（1）均质型（homogenous）　又称弥散型，相应的抗原是双链 DNA 和组蛋白复合物。常见于系统性红斑狼疮（SLE），特别是肾脏受累患者；也可见于其他结缔组织病，例如：风湿性关节炎、混合结缔组织病（MCTD）、干燥综合征（SS）、硬皮病、慢性活动性肝炎、原发性胆汁淤积性肝硬化等。

（2）周边型（peripheral）　相应的抗原为双链 DNA，多见于活动性 SLE 患者。

（3）斑点型（speckle）　主要针对 ENA 的抗体，包括 Sm、RNP、SSA、SSB、Scl-70。一般认为低效价的斑点型 ANA 不是结缔组织病所特有的，实际上不代表临床异常。高效价的抗 Sm 抗体多与 SLE 有关；高效价的抗 RNP 自身抗体见于 MCTD，但也见于 SLE。抗 SSA 和抗 SSB 抗体见于 SS、SLE。当患者存在抗 SSA 抗体时，通常以皮肤表现和光过敏为主，也存在于 ANA 阴性狼疮和新生儿狼疮。Scl-70 抗体与硬皮病有关。

（4）核仁型（nucleoli）　其靶抗原是与 RNA 分子相关的核蛋白，多见于硬皮病。

（5）着丝点型（centromere）　抗着丝点抗体（ACA），多见于全身性硬皮病的 CREST 综合征。

3. 抗可提取性核抗原抗体

抗可提取性核抗原抗体（ENA）是细胞内许多小分子 RNA 和多肽组成的非组蛋白的酸性核蛋白颗粒，分布在细胞质中称为小细胞质核糖核蛋白（scRNPs），分布在细胞核内称为小细胞核核糖核蛋白（snRNPs）。检测方法主要包括对流免疫电泳法、双相免疫扩散法、免疫印迹试验、免疫荧光斑点技术和 ELISA 法等。一般采用兔胸腺或牛胸腺提取物或细胞提取物作为抗原，近年来应用分子重组抗原制备的试剂盒也已投入市场。目前已发现的有 20 余种，其中常用的抗 ENA 抗体有如下几种：

（1）抗 Sm 抗体　Sm 抗原属于 snRNP，由 5 个 RNA 和多肽组成，抗原表位定位于 29kD、28kD 和 13.5kD 多肽上。抗 Sm 抗体是酸性糖蛋白，为 SLE 的标记抗体，但阳性率仅为 20%～40%。在肾炎和某些中枢神经严重损伤的患者也可检测到。

（2）抗 nRNP 抗体　高达 50% 的 SLE 患者、95% 的混合结缔组织病（MCTD）患者血清中可检测到此抗体，典型的 MCTD 患者血清中可检测到高滴度、针对 Sm/RNP 免疫复合物的抗-RNP 抗体，而往往检测不到抗 Sm 抗体。

（3）抗 SS-A（Ro）抗体　此抗体又称抗 Ro 抗体。SS-A 抗原是 RNA 和蛋白质复合物，抗原表位定位于 52kD 多肽，主要见于原发性干燥综合征、SLE、类风湿性关节炎、硬皮病、新生儿红斑狼疮（NLE）患者。

（4）抗 SS-B（La）抗体　SS-B 抗体常伴随 SS-A 抗体同时出现，又称抗 La 抗体。SS-B 抗原属于 snRNP，是含有 RNA 和 50kD 蛋白质的复合物，抗原表位定位于 45kD、47kD、48kD 多肽，与 SS-A 抗体并存，对诊断 SS 有特异性。主要见于 SLE、风湿性关节炎、硬皮病、新生儿红斑狼疮（NLE），若患者血清中抗 SS-A 抗体阳性而抗 SS-B 抗体阴性，则继发肾炎的风险较大。

（5）抗 Scl-70 抗体　Scl-70 抗原表位定位于 86kD、70kD 多肽片段，是 DNA 拓扑异构酶 I 的降解产物。抗 Scl-70 抗体几乎仅见于硬皮病，阳性率 30％左右，很少在其他自身免疫性疾病中出现。

（6）抗 Jo-1 抗体　Jo-1 是组氨酰 tRNA 合成酶，抗原表位定位于 55kD 多肽，抗 Jo-1 抗体是多发性肌炎和皮肌炎的标志抗体，阳性率 25％～40％。30％～40％的多发性肌炎患者、高达 60％的多发性肌炎伴间质性肺疾病患者血清中可检测到抗 Jo-1 抗体，其他胶原性疾病中很少检出。

（7）抗 rRNP 抗体　核糖体在核仁合成，然后转入胞浆，抗原表位定位于大亚基上的 38kD、16kD、15kD 多肽。抗 rRNP 抗体是系统性红斑狼疮的特异性抗体，阳性率 20％～30％。抗体滴度与系统性红斑狼疮的神经和精神症状有关，与疾病的活动性无关。

4. 抗核小体抗体

核小体是真核生物细胞核染色质的基本单位，凋亡细胞是核小体的重要来源，当 SLE 患者的吞噬细胞对凋亡细胞的清除能力受损或降低时，导致核小体在患者体内大量存积，激活 B 淋巴细胞产生抗核小体抗体（antinucleosome antibody，AnuA）。AnuA 具有同抗 dsDNA 抗体相同的诊断特异性，均可达到 95％，在系统性硬化（SSc）病中可有 20％～50％低浓度阳性率。AnuA 可出现于 SLE 早期，且敏感性、特异性均较高，在 SLE 患者中阳性率为 50％～90％，特异性＞90％，常用的检测方法为 ELISA 法。

5. 抗双链 DNA 抗体

抗双链 DNA（double-stranded DNA，dsDNA）抗体对诊断 SLE 有较高特异性（95％），美国风湿病学研究院将其作为 SLE 分类标准的指标之一。其抗体滴度在多数 SLE 患者中与病情活动程度相关，可作为治疗监测和预后评价的指标，并与 SLE 患者的肾损害相关。目前公认的检测方法为 IIF、放射免疫法（Farr 法）、ELISA 法。

6. 抗着丝点抗体

49％～96％的 CREST 综合征患者可检出抗着丝点抗体（anti-centromere antibody，ACA），并伴有雷诺现象（Raynaud's phenomenon）。临床报告病例中，硬皮病伴有胆汁淤积性肝硬化患者此抗体也可呈阳性。

7. 抗线粒体抗体

抗线粒体抗体（anti-mitochondria antibody，AMA）是以胞浆中的线粒体为抗原的一种自身抗体，无器官和种属特异性。一般以大鼠肾及胃作为抗原基质，采用 IFA 检测，阳性可见大鼠肾和胃的细胞质呈现细颗粒状荧光。采用免疫印迹法可将与线粒体抗原的反应分为 M1～M9 九种类型，高效价的 M2 和 M9 型自身抗原与原发性胆汁淤积性肝硬化相关。

8. 抗中性粒细胞胞浆抗体

抗中性粒细胞胞浆抗体（anti-neutrophil cytoplasmic antibodies，ANCA）是针对中性粒细胞胞浆多种成分的自身抗体，主要有髓过氧化物酶（MPO）、蛋白酶3（proteinase 3-PR3）的抗体，用于诊断 Wegener 肉芽肿和系统性血管炎，特别是伴有肾病、呼吸疾病或其他类型血管炎引起多器官损害的患者。采用间接免疫荧光法检测主要分为核周型 ANCA（pANCA）和胞浆型 ANCA（cANCA），二者对应的靶抗原分别为髓过氧化物酶（MPO）、蛋白酶3（PR3）。另外，非 MPO 靶抗原的 pANCA 可见于溃疡性结肠炎、Ⅰ型自身免疫性肝炎等。

9. 抗瓜氨酸化蛋白/肽抗体

抗瓜氨酸化蛋白/肽抗体（ACPA）是一组对类风湿性关节炎高度特异的自身抗体，主要包括抗角蛋白抗体（AKA）、抗环瓜氨酸肽抗体（CCP）。其中，AKA/APF 属于抗丝聚蛋白抗体（AFA）群，可出现在类风湿性关节炎早期，同时与病情活动性指标呈正相关，阳性率 36%～59%、特异性 95%～99%，可先于临床表现出现，高滴度可预示较严重的类型。抗 CCP 抗体是类风湿性关节炎最新分类标准中的血清学检测项目之一，敏感性、特异性均较好。抗瓜氨酸化波形蛋白抗体对类风湿性关节炎也有一定的诊断价值。

10. 抗 C1q 抗体

抗 C1q 抗体除与低补体血症荨麻疹性血管炎、类风湿性关节炎等相关外，与 SLE 患者并发狼疮性肾炎（LN）及其活动性亦密切相关，常用的检测方法是 ELISA 法。

11. 抗磷脂抗体谱

抗磷脂抗体谱主要包括狼疮抗凝物（LA）、抗心磷脂（CL）抗体、抗 β_2 糖蛋白Ⅰ（β_2GPⅠ）抗体、抗凝血酶原（PT）抗体、抗磷脂酰丝氨酸（PS）抗体等，在我国 SLE 患者中检出率为 20%～30%，是 SLE 预后不良的标志。检测 LA 或抗 CL-IgG/IgM 或抗 β_2GPⅠ-IgG/IgM 是诊断抗磷脂综合征（APS）的血清学标准。LA 通过体外凝血时间定性检测损伤，例如：白塞病、肉芽肿性多血管炎、SLE、SSc、过敏性紫癜肾炎（HSPN）等，抗体滴度与病情活动性具有相关性。

二、器官/组织自身免疫性相关性自身抗体

1. 抗胰岛素抗体

抗胰岛素抗体在体内可与胰岛素结合形成抗原抗体复合物，使胰岛素活性明显降低甚至无效，从而导致胰岛素依赖性糖尿病，必须注射大量胰岛素才能产生疗效。该抗体主要为 IgG，其他4类 Ig 也存在，其中 IgE 类抗体可引起变应性反应，IgM 类抗体可能引起胰岛素耐受。检测抗胰岛素抗体及其免疫球蛋白类别可用各种琼脂扩散试验、间接血凝和 ELISA 法等方法，试验结果有助于糖尿病的分型诊断及适当治疗，此外还可用于监测患者的胰岛素耐量。

2. 甲状腺相关自身抗体

甲状腺相关自身抗体可针对甲状腺的多种成分，以甲状腺球蛋白和微粒体为典型代表。抗体主要是 IgG，可介导 ADCC 活性，引起慢性淋巴细胞性甲状腺炎，又称桥本（Hashimoto）甲状腺炎。检测方法多采用免疫荧光技术，以甲状腺组织的冰冻切片作基质；也可采用 RIA 法、ESISA 法等方法。强阳性反应或高滴度抗体对桥本甲状腺炎和原发性甲状腺功能减退症有诊断意义，抗体变化对于疾病治疗转归的评价甚为重要，对桥本甲状腺炎与甲状腺

功能亢进的鉴别诊断也有较大价值。正常人血清中很少检出甲状腺抗体，或仅有 5%～10% 无疾病症状人群有低度反应；女性和年龄较大的人群检出率较高。该抗体阳性检出可提示既往自身免疫病患病史，也可能是自身免疫病的早期指标。甲状腺功能亢进（Graves 病）患者的血清中存在甲状腺刺激抗体（TSAb），又称促甲状腺受体抗体（TRAb），包括长效甲状腺刺激素（LATS）、LATS 保护者（LATS-P），可作用于甲状腺细胞表面的 TSH 受体，使受体活化并促进甲状腺素释放，过多的甲状腺素可引起机体代谢亢进。

3. 中枢神经系统自身免疫病相关抗体

（1）抗 N-甲基-D-天冬氨酸受体（NMDAR）抗体　是用来定义"抗 NMDAR 抗体脑炎"的标志性抗体。此外，抗 NMDAR 抗体可能与 SLE 患者神经精神的异常状况相关。

（2）抗水通道蛋白 4（AQP4）抗体　是视神经脊髓炎（NMO）的标志性抗体，可用于 NMO 与多发性硬化的鉴别，在 NMO 患者中的敏感性为 58%～76%，特异性可达 85%～99%。IIF 或基于靶抗原转染细胞的检测（CBA）是首选检测方法。

（3）其他中枢神经系统疾病相关自身抗体

① 抗神经节苷脂抗体：与吉兰·巴雷综合征（Guillain Barre syndrome）、多灶性运动神经病、感觉神经病、米·费综合征（Miller-Fisher syndrome）等脱髓鞘外周神经系统病变有关；神经肿瘤抗体，例如：抗 Hu 抗体、抗 Yo 抗体、抗 Ri 抗体、抗 CV2 抗体等，与神经系统副肿瘤综合征密切相关。

② 抗乙酰胆碱受体抗体：抗乙酰胆碱受体（AchR）抗体可与横纹肌细胞的乙酰胆碱受体结合，引起运动终板破坏，使神经-肌肉之间的信号传导发生障碍，导致骨骼肌运动无力，称为重症肌无力（myasthenia gravis，MG）。疾病可发于任何年龄，最先出现的症状常是眼肌无力，进而累及其他部位，常呈进行性加重。抗 AchR 抗体的检测对 MG 具有诊断意义，且特异性和敏感性较高，大约 90% 的 MG 患者阳性；伴有眼肌症状的病患，抗体效价低于普通症状患者；同时还用来监测对该疾病免疫抑制治疗的效果。肌萎缩侧索硬化症患者用蛇毒治疗后可出现假阳性。抗 AchR 抗体多用较敏感的方法进行检测：a. ELISA 法。以 α-银环蛇毒素包被酶标板，并与骨骼肌匀浆（含 AchR）作用，再加入待测血清或对照血清，最后加入酶标抗体。试验的正常结果为阴性或 ≤0.03mmol/L。b. 放免法。将放射性同位素标记的 α-银环蛇毒素与骨骼匀浆结合，再加入患者血清和抗人 IgG 使之沉淀，检测沉淀物的放射性。

③ 抗髓磷脂类抗体：主要包括抗髓磷脂碱性蛋白（MBP）抗体、抗髓磷脂少突胶质细胞糖蛋白（MOG）抗体，此类自身抗体可能与多发性硬化的致病机制有关。

④ 其他抗体：主要包括抗电压门控性钾离子通道（VGKC）复合物抗体、抗电压门控性钙离子通道受体、抗 α-氨基-3-羟基-5-甲基异噁唑-4-丙酸（AMPA）受体抗体、抗 γ-氨基丁酸-B（GABAB）受体抗体、抗甘氨酸受体抗体等，上述自身抗体与边缘性脑炎、脑脊髓炎、小脑性共济失调等中枢神经系统疾病相关。

4. 乳糜泻（CD）相关抗体

抗肌内膜抗体（EMA）、抗组织谷氨酰胺转移酶（tTG）抗体是诊断麸质敏感性肠病或乳糜泻的首选检测项目。抗去酰氨基麦胶蛋白肽（DGP）抗体检测是乳糜泻相关自身抗体谱的重要补充，尤其适用于 2 岁以下婴幼儿乳糜泻患者。EMA 采用 IIF 法检测，抗 tTG 抗体、抗 DGP 抗体的检测方法常为 ELISA 法。

5. 自身免疫性肝病相关抗体

抗平滑肌抗体（ASMA）产生机制不明，但与肝和胆管的自身免疫疾病有关，尤其是慢性活动性肝炎（狼疮性肝炎）、原发性胆汁性肝硬化（PBC）。该类疾病的发生与自身免疫性密切相关，试验结果有助于胆管疾病及肝病的鉴别诊断。ASMA 的检测常用间接免疫荧光法，以大鼠胃大弯或小弯的冰冻切片作抗原基质，正常结果为阴性或≤1∶20。检出阳性率较高的疾病包括慢性活动性肝炎、PBC，而在肝外性胆汁阻塞、药物诱发性肝病、急性病毒性肝炎、肝细胞癌等患者中检出率极低。

6. 抗心肌抗体

在心肌受损（例如手术、感染或梗死等）时，心肌细胞内物质释出，作为隐蔽抗原刺激机体产生抗体。这些抗体与心脏结合可导致新的免疫性损伤，例如心包切开综合征、风湿性心脏病等。抗心肌抗体的检测以胎儿或大鼠心肌的冰冻切片作抗原基质，进行免疫荧光检测，正常值为阴性。阳性结果相关的疾病包括心脏术后综合征、心肌梗死后综合征、风湿性心脏病等。

7. 抗胃壁细胞抗体

抗胃壁细胞抗体（APA）可破坏胃黏膜的壁细胞，使内因子产生障碍，有时也可发现抗内因子抗体而使其功能受阻，从而导致恶性贫血发生，患者可无前驱症状或患有胃炎。APA 常以间接免疫荧光法检测，用人或家兔的胃冰冻切片作抗原基质，正常成人为阴性反应，正常儿童可有 2％～20％检出率。恶性贫血患者可检出抗胃壁细胞或抗内因子抗体，而其他各种贫血患者不能检出其中任何一种抗体，胃溃疡或胃癌等极少出现该抗体阳性。

8. 抗肾小球基底膜抗体

抗肾小球基底膜（GBM）抗体多见于链球菌感染后，为共同抗原交叉诱导产生。抗GBM 抗体可引起 GBM 损伤，导致肾小球肾炎发生。抗 GBM 抗体的检测常用荧光或酶免疫组织化学法，以动物或人的肾组织冰冻切片作抗原基质。阳性反应可见与肾小球血管走行相一致的荧光染色或酶底物染色，这与免疫复合物时斑块状分布的染色现象完全不同。检测正常值为阴性，主要用于肾小球肾炎的分型诊断与鉴别诊断，约 5％的肾小球肾炎患者由抗GBM 抗体引发，为自身免疫性疾病。

9. 抗血细胞抗体

抗红细胞抗体主要涉及 ABO 的 Rh 血型抗体及自身免疫性抗体，与输血、新生儿溶血症、自身免疫性溶血性贫血等相关。抗血小板和抗白细胞抗体等均与自身免疫性血液病相关。

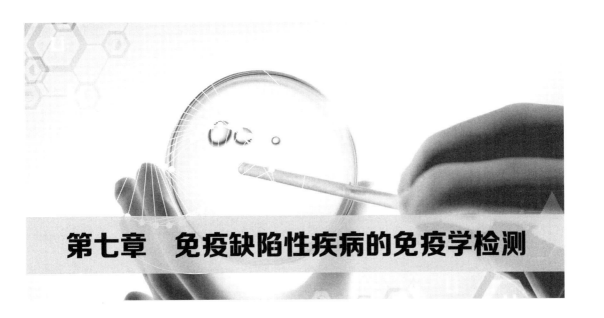

第七章 免疫缺陷性疾病的免疫学检测

第一节 疾病概述

免疫缺陷病（immunodeficiency diseases，IDD）是一组由于免疫系统发育不全或遭受损害所致的免疫功能缺陷引起的疾病，主要临床特征是反复迁延性或机会性感染，易发生恶性肿瘤，常伴发过敏性疾病和自身免疫病。免疫缺陷病可分为原发性免疫缺陷病、继发性免疫缺陷病两类。原发性免疫缺陷病亦称先天性免疫缺陷病，与遗传有关，多发生在婴幼儿。继发性免疫缺陷病亦称获得性免疫缺陷病，可发生在任何年龄，多因严重感染，尤其是直接侵犯免疫系统的感染、恶性肿瘤、应用免疫抑制剂、放射治疗和化疗等因素引起。

一、病因

1. 原发性免疫缺陷病

（1）免疫缺陷的发生阶段及环节　免疫系统在发生和发育过程中，由于某种原因导致某个环节受阻，就会发生免疫缺陷。①干细胞发育障碍使淋巴细胞系、粒细胞系及巨核细胞系皆可发生缺陷。②淋巴细胞系发育障碍形成 T、B 联合免疫缺陷病。③粒细胞发育障碍可发生慢性肉芽肿。④第三、四咽囊形成障碍，使胸腺和甲状旁腺发育不良，常见的疾病有 Di-George 综合征等。⑤胸腺形成不良，可导致 Nezelof 综合征。⑥间叶细胞系发育障碍，骨髓血管系异常，可出现共济失调性毛细血管扩张症等。⑦胸腺功能障碍，T 细胞异常，可导致共济失调性毛细血管扩张症等。⑧类囊组织的障碍，影响 B 细胞形成，可出现性联无丙种球蛋白血症。⑨致敏 T 细胞功能不全，可发生慢性皮肤黏膜真菌感染症等。⑩B 细胞至浆细胞阶段发生障碍，可发生选择性免疫缺陷病，例如 IgA 选择性缺陷病等。⑪T 细胞和 B 细胞协同作用障碍，也是一种联合免疫缺陷，但属于外周性的，例如 Wiskott-Aldrich 综合征等。

①～⑧皆为中枢性干细胞发育障碍所致的免疫缺陷。以上各种免疫缺陷的发生率相差很大，其中 B 细胞缺陷最多见（约 50%），其次为联合免疫缺陷（约 20%）。

（2）原发性免疫缺陷的发生原因

① 遗传基因异常：一类是 X 连锁隐性遗传，病变基因位于 X 染色体上，女性可以不表现疾病，男性患病率比女性高得多，例如：Bruton 型丙种球蛋白缺乏症、X 连锁高 IgM 型 Ig 缺陷症、X 连锁联合免疫缺陷病（Gitlin 型）等。另一类为常染色体隐性遗传，发病无性别差异，例如 Swiss 型联合免疫缺陷病等。

② 中枢免疫器官发育障碍：可由遗传缺陷所致，也可由宫内感染某些病毒（例如巨细胞病毒、麻疹病毒等）导致胚胎发育受损，免疫系统发育异常。

③ 免疫细胞内在缺陷：多由先天性酶缺陷引起，例如：腺苷脱氨酶（ADA）缺乏、核苷磷酸化酶（PNP）缺乏、葡萄糖-6-磷酸脱氢酶（G6P-D）缺乏皆可引起 T、B 淋巴细胞或吞噬细胞缺陷。

④ 机体的免疫调控：是一个极为复杂的网络机制，免疫细胞间调控机制异常皆可导致免疫缺陷。

2. 继发性免疫缺陷病

继发性免疫缺陷的诱发因素繁多，包括感染（风疹、麻疹、麻风、结核病、巨细胞病毒、艾滋病病毒、球孢子菌感染等）、恶性肿瘤（霍杰金病、急性及慢性白血病、骨髓瘤等）、自身免疫性疾病（系统性红斑狼疮、类风湿关节炎等）、蛋白丢失（肾病综合征、蛋白丢失性肠病）、免疫球蛋白合成不足、淋巴细胞丢失（药物、系统感染等）以及其他疾病（糖尿病、肝硬化、亚急性硬化性全脑炎等）和放化疗、免疫抑制治疗等。继发性免疫缺陷病可以是暂时性的，当原发疾病得到治疗后，免疫缺陷可恢复正常，也可以是持久性的。继发性免疫缺陷常由多因素参与引起，例如：恶性肿瘤伴发的继发性免疫缺陷病可由肿瘤、抗癌治疗和营养不良等多因素共同所致。

二、主要临床表现

1. 感染

对各种感染的易感性增加是免疫缺陷最常见的临床表现，也是患者死亡的主要原因。患者年龄越小，感染概率越高，病情也越严重。感染可表现为反复或持续，急性或慢性，两次感染之间无明显间隙。感染部位以呼吸道最常见，感染类型主要取决于免疫缺陷的类型，例如：体液免疫、吞噬细胞和补体缺陷时的感染主要由化脓性细胞（葡萄球菌、链球菌、肺炎双球菌等）引起，临床表现为气管炎、肺炎、中耳炎、化脓性脑膜炎和脓皮病等；细胞免疫缺陷时感染主要由病毒、真菌、胞内寄生菌和原虫等引起。另外，免疫缺陷患者对体内正常菌群及空气、土壤和水中无致病性或致病性较弱的微生物均十分易感，易发生条件性致病菌引起的机会性感染。各种免疫缺陷病的感染及特点见表 7-1。

2. 恶性肿瘤

原发性免疫缺陷病中，T 淋巴细胞免疫缺陷者恶性肿瘤发病率比同龄正常人群高 100～300 倍，以白血病和淋巴系统肿瘤等居多。

3. 伴发自身免疫病

原发性免疫缺陷者有高度伴发自身免疫病的倾向，正常人群自身免疫病的发病率为 0.001%～0.01%，而免疫缺陷者可高达 14%，以系统性红斑狼疮、类风湿关节炎和恶性贫血等较多见。

表 7-1　各种免疫缺陷病的感染及特点

免疫缺陷病	感染类型	病原体类别
体液免疫缺陷 （B 细胞系）	败血症、化脓性脑膜炎、肺炎、气管炎、中耳炎等	以化脓性球菌感染为主，例如：葡萄球菌、链球菌和肺炎链球菌等
细胞免疫缺陷 （T 细胞系）	重症病毒感染、真菌感染、布氏菌病、结核、麻风病等	细胞内寄生虫病原体感染为主，例如：病毒、真菌、放线菌、布氏菌等
联合免疫缺陷 （T、B 细胞系）	全身重症细菌及病毒感染，顽固性腹泻或脓皮病等	以化脓菌为主，有时合并胞内寄生性病原体感染
吞噬细胞和补体缺陷	肺炎、化脓性淋巴结炎、脓皮病、全身性肉芽肿	化脓菌为主，补体缺陷时也常见脑膜炎球菌和淋球菌感染

4. 多系统受累和症状的多变性

在临床和病理表现上，免疫缺陷表现出高度异质性，不同免疫缺陷由免疫系统不同组分缺陷引起，因此症状各异，且同种疾病不同患者表现也可不同。免疫缺陷时可累及呼吸系统、消化系统、造血系统、内分泌系统、骨关节系统、神经系统、皮肤黏膜等，并出现相应功能障碍的症状。

5. 遗传倾向性

多数原发性免疫缺陷病有遗传倾向性，约 1/3 为常染色体遗传，1/5 为性染色体隐性遗传。

三、分类

1. 原发性免疫缺陷

（1）原发性 B 细胞缺陷　①全部 Ig 缺失或极度降低，例如：Bruton 型丙种球蛋白缺乏症；②部分缺失，例如：选择性 IgA 缺乏症；③Ig 正常，但在抗原刺激后无抗体应答。常见原发性 B 细胞缺陷病及其主要特征见表 7-2。

表 7-2　常见原发性 B 细胞缺陷病及其主要特征

疾病	发病年龄	性别	遗传方式	临床和免疫学特征
性联丙种球蛋白缺乏症（Bruton 型）	6～10 个月	男	性联隐性	反复细菌感染，血清 Ig 极低，淋巴组织发育不良
婴儿暂时性丙种球蛋白缺乏症	婴儿期	男，女	—	反复细菌感染，血清 Ig 极低，淋巴组织发育不良，但较轻，预后较好，18～30 个月可恢复，偶可猝死
性联低丙种球血症伴 IgM 正常或过高	婴幼儿期	男	性联隐性	化脓菌易感，肝脾及淋巴结肿大；IgG、IgA 低；IgM 正常或高
选择性 IgA 缺乏症	任何时期	男，女	常染色体隐性遗传	发病率高，症状轻，呼吸道、肠道感染，血清和分泌型 IgA 低
选择性 IgM 缺乏症	婴儿期	男，女	家族性	全身感染，IgM 低；IgG 和 IgA 正常，脾大，淋巴系肿瘤，预后差
选择性 IgG 亚类缺乏症	任何时期	男，女	家族性	IgG 总量正常，IgG 1、2、3 缺乏，反复细菌感染，抗体应答性差
获得性丙种球蛋白缺乏症	5 岁～成人	男，女	可有家族性	化脓菌感染，常 3 种 Ig 降低
遗传性转钴蛋白 Ⅱ 缺乏伴低丙种球血症	幼儿期	男，女	常染色体隐性遗传	巨细胞性贫血，细胞易感染，各类 Ig 均低，维生素 B_2 治疗有效
Ig 含量正常性抗体缺陷症	婴幼儿期	男，女	可有家族性	细菌感染，Ig 正常，但对抗原刺激缺乏抗体应答

（2）原发性 T 细胞缺陷　由于 T 淋巴细胞对抗体产生有调节作用，因此 T 细胞缺陷也可影响体液免疫效应。T 细胞缺陷共同的临床表现是对病毒和真菌易感，易发生移植物抗宿主反应（GVHR）；淋巴组织发育不良，淋巴细胞缺乏，易合并自身免疫病和恶性肿瘤。常见原发性 T 细胞免疫缺陷病及其主要特征见表 7-3。

表 7-3　常见原发性 T 细胞免疫缺陷病及其主要特征

疾病	发病年龄	性别	遗传方式	临床和免疫学特征
先天性胸腺发育不全 （DiGeorge 型）	新生儿	男，女	—	特殊面容，手足抽搐，血钙降低，易感染病毒和真菌，T 细胞成熟缺陷，外周血中极少 T 细胞
先天性核苷磷酸化酶缺乏症	婴儿期	男，女	常染色体隐性遗传	对细菌、病毒和真菌均易感，迟发型反应(—)，T 细胞少，血和尿中尿酸含量低
慢性皮肤黏膜念珠菌病	任何时期	男，女	—	轻型不全性缺陷，慢性皮肤和黏膜念珠菌感染，易伴发内分泌障碍

（3）联合免疫缺陷　原发性 T、B 细胞联合免疫缺陷病所占的比例较大，为 10％～25％，以重症联合免疫缺陷病（SCID）的预后最差。常见原发性联合免疫缺陷病及其主要特征见表 7-4。

表 7-4　常见原发性联合免疫缺陷病及其主要特征

	疾病	发病年龄	性别	遗传方式	临床和免疫学特征
重症联合免疫缺陷病	①Swiss 型	0～6 个月	男，女	常染色体隐性遗传	对病原微生物易感，淋巴细胞发育不良，Ig 降低
	②Gitlin 型	<6 个月	男>女	性联隐性	与上相似，但稍轻
	③腺苷脱氨酶缺乏	婴幼儿	男，女	常染色体隐性遗传	易感染，骨改变，血细胞内酶下降，淋巴细胞受损
	④网状组织发育不全	新生儿	男，女	个别家族性	易感染，胸腺和骨髓发育不良，淋巴细胞和中性粒细胞下降
其他联合免疫缺陷病	①Nezelof 综合征	婴幼儿		常染色体隐性遗传	反复感染，胸腺和淋巴组织发育不良，淋巴细胞少
	②共济失调性毛细血管扩张症	<1 岁	男，女	常染色体隐性遗传	胸腺发育不良，小脑共济失调，毛细血管扩张，选择性 IgA 缺乏，性发育异常
	③Wiskott-Aldrich 综合征	<1 岁	男	性联隐性	胸腺发育不良，感染，湿疹，血小板减少性紫癜，IgM 降低
	④软骨毛发发育不全综合征	婴儿期	男，女	常染色体隐性遗传	四肢短小，毛发缺少，颈短粗，T 细胞功能降低，血 Ig 均降低

（4）原发性吞噬细胞缺陷　主要指单核细胞和中性粒细胞的缺陷，包括其趋化作用、吞噬作用和杀伤作用各个方面。常见原发性吞噬细胞缺陷病及其主要特征见表 7-5。

表 7-5 常见原发性吞噬细胞缺陷病及其主要特征

疾病	受损细胞功能缺陷	发生机制	遗传方式	其他特征
慢性肉芽肿	中性粒细胞单核细胞	杀菌力降低，过（超）氧化酶产生障碍	X 性联隐性	患儿母亲有 SLE 样红斑
髓过氧化酶缺乏症	中性粒细胞	杀菌力降低同上	常染色体隐性遗传	
G-6-PD 缺乏症	中性粒细胞	杀菌力降低同上	性联隐性(?)	
Swachman 综合征	中性粒细胞	移动性降低，粒细胞减少	常染色体隐性遗传	胰腺功能降低骨髓发育降低
懒惰性白细胞综合征	中性粒细胞	移动性降低	?	?

注：? 表示当前科研界尚未确定的内容。

（5）原发性补体蛋白缺陷 在原发性免疫缺陷病中，补体缺陷发病率最低。以 C1q 缺陷、C2 缺陷（常染色体隐性遗传）、C1 抑制剂缺陷（常染色体隐性遗传）较为常见。大多数补体缺陷患者可出现反复感染，或伴发系统性红斑狼疮、慢性肾炎等，有的也可表现正常。C1 抑制剂缺陷患者表现为特有的遗传性血管神经性水肿。补体缺陷的临床表现见表 7-6。

表 7-6 补体缺陷的临床表现

临床表现	主要相关的补体缺陷	次要相关的补体缺陷
遗传性血管性水肿，严重顽固性皮肤损害（盘状红斑狼疮）	C1INH,C1q	
复发性细菌感染	C3,I 因子	C1r,C1q
免疫复合物性血管炎（包括肾炎）	C1q,C1r,C4,C2	C3,C5
复发性奈瑟菌感染（脑膜炎双球菌、淋球菌）	C5,C6,C7,C8	

2. 继发性免疫缺陷

继发性免疫缺陷病亦称获得性免疫缺陷，出生后由物理（如射线）、化学（如药物）和生物（如病毒）等因素造成，亦可因营养、疾病（如肿瘤）和大型外科手术造成，其临床表现和免疫学特征与相应的原发性免疫缺陷病相似，多可找到明显的致病因素。

目前临床最为常见，也是对公众健康危害较大的是病毒感染引起的继发性免疫缺陷，即获得性免疫缺陷综合征（acquired immune deficiency syndrome，AIDS）。AIDS 由人类免疫缺陷病毒（HIV）引起，HIV 是一类逆转录病毒，T 淋巴细胞表面的 CD4 分子是其天然受体，因此主要侵犯辅助性 T 淋巴细胞，B 淋巴细胞和单核/巨噬细胞等也间接或直接受累。HIV 主要通过性接触、输注污染血制品、共用注射器或母婴途径传播，感染几周后可出现类似传染性单核细胞增多症或流感的症状，持续 3～14 天，血中可查出 HIV，并伴有抗HIV 抗体出现，之后进入潜伏期，潜伏期可长达 2～10 年甚至更长。艾滋病相关综合征主要表现为持续性体重减轻、间歇发热、慢性腹泻、全身淋巴结肿大和进行性脑病；多有呼吸道、消化道和神经系统感染或恶性肿瘤，最常见的是卡氏肺孢子菌肺炎（50% 以上）和 Kaposi 肉瘤（30% 以上）。

第二节　原发性特异性免疫缺陷的检测

由于免疫缺陷病涉及细胞免疫、体液免疫、吞噬功能和补体系统等多方面，因此检测方法也是多方面、综合性的；既有体内试验，也有体外试验；既有功能试验，也有细胞表面标志分子检测。

一、免疫球蛋白（Ig）检测

Ig 是指具有抗体活性或化学结构与抗体相似的球蛋白，由浆细胞合成与分泌，存在于机体的血液、体液、分泌液和部分细胞膜上，共有 IgA、IgG、IgM、IgD、IgE 五大类。人类的免疫球蛋白最早出现在胚胎第 10～20 周，最先出现的是 IgM，IgG 和 IgA 次之。至出生时 IgM、IgA、IgG 分别可达成人水平的 10%、1.2%、82%，IgG 包括从母体传输过来的一大部分。检测儿童免疫球蛋白水平是评价其免疫功能的一种重要方法。各年龄组儿童的血清 Ig 相对水平见表 7-7。

表 7-7　各年龄组儿童的血清 Ig 相对水平（占成人 Ig 水平的百分比）　　　单位：%

年龄组	IgG	IgM	IgA	年龄组	IgG	IgM	IgA
新生儿(脐带血)	82	10	1.2	1～2 岁(13～24 个月)	61	86	25
2～7 天	81	11	0.9	2～3 岁(25～36 个月)	60	91	29
8～13 天	79	46	2.4	4～5 岁	69	82	40
31～60 天	52	35	5.2	6～8 岁	87	106	79
3～4 个月	38	54	6.9	9～11 岁	90	96	78
5～6 个月	38	60	8.8	12～15 岁	92	113	95
7～12 个月	56	82	16	成年人	100	100	100

1. IgG

含量最多，抗细菌、病毒的主体，是唯一能通过胎盘屏障的 Ig。IgG 主要由脾、淋巴结中的浆细胞合成和分泌，以单体形式存在。胎儿可从母体内获得 IgG，在个体发育过程中机体合成 IgG 的年龄要晚于 IgM，在出生后的第三个月开始合成，3～5 岁接近成年人水平，40 岁后逐渐下降。免疫球蛋白 IgG 参考值：成人 8.0～16.0g/L，婴儿 2.5～16.0g/L。病理性 IgG 增高见于各种慢性感染、慢性肝病、自身免疫性疾病、免疫增殖病等。病理性 IgG 降低见于免疫缺陷病、重链病、轻链病等。

2. IgA

正常人血清中的含量仅次于 IgG，占血清免疫球蛋白含量的 10%～20%，分为血清型和分泌型两种。血清型 IgA 存在于血清中，其含量占总 IgA 的 85% 左右，有 IgG 和 IgM 的某些功能，不能通过胎盘。分泌型 IgA 存在于分泌液中，例如，唾液、泪液、初乳、鼻和支气管分泌液、胃肠液、尿液、汗液等，是机体黏膜局部抗感染免疫的主要抗体，故又称黏膜局部抗体。新生儿血清中无 IgA 抗体，但可从母乳中获得分泌型 IgA。免疫球蛋白 IgA 参考值：成人 0.7～3.3g/L，婴儿 0.02～3.30g/L。病理性 IgA 增高见于 IgA 型多发性骨髓瘤（MM）、系统性红斑狼疮（SLE）、类风湿等。病理性 IgA 降低见于反复呼吸道感染

3. IgM

占血清免疫球蛋白总量的 $5\%\sim10\%$，血清浓度约 $1mg/mL$。单体 IgM 以膜结合型（mIgM）表达于细胞表面，构成 B 细胞抗原受体（BCR）。分泌型 IgM 为五聚体，是分子量最大的 Ig，沉降系数为 19S，称为巨球蛋白。在感染过程中 IgM 首先出现，但持续时间不长，是近期感染的标志。免疫球蛋白 IgM 参考值：成人 $0.5\sim2.2g/L$。病理性 IgM 增高见于初期病毒性肝炎、肝硬化、类风湿、SLE、宫内感染、巨球蛋白血症、无症状性单克隆 IgM 病等。病理性 IgM 降低见于 IgG 型重链病、IgA 型 MM、先天性免疫缺陷病、免疫抑制剂治疗等。

IgA、IgG、IgM 均升高，常见于各种感染、慢性细菌感染、慢性肺脓肿、慢性肝病、淋巴瘤、某些自身免疫性疾病（系统性红斑狼疮、类风湿关节炎等）。单一免疫球蛋白升高，主要见于免疫增殖性免疫缺陷病、联合免疫缺陷病、长期使用免疫抑制剂等。新生儿、婴幼儿由于体液免疫功能尚不成熟，免疫球蛋白含量较成人低。

4. IgE

IgE 介导 Ⅰ 型超敏反应，又称反应素。病理性 IgE 增高见于 IgE 型 MM、重链病、过敏性哮喘等。病理性 IgE 降低见于先天性或获得性丙种球蛋白缺乏症等。

另外，还有 IgD，含量少，目前功能不详。

二、细胞因子检测

细胞因子是以活化免疫细胞为主分泌产生的免疫调节性小分子多肽，检测其可了解免疫活性细胞及其他细胞的免疫功能，临床上常见有白细胞介素（IL）、肿瘤坏死因子（TNF）、干扰素（IFN）、集落刺激因子（CSF）、红细胞生成素（EPO）等，外周血及组织液、腹水等中细胞因子检测常采用 ELISA 试剂盒进行，细胞标本可先破膜处理后采用 FCM 法检测。

1. 白细胞介素 2（IL-2）活性和 IL-2 受体（IL-2R）测定

IL-2 主要由活化 T 细胞产生，是具有多向性作用的细胞因子，对机体的免疫应答和抗病毒感染等有重要作用。IL-2 下降见于年龄升高、自身免疫疾病，IL-2R 缺陷见于急性排斥反应和免疫疾病。

2. 肿瘤坏死因子（TNF）测定

TNF 具有炎症介质、抗感染效应、抗肿瘤作用。TNF-α 由单核细胞、吞噬细胞产生，TNF-β 由活化 T 淋巴细胞产生，都具有引起抗感染的炎症反应效应、肿瘤组织出血坏死、肿瘤细胞杀伤作用，以及对免疫细胞的调节、诱生作用。

3. 干扰素（IFN-γ）及其受体测定

IFN-γ 是宿主细胞受病毒感染后产生的一种非特异性防御因子，具有抗病毒、抗肿瘤、免疫调节、控制细胞增殖的作用。IFN-γ 增高可见于急性病毒感染、SLE；IFN-γ 降低可见于乙肝及其携带者、哮喘、活动性类风湿关节炎；IFN-γ 受体缺陷病为常染色体隐性遗传性疾病，以严重的分枝杆菌、沙门菌感染以及卡介苗（BCG）接种引起播散性感染为特征。

三、淋巴细胞及亚群计数

1. T 淋巴细胞花结形成试验

用于检测 T 淋巴细胞的数量。外周血 T 淋巴细胞数量降低可见于免疫功能出现缺陷性异常的疾病，例如：恶性肿瘤、免疫功能降低及免疫缺陷性疾病、某些病毒感染、大面积烧伤等。外周血 T 淋巴细胞数量增高可见于甲亢、甲状腺炎、重症肌无力、慢性活动性肝炎、器官移植排斥等。

2. T 淋巴细胞分化抗原测定

T 淋巴细胞表面的白细胞分化抗原（CD）种类繁多，其中 CD3 代表总 T 淋巴细胞，CD4 代表辅助性 T 淋巴细胞（T_H），CD8 代表细胞毒性 T 细胞（T_C，占大多数）、抑制性 T 淋巴细胞（T_S，占少数），另外还有其他各种类型的 T 细胞亚群。通常采用针对不同 CD 抗原分子的 T 淋巴细胞特异性鼠单克隆抗体进行荧光标记，使用流式细胞仪作 FCM 检测。CD3 表达降低可见于自身免疫性疾病，例如，SLE、类风湿关节炎等；CD4 表达降低可见于恶性肿瘤、免疫缺陷性疾病等；CD8 表达降低可见于自身免疫性疾病、变态反应性疾病、免疫功能降低及免疫缺陷性疾病等；CD4/CD8 比值增高可见于排斥反应，CD4/CD8 比值降低可见于艾滋病等。

3. B 淋巴细胞分化抗原检测

可用荧光素标记针对 B 淋巴细胞特异性 CD 标志分子的单克隆抗体（例如，CD19、CD20、CD25 等），采用 FCM 法经流式细胞仪检测。正常外周血中淋巴细胞的 10%～20% 为膜表面免疫球蛋白阳性细胞（B 淋巴细胞）。B 淋巴细胞数量升高可见于急性淋巴细胞白血病等，B 淋巴细胞数量降低可见于无丙种球蛋白血症、肿瘤化疗以及使用免疫抑制剂者等。

四、自然杀伤（NK）细胞免疫检测

NK 细胞介导天然免疫应答，不依赖抗体和补体即能直接杀伤靶细胞，例如：肿瘤细胞或受病毒感染的细胞等。可用荧光素标记针对 NK 细胞特异性 CD 标志分子或效应因子的单克隆抗体（例如：CD16、CD56、穿孔素等），采用 FCM 法经流式细胞仪检测。NK 细胞数量增多及功能增强可见于抗肿瘤、抗病毒感染有效治疗过程中，NK 细胞数量减少及功能降低可见于各种免疫低下或缺陷状态下。

五、T 淋巴细胞功能检测

可通过 T 淋巴细胞转化增殖试验、效应分子分泌检测等予以综合判断。

第三节　原发性非特异性免疫缺陷的检测

一、吞噬细胞缺陷检测

1. 吞噬细胞趋化性缺陷

当患者有确切的免疫缺陷病史且 B、T 淋巴细胞免疫正常时，需检查有无吞噬细胞功能障碍。炎症部位无脓液形成或脐带脱落延迟，同时又无白细胞减少，提示存在吞噬细胞趋化性缺陷。

2. NBT 还原试验

初筛除血细胞计数外，还应测定 IgE 浓度（在吞噬细胞趋化障碍时常出现 IgE 增高）、四唑氮蓝（NBT）还原试验，用以诊断最常见的吞噬细胞缺陷-慢性肉芽肿病。粒细胞在进行吞噬和杀伤时代谢活性增高，使无色的 NBT 还原形成蓝黑色甲䐶。慢性肉芽肿病时此种染色变化不出现，可用肉眼、显微镜或分光光度仪判定。

3. 其他特殊试验

通过粒细胞染色以测定髓过氧化物酶、6-磷酸葡萄糖脱氢酶、碱性磷酸酶或酯酶，若酶染色试验阴性，则需进行粒细胞酶定量测定。细胞运动可用 Rebuck 皮肤窗检测，解剖刀将皮肤表层刮伤，放置盖玻片于其上，每隔一定时间更换，进行移动细胞染色。多形核细胞应在 2h 内首先大量进入，至 24h 内为单核细胞所代替。趋化性异常可用体外趋化性试验测定，在特制的趋化性小室（Boyden 小室）或琼脂糖平板上观察粒细胞或单核细胞的移动，测定细胞朝向趋化性吸引物（经调理素处理过的酵母多糖等）的移动能力。

吞噬作用还可通过计数分离的粒细胞或单核细胞吞噬胶乳粒子或细菌的情况进行测定分析杀菌作用，在新鲜血清中将患者粒细胞与已知量活菌或胶乳粒子混合，然后在 2h 内定量吞噬数目。其他确定吞噬细胞缺陷的特殊试验还包括给予皮质类固醇、肾上腺素或内毒素，测定粒细胞动员作用；粒细胞氧化产物（过氧化氢、超氧化物）测定；粒细胞特异蛋白测定［CR3（CD11）、黏附糖蛋白磷酸烟酰胺腺嘌呤二核苷酸成分］，后者能区分 4 种遗传类型的慢性肉芽肿型别。

二、补体缺陷检测

补体（complement，C）是一组存在于人和脊椎动物及组织中，具有酶活性、不耐热和功能上连续链式反应的糖蛋白，由传统途径的 9 种成分（C1、C4、C2、C3、C5、C6、C7、C8、C9）、旁路途径的 3 种成分及其衍生物，以及 B、D、P、H、I 等因子组成，是抗体发挥溶细胞作用的必要补充条件。至出生时补体的血清水平可达成人的 50%，旁路途径也已发育成熟。

1. 总补体溶血活性测定

以溶血素（抗体）致敏的绵羊红细胞（抗原抗体复合物）激活待测血清中的 C1，进而引起补体活化的链式反应，在绵羊红细胞上形成多分子聚合物，导致绵羊红细胞溶解。一般以 50%溶血（CH50）为检测终点。CH50 增高可见于急性炎症、组织损伤、某些恶性肿瘤等；CH50 降低可见于各种免疫复合物疾病，例如：肾小球肾炎、SLE、遗传性补体成分缺乏症等。

2. 补体 C1q 检测

补体 C1q 增高可见于骨髓炎、类风湿、痛风等；补体 C1q 降低可见于 SLE、混合型结缔组织病等。

3. 补体 C3 检测

补体 C3 是血清中含量最高的补体成分，主要由巨噬细胞和肝脏合成，在经典激活途径与旁路激活途径中均发挥重要作用。C3 正常范围参考值为 0.8～1.6g/L，C3 升高常见于急性炎症、传染病早期、阻塞性黄疸、原发性胆汁性肝硬化、肿瘤等；C3 降低常见于急慢性肾小球肾炎、亚急性心内膜炎、系统性红斑狼疮、肝脏疾病等。

4. 补体 C4 检测

补体 C4 由巨噬细胞和肝脏合成，参与补体的经典激活途径。C4 正常范围参考值为 0.1～0.4g/L，C4 升高常见于风湿热急性期、结节性动脉周围炎、皮肌炎、心肌梗死、组织损伤等；C4降低常见于类风湿关节炎、系统性红斑狼疮、急性肾小球肾炎、多发性硬化症、自身免疫性慢性活动性肝炎等。

5. 补体旁路 B 因子检测

补体旁路 B 因子主要参与旁路途径活化，B 因子增高可见于自身免疫疾病、肾病综合征等；B 因子降低可见于肝病、急性肾小球肾炎等。

第四节　获得性免疫缺陷的检测

一、外周血 T 淋巴细胞亚群检测

通常采用 T 淋巴细胞特异性鼠单克隆抗体进行流式细胞仪检测。应用总 T 淋巴细胞标志分子抗体（抗 CD3、抗 CD2）检测总 T 淋巴细胞，抗 CD4 抗体检测辅助/诱导性 T 淋巴细胞，抗 CD8 抗体检测抑制/细胞毒性 T 淋巴细胞（已替代绵羊红细胞花结法计数 T 淋巴细胞）。当辅助性 T 淋巴细胞（CD4$^+$T 细胞）计数＜500 细胞/μL 时，高度提示 T 淋巴细胞免疫功能缺陷，＜200 细胞/μL 则为重度 T 淋巴细胞免疫功能缺陷。CD4/CD8 应＞1.0，此比值倒置亦提示 T 细胞免疫功能缺陷、免疫系统进行性受损。采用荧光标记单克隆抗体的 FCM 法，也能有效检测激活的 B 细胞（CD25）、自然杀伤细胞（CD16、CD56）、不成熟的胸腺 T 细胞抗原（CD1）等。

二、HIV 蛋白的检测

详见第二篇第九章"感染及传染性疾病的免疫学检测"。

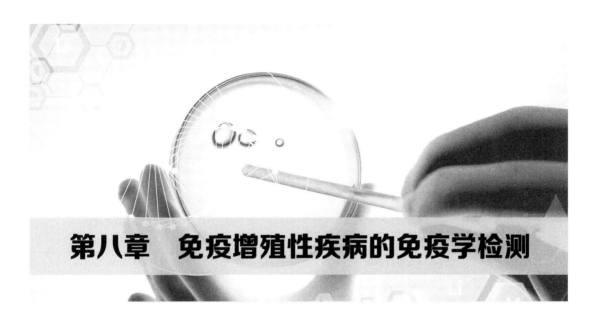

第八章 免疫增殖性疾病的免疫学检测

第一节 疾病概述

一、免疫增殖性疾病的分类

免疫增殖性疾病（immunoproliferative disease）是指免疫器官、免疫组织或免疫细胞（包括淋巴细胞、单核/巨噬细胞）发生良性或恶性异常增生所致的一组疾病。该类疾病的主要表现为免疫功能异常、免疫球蛋白质与量的变化。过去多依据增殖细胞的形成和疾病的临床表现进行疾病分类，目前则按增殖细胞的表面标志进行分类。免疫增殖性疾病的分类见表 8-1。

表 8-1 免疫增殖性疾病的分类

增殖细胞	疾 病	增殖细胞	疾 病
T 淋巴细胞	急性淋巴细胞白血病(20%)	B 淋巴细胞	Burkitt 淋巴瘤
	淋巴母细胞瘤		其他多数淋巴细胞瘤
	部分非霍奇金淋巴瘤	裸细胞	急性淋巴细胞白血病(80%)
	Sezary 综合征		部分非霍奇金淋巴瘤
	蕈样霉菌病	组织-单核细胞	急性单核细胞白血病
B 淋巴细胞	慢性淋巴细胞白血病		急性组织细胞增多症
	原发性巨球蛋白血症	其他(分类不统一)	毛细胞白血病
	多发性骨髓瘤		其他霍奇金病
	重链病和轻链病		

血细胞异常增殖性疾病主要归属于血液病学研究领域，与免疫学检验较为密切的是 B 细胞异常增殖所引起的免疫球蛋白异常，称为丙种球蛋白血症（gammopathy）或免疫球蛋白病（immunoglobulinopathy）。这并不是一种疾病，而是一组复杂的病理现象，主要表现

为高免疫球蛋白血症（hyperimmunoglobulinemia），血清蛋白总量可超过 100mg/mL。这些异常超量增多的免疫球蛋大多缺乏正常的生物活性，反而增加血液黏滞度，导致发生高血黏度综合征，同时正常免疫球蛋白的水平显著降低。免疫球蛋白异常增生性疾病的免疫损伤机制，主要是由于浆细胞异常增殖导致正常体液免疫抑制，异常免疫球蛋白增殖造成病理损伤及溶骨性病变。按照异常增高的免疫球蛋白性质，可将免疫球蛋白病分为多克隆免疫球蛋白增殖病、单克隆免疫球蛋白增殖病。单克隆免疫球蛋白增殖多呈恶性发展趋势，故免疫球蛋白异常增殖性疾病大多专指单克隆免疫球蛋白异常增殖性疾病。单克隆免疫球蛋白增殖病的分类如表 8-2 所示。

表 8-2　单克隆免疫球蛋白增殖病的分类

类　型	代表性疾病	类　型	代表性疾病
原发性恶性单克隆丙种球蛋白病	多发性骨髓瘤	继发性单克隆丙种球蛋白病	非淋巴网状系统肿瘤
	原发性巨球蛋白血症		单核细胞白血病
	孤立性浆细胞瘤		风湿性疾病
	淀粉样变性		慢性炎症
	重链病		冷球蛋白血症
	轻链病		原发性巨球蛋白血症性紫癜
	半分子病		丘疹性黏蛋白沉积症
	恶性淋巴瘤		家族性脾性贫血
	慢性淋巴细胞白血病	原发性良性丙种球蛋白病	一过性单克隆丙种球蛋白病
			持续性单克隆丙种球蛋白病

二、常见单克隆免疫球蛋白增殖病

单克隆免疫球蛋白增殖病（monoclonal gammopathy）是指患者体内存在异常增多的单克隆免疫球蛋白。患者产生的 Ig 电泳位置处于球蛋白区域（丙种球蛋白），由于是单克隆细胞增生，所以理化性质均一，但缺乏与抗体结合活性，亦不具备正常免疫活性及功能，又称为 M 蛋白（monoclonal protein）、副蛋白；其轻链分子量（45000D）小，可通过肾小球滤过从尿中排出，自尿液测出的 M 蛋白轻链又称为本周蛋白，1847 年由 Bence-Jones 在尿中检出而命名。

1. 多发性骨髓瘤

多发性骨髓瘤（multiple myeloma，MM）是浆细胞异常增生的恶性肿瘤，因其引起骨破坏而得名，也称浆细胞瘤（plasmocytoma）。患者常伴有贫血、肾功能损害、免疫功能障碍；近年发病有增高趋势，男性多发，男女发病比例约为 2∶1，平均发病年龄为 46.5 岁。

（1）发病相关因素　发病机制不明了，可能与下列因素有关：①遗传因素；②细胞因子异常；③与黏附分子及 IL-6 等信号传递、Bcl-2 等凋亡抑制因子高表达、myc 及 ras 等原癌基因异常启动有关，可使恶变的浆细胞定植于骨髓，从而直接或间接损伤骨髓细胞和免疫系统；④造血干细胞异常；⑤物理、化学和生物等外界因素。

（2）主要临床特征

① 当瘤细胞数量达到一定程度时，患者可出现骨质损伤或骨髓抑制，引起以腰骶痛为多见的骨痛，有时误诊为风湿；后期疼痛剧烈，骨骼可有局部隆起形成肿块，有时由于骨质

疏松和溶骨性病变而出现病理性骨折。

② 恶性增殖的瘤细胞替代骨髓正常成分，使造血器官损害主要表现为贫血、粒细胞及血小板减少。

③ 出现的大量 M 蛋白及其多肽链，引发的临床表现主要为感染易发。

④ M 蛋白沉积使肾小管上皮细胞淀粉样变性，易发生"肾病综合征"，最终导致肾功能损害、肾衰直至死亡。

⑤ 血液黏稠引发的高黏滞血症导致微循环灌注不足，引起神经系统功能障碍，出现头昏头晕、耳鸣、手足麻木、视力障碍等。

本病预后不良，骨痛、贫血常作为首发症状和就诊原因，继而出现大量 M 蛋白及其多肽链引发的临床表现，其中感染和肾功能衰竭是重要死因。

（3）主要免疫学特征

① 血沉增快，血清中有大量的 M 蛋白，IgG≥30g/L、IgA≥10g/L、IgM≥10g/L、IgD≥2.0g/L、IgE≥2.0g/L，尿液中检出本周蛋白（>2.0g/24h 尿）。

② 骨髓中有大量（>15％）成熟的浆细胞，组织活检证实为浆细胞瘤。

③ 正常 Ig 水平明显下降。

（4）诊断标准　免疫学特征 3 项中具备 2 项即可诊断；但 IgM 或 IgD 除具备免疫学特征①、②项外，还须有多处溶骨性损害。确诊为多发性骨髓瘤后，还需进一步进行免疫学检查予以分型。

（5）MM 不同类型特征　IgG 型最常见（>50％），IgA 型次之（20％～25％），IgD 型少见（1％～2％），IgE 型、IgM 型罕见。值得注意的是，浆细胞白血病为 MM 变异型，其恶性浆细胞在骨髓及血液中均可见，需与骨髓瘤相鉴别。

2. 原发性巨球蛋白血症

原发性巨球蛋白血症（primary macroglobulinemia）又称 Waldenstrem 巨球蛋白病，是一种伴有血清 IgM 增加的 B 细胞增殖病。病因不明，多老年发病，可能与遗传因素、慢性抗原刺激及自身免疫等因素有关。

（1）主要临床特征　与多发性骨髓瘤有所不同，骨损害不常见，疾病发展类似淋巴瘤。患者除体重减轻、乏力、贫血、反复感染以及肝、脾、淋巴结肿大等一般症状外，还伴有不明原因贫血、出血倾向及雷诺现象；主要表现为 IgM 过多所致的血液高黏性综合征，可出现黏膜出血、视力减退以及头痛、眩晕、嗜睡甚至昏迷及全身抽搐等中枢和/或周围神经症状。由于高血容量可导致心力衰竭，所以在血清相对黏度大于 3 时即可出现临床症状，但也有相对黏度达 7～10 仍未有严重症状者。

（2）主要免疫学特征

① 血清相对黏度增高，导致分离不出或呈胶冻状，电泳时血清有时难以泳动，集中于原点是其电泳特征。

② 将血清做适当稀释后可检出高水平的单克隆 IgM 型 M 蛋白，一般>10g/L，结合临床症状可以诊断。增多的 IgM 主要为 19S 五聚体，也有达 27S 甚至 31S 的多聚复合物，加重了血液黏度；少数患者也有为 7S 单体。血清 IgM 水平一般均超过 3g/L，占血清总蛋白30％以上。另外，有些 IgM 分子具有冷球蛋白特征。

③ 红细胞正色素性贫血、白细胞和血小板减少。

④ 骨髓中 B 细胞增生呈多态性，包括含 IgM 的淋巴细胞样浆细胞、浆细胞样淋巴细胞

浸润，还有多量携带 SmIgM 的淋巴细胞。

⑤ 10%～40%患者可检出本周蛋白尿，常为 κ 型轻链。

3. 重链病

由于浆细胞发生突变并异常增殖、合成功能障碍，只产生免疫球蛋白重链或有缺陷的重链，不能与轻链组成完整的免疫球蛋白分子，致使血清、尿液中出现大量游离的无免疫功能重链，称为重链病（heavy chain disease）。可根据重链类别进行疾病分类，目前已有 γ、α、μ、δ 四种重链病报道，但 δ 型极为罕见，γ、α 和 μ 三型较常见。

（1）γ 重链病　多发生于 40 岁以上男性，临床表现与恶性淋巴瘤相似，可见发热、贫血、反复感染、淋巴结及肝脾肿大等。主要免疫学特征为血清和尿液中出现 γ 类游离重链，多为 γ1、γ2，但无本周蛋白；外周血中可见异常淋巴细胞或浆细胞，正常免疫球蛋白水平显著下降。

（2）α 重链病　可分为肠型、肺型，前者较多见。肠型表现为腹痛、慢性腹泻、吸收不良、低血钙、体重明显减轻，一般不累及肝、脾和浅表淋巴结，而肠系膜淋巴结常肿大；小肠活检可见浆细胞、淋巴细胞等浸润。肺型较少见，表现为肺部病变与呼吸困难，并可见纵隔淋巴结肿大。主要免疫学特征为血清和尿液中出现高浓度的 α 类游离重链，以 α1 亚类多见，但无本周蛋白。空肠液标本中亦可检出 α 类游离重链，血清蛋白电泳分析可见 β 和 α 区之间出现明显增宽的蛋白带。

（3）μ 重链病　多见于慢性淋巴细胞白血病患者，发病年龄常在 40 岁以上。主要症状为肝脾肿大，但周围淋巴结肿大不常见，有的可见骨损害和淀粉样变性。主要免疫学特征为骨髓中出现空泡浆细胞或淋巴细胞，血清中出现 μ 类游离重链但含量较低，尿液中可检出本周蛋白。血清蛋白电泳显示异常的丙种球蛋白血症，可见 α1～α2 区域球蛋白显著升高；免疫电泳进一步显示，存在一种能与抗 μ 链抗体发生结合反应，但不能与抗轻链抗体反应的快速移动成分。

4. 轻链病

轻链病（light chain diseases，LCD）是由于变异浆细胞产生大量异常轻链，过多的轻链在肾脏和其他内脏组织器官沉积，导致肾损害和淀粉样变性。患者血液、尿液中可查到大量轻链蛋白，根据轻链蛋白类型可区分为 λ 型和 κ 型两型轻链病，λ 型肾毒性较强。

（1）主要临床特点　发病年龄较轻，以发热、贫血、严重肾功能损害（λ 型）为主要症状；多数有溶骨性损害、淀粉样变性。

（2）主要免疫学特征　血清中总免疫球蛋白水平仅轻度降低或处于正常低限，但异常轻链水平升高、免疫球蛋白 κ/λ 型比值明显异常，正常 Ig 水平降低或明显下降；尿中和血清中可检出同类型的轻链片段；本周蛋白尿阳性。

5. 良性单克隆丙种球蛋白病

良性单克隆丙种球蛋白病（benign monoclonal gammopathy）是指正常人血清中出现 M 蛋白，但不伴有浆细胞恶性增殖的疾病。本病一般无症状，可发生于 50 岁以上（5%）或 70 岁以上（8%）的正常人群，仅有少数最终（有长达 24 年者）出现多发性骨髓瘤。与恶性单克隆丙种球蛋白病不同（详见表 8-3），本病的血清 M 蛋白水平一般不太高、无进行性增加，血中抗体水平及活性正常，血、尿中无游离轻链及重链；骨髓中浆细胞数不超过骨髓细胞总数的 10%，且形态正常；临床不伴发淋巴细胞恶性增生性症状，不出现骨损害和贫血等。仅少数患者可能转变为恶性，若血或尿中出现本周蛋白，则很可能是恶性转变危险信号。

表 8-3 恶性与良性单克隆丙种球蛋白病的鉴别诊断

临床表现	恶性单克隆丙种球蛋白病	良性单克隆丙种球蛋白病
症状	骨髓瘤或淋巴瘤症状	无症状或原有疾病的症状
贫血	几乎都出现	一般无,但可因其他疾病而伴发
骨损害	溶骨性损害很普遍	不常见
骨髓象	浆细胞>10%,形态正常或异常	浆细胞<10%,形态一般正常
M 蛋白	常高于 2g/dL,随病情而增高	低于 2g/dL,保持稳定
正常 Ig 水平	降低	增高或正常
游离轻链	常出现在血清和尿液中	一般呈阴性

6. 其他相关疾病

(1) 冷球蛋白血症 冷球蛋白 (cryoglobulin,CG) 是指温度低于 30℃时易自发形成沉淀,加温后又可溶解的免疫球蛋白,是不包括冷纤维蛋白原、C 反应蛋白与白蛋白复合物、肝素沉淀蛋白等具有类似特性的血清蛋白质。当血中含有冷球蛋白时称为冷球蛋白血症,多继发于某些原发性疾病,例如:感染、自身免疫病和某些免疫增殖性疾病等。临床表现多变,主要与冷球蛋白类型有关,除原发疾病临床表现外,50%的 I 型、15%的 II 型和 III 型患者可无症状,出现症状患者常因冷球蛋白遇冷沉淀而引起的高血黏度、红细胞凝集、血栓形成等,出现皮肤紫癜、坏死、溃疡、寒冷性荨麻疹以及雷诺现象(即寒冷性肢端紫绀)、关节痛、感觉麻木等,深部血管受累时可导致肾、脑、肝、脾等器官损害。

① 单克隆型 (I 型)。约占 25%,大多为 IgM 类,偶有 IgG,罕有 IgA 或本周蛋白。多伴发于多发性骨髓瘤、原发性巨球蛋白血症或慢性淋巴性白血病,是一种特殊类型的 M 蛋白血症。

② 混合单克隆型 (II 型)。约占 25%,是具有抗自身 IgG 的单克隆免疫球蛋白,主要为 IgM 类风湿因子,偶有 IgG 或 IgA。常与自身 IgG Fc 段的抗原决定簇相结合,呈 IgG-IgM 复合物状态。多伴发于类风湿性关节炎、干燥综合征、淋巴增殖疾病、慢性感染等,也有少数为自发性混合冷球蛋白血症。

③ 混合多克隆型 (III 型)。约占 50%,为多克隆、多类型的免疫球蛋白混合物,例如:IgM-IgG、IgM-IgG-IgA 等。常伴发于系统性红斑狼疮、类风湿性关节炎、干燥综合征、传染性单核细胞增多症、巨细胞病毒感染、病毒性肝炎、链球菌感染后心内膜炎、麻风、黑热病等疾病。

(2) 淀粉样变性 淀粉样变性 (amyloidosis) 是组织器官中出现淀粉样物质沉积的一种病理现象。该病比较少见,常可累及各种不同的组织和器官,以小动脉、肾小球、肝、脾、肾上腺最为常见,可能是由于组织器官的抗原性改变而成为自身抗原,本周蛋白作为自身抗体碎片而与这些组织器官发生特异性免疫反应,进而抗原抗体复合物沉积所致。本病多伴发其他免疫增殖病、慢性感染或自身免疫病等,且血液中出现 M 蛋白,其确诊需要依赖组织活检。

一般认为,淀粉样变性的发病主要是由于各种原因导致的轻链合成增多,或免疫球蛋白降解形成轻链片段,以及其他类型的淀粉样纤维弥散渗出血管,与其他物质一起沉积于组织中。将淀粉样纤维分离纯化进行氨基酸序列分析发现,淀粉样纤维有以下三种类型:①来自免疫球蛋白轻链(特别是可变区),λ 型轻链比 κ 型更易形成淀粉样纤维。此型最常见于原发性淀粉样变性和骨髓瘤患者。②淀粉样纤维似与轻链无关，而主要由一种不同于 Ig 的 A 蛋白组成，这可能是由于浆细胞产生的免疫球蛋白经过吞噬细胞溶酶体酶的蛋白水解作用转变而成，多见于继发性淀粉样变性患者。③家族性淀粉样变性患者的淀粉纤维主要为正常或异常的前白蛋白复合物（分子量 14kD），其次为 β_2 微球蛋白。

第二节 免疫球蛋白异常增生的常用免疫学检测

临床诊断考虑为多发性骨髓瘤、巨球蛋白血症或其他浆细胞恶变疾病时，凡检出无法解释的免疫球蛋白异常增高，都应做进一步检测。一般先进行区带电泳分析、免疫球蛋白定量检测或尿本周蛋白定性作为初筛实验；阳性者应进一步进行免疫电泳、免疫固定电泳、免疫球蛋白亚型定量、血清及尿液中轻链等检测予以确定；同时进行动态追踪观察，以帮助对病情、疗效的了解和预后推断。血清区带电泳可检出 M 蛋白，但不能检出 M 蛋白类型；免疫电泳、免疫固定电泳可检出 M 蛋白类型，但不能确定其含量。疑为本周蛋白阳性的标本应进一步对尿中 κ、λ 链进行定量分析，或将尿液透析浓缩 50 倍后做免疫固定电泳分析。疑为冷球蛋白血症或轻链病时，均应进行冷球蛋白或本周蛋白测定加以印证。

一、血清蛋白区带电泳

通过蛋白质区带电泳这一血清蛋白的经典分析方法，血清（或尿液）标本中不同性质的蛋白质可明显形成不同区带，经正常电流图谱比较分析，极易发现患者电泳图谱出现狭窄而浓缩的集中带，即 M 区带。这是由 M 蛋白化学结构高度均一、电泳迁移率一致所致。将此区带电泳图谱扫描，可计算异常蛋白的含量和百分比。M 区带较多见于 γ 或 β 区，偶亦可见于 α 区，区带电泳位置可大致反应免疫球蛋白类型。IgG 型多位于 α 区至 γ 区，IgA 型多位于 γ1 与 β 区，IgM 型多位于 β2 或 γ 区，IgD 型多位于 β 或 γ 区，但最终确定还需使用特异性抗体进行鉴定。需要注意的是，某些情况下出现的假性狭区带易与 M 蛋白混淆，例如：溶血标本中血红蛋白形成的 β 位区带、陈旧血清中聚合 IgG 形成的近原位窄区带、由类风湿因子形成的位于 γ 区中间的细区带，应进一步做免疫电泳等分析区分鉴定。

轻链病患者有时血清中 M 蛋白检测阴性，需要进行尿液本周蛋白检测。非分泌型骨髓瘤患者存在浆细胞骨髓瘤的临床表现，血清蛋白区带电泳中不能检出单克隆丙种球蛋白的 M 区带，往往呈现低丙种球蛋白血症的区带特征，为明确诊断需对患者骨髓中恶性浆细胞进行免疫荧光染色分析，或提取其恶性浆细胞经溶解后再行免疫球蛋白分析。多克隆丙种球蛋白病临床上更为常见，是受抗原刺激引起多株细胞过度免疫应答的结果，因此血清蛋白电泳图谱在 γ 区域呈现着色深浓、宽阔而不匀区带，易与 M 蛋白相鉴别；免疫球蛋白的升高谱型大多无特异性，一般以 IgG 升高多见，可伴 IgA 或 IgM 升高，也可 IgA 或 IgM 单独升高。低丙种球蛋白血症则表现为 γ 区缺失。

二、免疫电泳

免疫电泳是将区带电泳和免疫扩散相结合的免疫学分析方法。根据 M 蛋白在免疫电泳中所形成的特殊沉淀弧，观察其电泳迁移位置与抗原特异性关系，可将其免疫球蛋白类型与其轻链型加以鉴定。一般多采用抗 IgG、IgM、IgA、κ 及 λ 轻链等 5 种抗血清进行实验，抗正常人血清作为对照。M 蛋白与相应抗体发生反应所出现的沉淀弧与普通沉淀弧相比较，宽且凸出呈弓形，较易辨认。以下情况有助于结果判断与提示：

① 若待测血清标本与某型免疫球蛋白重链及轻链抗血清产生相同迁移度的特殊沉淀弧，提示存在 M 蛋白，多见于 IgG、IgA 或 IgM 型多发性骨髓瘤或原发性巨球蛋白血症等。

② 若在同一抗轻链血清反应中同时出现 2 条毗邻的特殊沉淀弧，则可能是除 M 蛋白以外同时存在游离轻链，偶也可为两种 M 蛋白，需进一步进行尿液中本周蛋白测定。

③ 若患者血清中仅与其中一种抗轻链抗血清产生一条特殊沉淀弧，而其他 5 种抗重链抗血清均不产生此种特殊沉淀弧，则考虑以下情况的存在：a. 伴有肾功能不全的轻链病，游离轻链较少从尿液中排出而滞留于血液中；b. 存在轻链的四分子多聚体，分子量（90kD）较大，不易自尿液排出而滞留于血液中；c. 尚未发现的新重链免疫球蛋白。

④ 若患者血清只与 IgG、IgA 或 IgM 中的一种抗重链血清产生一条特殊沉淀弧，但在两型抗轻链血清中无相应位置的沉淀弧出现，血清标本经 2-巯基乙醇还原处理后仍无改变，则提示重链病，需进一步测定其分子量。

⑤ 非分泌型丙种球蛋白病血清中某一类型的免疫球蛋白含量一般不会太高，沉淀弧带偏近抗体槽可影响分析，必要时需对血清标本进行不同稀释进行结果比较。有时某些 M 蛋白（例如 IgA 或 IgM）的四级结构会阻碍轻链抗原决定簇与其相应抗血清结合，易误诊为重链病，需在血清标本中加入 2-巯基乙醇（10μL/mL 血清）做还原处理后再重复实验予以鉴定。

⑥ 进行游离轻链分析时，由于轻链分子量小、扩散快，需每隔 10min 观察一次，且标本浓度不宜过高。

⑦ 若免疫电泳仍不能完成 M 蛋白分类鉴定，可考虑应用免疫选择电泳、免疫固定电泳作为补充，以进一步分析确定。

三、免疫选择电泳

将含抗 κ 或 λ 血清的琼脂制成薄层琼脂板，打孔后加入待测标本进行火箭电泳，将标本中免疫球蛋白电泳扩散形成火箭样沉淀峰。然后于两侧各挖一槽，加入某型免疫球蛋白抗血清或另一型轻链抗血清，温育扩散后，按沉淀弧形成的情况进行分析鉴定。

四、免疫固定电泳

该方法类似免疫电泳，将待测标本在琼脂平板上做区带电泳分离后，于其上覆盖含抗 κ 或 λ 轻链或各类重链的抗血清滤纸，当抗体与某区带中的单克隆免疫球蛋白结合后，便形成复合物而沉淀下来；再通过漂洗与染色，呈现浓而狭窄的着色区带，即可判断单克隆丙种球蛋白的轻链和重链型别。

五、血清免疫球蛋白定量

单向琼脂扩散法、免疫浊度法是免疫球蛋白定量测定较常用的方法，前者较简便，后者更为准确迅速。恶性单克隆丙种球蛋白病常呈现某一类丙种球蛋白的显著增高（大多超过 30g/L），而正常免疫球蛋白，包括与 M 蛋白同类的丙种球蛋白含量则显著降低。良性丙种球蛋白病患者的血清中 M 蛋白的升高幅度一般不像恶性丙种球蛋白病那么高（多不超过 20g/L），M 蛋白以外的免疫球蛋白含量一般仍在正常范围之内。如在单向扩散试验中出现双圈沉淀环，则标本中可能存在某种免疫球蛋白片段的 M 蛋白。由于不同实验室所用抗血清特异性差异，可造成 M 蛋白定量结果的不同，特别在使用某种疾病患者的某一株 M 蛋白制备的抗血清检测其他疾病患者的 M 蛋白时，若能配合区带电泳光密度扫描常可纠正这种误差。

进行免疫球蛋白的定量检测，不仅有助于丙种球蛋白病的诊断，对丙种球蛋白病的良恶性鉴别也具有很大帮助。同时进行动态观察，对病情和疗效判断有一定价值。M 蛋白含量常可反映病情轻重，尤其对同一患者，M 蛋白含量明显增高常提示病情恶化；经有效治疗后，M 蛋白含量可逐渐下降，而正常免疫球蛋白含量则趋向正常。

六、其他检测方法

1. 本周蛋白检测

本周蛋白即尿中游离的免疫球蛋白轻链，其检测对轻链病的诊断是必不可少的项目，并对多发性骨髓瘤、原发性巨球蛋白病、重链病等疾病的诊断、鉴别和预后判断均有一定帮助。

本周蛋白在 pH 5.0 的条件下，加热至 50～60℃时出现沉淀，继续加热至 90℃后又重新溶解。根据这种理化性质，又将其称为凝溶蛋白，故可根据这一特点，用化学方法进行检测。这种加热沉淀法简便易行，但敏感度较低，也不能确定轻链的型别。

也可用抗 κ 和 λ 型轻链抗血清进行免疫电泳分析。为提高检出率，尿标本宜先用聚乙二醇通过透膜浓缩。游离轻链往往与其中一型的抗血清起反应，在 β-γ 区附近形成一条致密的弓形沉淀弧。有时轻链还含有其他蛋白，要注意识别。如多克隆免疫球蛋白常同时与 κ 和 λ 两型抗轻链血清形成沉淀弧，而单克隆免疫球蛋白（M 蛋白）虽只与其中一型抗轻链血清反应，但也与某一型重链抗血清产生一位置相同的沉淀弧，通过观察分析可作出正确判断。

轻链病患者尿中可测得本周蛋白，但由于其分子量较小，易迅速自肾排出，故血中反而呈阴性，检测时应该注意。

2. 冷球蛋白检测

冷球蛋白是血清中的一种特殊蛋白质，在 4℃时自发沉淀，加温至 37℃时又可溶解，故常利用这种可逆性冷沉淀的特性对其进行测定。取患者外周血，分离出血清置 4℃冰箱中，一般在 24～72h 出现沉淀，若 1 周仍不出现沉淀方可判断为阴性。如形成沉淀，再置 37℃温育使其复溶，也可将冷沉淀物离心洗涤后做定性与定量分析。

进行冷球蛋白研究和检测时，必须注意以下事项：①部分单克隆冷球蛋白可在低于 10℃时发生沉淀，故标本采集时必须将注射器和容器预温，离心及整个操作过程中也都要注意保温；②部分冷球蛋白在冷条件下可迅速沉淀，但有一些则需数天，因此血清需在 4℃下放置 1 周方可确认为阴性；③大部分正常人血清也含有多克隆冷球蛋白，但通常不超过 80μg/mL；④冷纤维蛋白原、C 反应蛋白-蛋白复合物、肝素沉淀蛋白等亦具有冷沉淀特性，应加以区别鉴别。

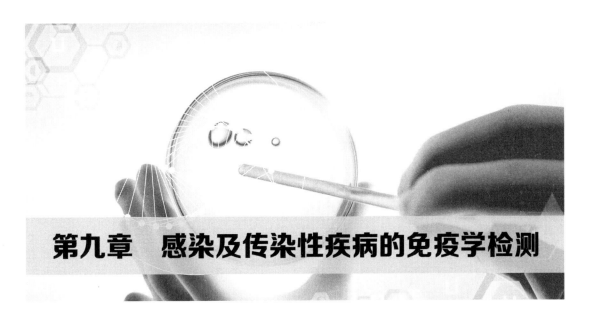

第九章 感染及传染性疾病的免疫学检测

第一节 病毒感染性疾病的免疫学检测

一、流感病毒感染

1.流感病毒

流感病毒可分为甲、乙、丙三种类型，流感病毒经常发生变异，易造成暴发和新的流行。病毒抗原检测常采用免疫荧光或酶标记技术，快速、灵敏度高，有助早期诊断。病毒抗体检测可采用血凝抑制试验、补体结合试验、时间分辨免疫荧光技术。

2.禽流感病毒

禽流行性感冒（AI）简称禽流感，是一种涉及从呼吸系统到严重全身性败血症等多种症状的综合病征，高致病性禽流感亚型多为 H5 或 H7 血清型。禽流感病毒抗原检测主要采用血凝抑制试验、神经氨酸抑制试验、琼脂免疫扩散试验、ELISA 法、抗体斑点-ELISA（Dot-ELISA）。抗体检测包括特异性 IgM、IgG，前者提示现症或早期感染，后者提示既往感染或感染后恢复期。

二、轮状病毒感染

轮状病毒（rotavirus）是婴幼儿胃肠炎和腹泻的重要病原体。病毒感染检测包括电镜检查病毒颗粒、免疫学检测、RT-PCR 法。抗原检测方法采用 ELISA、免疫酶斑点试验；抗体检测可采用 ELISA 法检测血清中特异性 IgM、IgG 抗体，通常感染 5 天后可测出 IgM 水平显著升高。

三、肝炎病毒感染

（一）甲型肝炎病毒

甲型肝炎病毒（HAV）属小 RNA 病毒科，仅有 1 个血清型。特异性抗体检测采用

ELISA 法、化学发光法。

（二）乙型肝炎病毒

1. HBV 不同血清标志物

（1）乙型肝炎表面抗原（HBsAg）　存在于 Dane 颗粒表面、位于病毒表面的一种糖蛋白，有 4 种亚型（adr、adw、ayr、ayw）。HBsAg 是判断 HBV 感染的主要指标之一，刺激机体产生保护性抗体（HBsAb），检测方法包括 SPRIA 法（固相放射免疫法）、ELISA 法、RPHA（反向间接血凝试验）法，化学发光法可对血清中的 HBsAg 进行定量检测，对乙型肝炎患者的动态疗效观察很有价值。HBsAg 检测常用于乙肝患者的筛选和普查，阴性不能完全排除乙型肝炎；同时出现 HBsAg 和 HBsAb，可能是不同亚型重复感染，或暴发性肝炎或慢性活动性肝炎患者；若仅表现为 HBsAg 阳性者，传染性较弱。

（2）乙型肝炎表面抗体（HBsAb）　是一种保护性抗体，是机体感染或接种乙肝疫苗的标志。若出现一过性 HBsAg 阳性，则 HBsAb 可以为阴性。HBsAb 阳性提示急性感染后的康复；在接受 HBsAb 阳性血液的受血者中，可出现短暂性 HBsAb 阳性；HBV 疫苗接种成功后，可出现 HBsAb 阳性；HBsAb 与 HBsAg 同时阳性，可见于暴发性肝炎或慢性活动性肝炎患者，或不同亚型重复感染；HBsAg 含量消失同时伴 HBsAb 出现，是目前临床上慢性乙型肝炎治疗的最终理想目标。

（3）乙型肝炎 e 抗原（HBeAg）　是乙肝传染性标志，HBeAg 阳性可能性越大，HBsAg 检出率越高且效价越高。HBeAg 阳性标志着较强的感染和传染性。

（4）乙型肝炎 e 抗体（HBeAb）　多出现于急性肝炎恢复期患者，比 HBsAb 转阳要早。HBeAb 常在 HBsAg 即将消失或已经消失时检出，存在于乙肝恢复期及痊愈患者血清中，也可出现于慢性肝炎、肝硬化或无症状 HBsAg 携带者，可长期存在。

（5）乙型肝炎核心抗原（HBcAg）　是乙肝病毒存在的直接标志，HBcAg 与 HBV 复制呈正相关，可反映 HBV 活动性及复制程度。HBcAg 阳性有助于急性乙肝、暴发性乙型肝炎的诊断，有助于区分慢性活动性或非活动性肝炎，并有助于乙肝疗效和预后判断。

（6）乙肝核心抗体-IgM（HBcAb-IgM）　是早期 HBV 感染的特异性血清学标志，效价降低常提示预后较好。HBcAb-IgM 有助于区分慢性活动性或非活动性肝炎，常用于暴发性乙型肝炎诊断。

（7）乙型肝炎核心抗体（HBcAb-IgG）　在乙肝病毒感染后出现较早，不是保护性抗体，有流行病学调查意义。

（8）乙肝病毒前 S1 抗原（pre-S1）　仅在 HBV-DNA 阳性血清中检出，提示传播病毒的危险性明显提高。

（9）乙肝病毒前 S2 抗原（pre-S2）　pre-S2 携带一种高免疫性的抗原决定簇，具有多聚蛋白受体。pre-S2 与 HBV 感染和复制有着密切关系，可作为 HBV 复制标志之一，与 HBV-DNA 活动呈正相关。

2. 常用检查方法

（1）检测 Dane 颗粒　Dane 颗粒是完整的 HBV，血液中出现 Dane 颗粒表示 HBV 处于活动复制状态，是一个传染性指标。一般采用电镜或免疫电镜检测。

（2）检测病毒 DNA　应用聚合酶链式反应（PCR）的 DNA 扩增法检测血清中有无 HBV DNA，可检出极微量的 HBV 基因组，以进行疾病诊断，在较大医院中也被作为药物疗效的考核指标。PCR 法比常法的敏感性高出 1 万倍，应用时易出现假阳性。

（3）检测 HBV 抗原及抗体　目前主要采用血清学 ELISA 法检测。HBsAg 检测最为重要，可发现无症状携带者，是献血员筛选的必检指标。

3. HBV 抗原抗体消长的一般规律

（1）隐性感染　HBsAg、HBeAg 滴度低；抗-HBcAb 出现较迟，滴度不高；抗-HBsAb 出现早，滴度高，持续时间长；抗-HBeAb 出现较早，滴度较低，消失较快。

（2）急性肝炎　HBsAg、HBeAg、抗-HBcAb 滴度高；抗-HBsAb 出现迟，滴度低；抗-HBeAb 出现较晚，消失较慢。

（3）慢性持续性肝炎　HBsAg、HBeAg、抗-HBcAb 滴度高，持续 6 个月以上；抗-HBsAb 持续阴性；抗-HBeAb 出现很晚。从 HBeAg 阳性转换为抗-HBeAb 阳性时间长短有个体差异。

4. HBV 抗原抗体检测的临床意义

HBV 抗原、抗体的血清学标志与临床关系较为复杂，必须对几项指标同时分析，方能有助于临床判断。临床上，不同类型的患者可出现乙肝病毒（HBV）血清标志物的各种组合阳性结果，应根据病情综合判定其临床意义。常见 HBV 抗原抗体检测结果的临床意义见表 9-1。

表 9-1　常见 HBV 抗原抗体检测结果的临床意义

HBsAg	HBeAg	HBeAb	HBcAb		HBsAb	提示临床意义
			IgM	IgG		
−	−	−	−	−	−	未感染过 HBV，无免疫力，可为输血员
−	−	−	−	−	+	接种后或感染过 HBV，无传染性，具免疫力
−	−	−	−	+	−	无症状携带者或低水平慢性感染，有传染性
+	+	−	+	−	−	急性乙肝，有传染性（大三阳）
+	+	−	−	+	−	慢性乙肝，有传染性（大三阳）
−	−	+	−	+	+	乙肝恢复期，传染性低
+	−	−	−	−	−	HBsAg 携带者
+	+	−	−	−	+	急性乙肝潜伏期
+	+	−	−	−	−	潜伏期或者急性乙肝早期，传染性高
+	−	+	+/−	−/+	−	急性期或无症状慢性携带后，传染性低（小三阳）
+	+	−	(+)	+	+	不同血型再感染，产生 Ab，具免疫力
−	−	+	(+)/(−)	+	+	急性乙肝恢复期
−	−	−	(+)/(−)	+	+	痊愈，有免疫力，无传染性

（1）乙型肝炎的诊断　HBsAg、HBeAg、抗-HBcAb 阳性且滴度高，可诊断为乙型肝炎。

（2）判断传染性　血清中出现 HBsAg、HBeAg、抗-HBcAb IgM，表示具有传染性。HBeAg、抗-HBcAb IgM 通常出现在高滴度 HBsAg 阳性的血清中。

（3）判断预后　　HBsAg、HBeAg、抗-HBcAb 高滴度阳性持续 6 个月以上，应考虑乙型肝炎已由急性转为慢性。HBsAg、HBeAg 转阴，表示乙型肝炎进入恢复期，预后良好。

（4）筛选输血员　　应用当前最敏感的方法检测，只有"两对半"抗原抗体系统均呈阴性者才有可能成为输血员。

（5）流行病学调查　　应用 HBV 抗原抗体系统检测法进行流行病学调查，可发现无症状病毒携带者。因为这种人群在乙型肝炎传播中危险性最强，必须予以高度重视。

（三）丙型肝炎病毒

丙肝病毒（HCV）刺激机体产生的抗 HCV 不是中和抗体，无保护性。抗 HCV 是 HCV 感染的标志性物质，抗 HCV-IgM 阳性可作为 HCV 活动性复制的血清学标志，与慢性丙肝患者的急性发作有关。

（四）丁型肝炎病毒

丁肝病毒（HDV）是一种单股负链 RNA 的缺陷病毒，为 HBV 的伴随病毒，临床表现一定程度上取决于同时伴随的 HBV 感染状态。HDV 的免疫学检测主要针对 HDVAg、抗 HDV 总抗体、HDV-IgG、HDV-IgM，以判定 HDV 的感染程度和疾病转归。

（五）戊型肝炎病毒

戊肝病毒（HEV）是一单股正链无包膜的 RNA 病毒。HEV 的免疫学检测包括抗原检测和抗体检测，可采用免疫荧光法、免疫电镜直接检测组织内 HEVAg，ELISA 法检测分泌物（例如：粪便或胆汁）的 HEVAg。HEV IgM 出现和消失均较早，持续时间短，是 HEV 急性感染的诊断指标。

四、SARS 病毒感染

SARS 病毒是一种新型冠状病毒，为单链 RNA 病毒，是人畜共患病原体。目前已发现有 6 个变种，感染早期抗体无法检出，急性期至恢复期的阴性结果转为阳性或动态抗体效价 4 倍增长，提示近期感染。

第二节　性传播疾病的免疫学检测

性传播疾病（sexually transmitted diseases，STD）是指通过性接触传染并传播的疾病，梅毒、淋病、尖锐湿疣、非淋菌性尿道炎、生殖器疱疹、软下疳、性病性淋巴肉芽肿、艾滋病等较常见。性病的传播流行不仅危害个人健康，也殃及家庭、贻害后代，同时也成为严重的公共卫生和社会问题。

一、梅毒

由梅毒螺旋体感染引起的一种慢性全身性性传播疾病，被 WHO 列为世界上最常见的 50 种传染病之一，是我国规定的重点防治性病之一，也是《中华人民共和国传染病防治法》规定的乙类传染病。螺旋体侵入机体后，组织中的磷脂可黏附其上形成复合抗原，刺激机体产生抗磷脂的自身免疫抗体（称为反应素），可与牛心肌或其他正常动物心肌提取的类脂质抗原发生沉淀反应（康氏试验）或补体结合反应（华氏试验）。根据检测所用抗原不同，梅毒的血清学检测包括非梅毒螺旋体抗原血清试验、梅毒螺旋体抗原血清试验。

1. 非梅毒螺旋体抗原血清试验

此类试验的抗原基本成分均为心磷脂、卵磷脂、胆固醇，抗原抗体结合形成免疫复合物，凝集成肉眼可见的网状沉淀颗粒。主要包括性病研究实验室试验（VDRL）、不加热血清反应素试验（USR）、血浆反应素环状卡片试验（RPR）、甲苯胺红不加热血清试验（TRUST），敏感性、特异性基本相似，适用于大量人群的筛查。

未感染者实验结果阴性。阳性检测结果的临床意义为：

① 已知病史或有梅毒症状体征者，若本试验阳性即可确诊；若初次试验阴性，有可能反应素抗体尚未升高，可在2～4周后复查。

② 病史不详或无症状体征者，未接受治疗的早期梅毒（Ⅰ、Ⅱ期）在感染后数周血清学试验仍阴性，反应素效价可急骤上升达（1:4）～（1:256）；若初次试验效价>1:4，间隔2～4周应复查，效价上升2个滴度以上或2次试验都是高效价，可作为梅毒患病的依据；潜伏期梅毒除血清学试验阳性外，可无任何症状体征，但随时间推移，反应素效价可逐渐下降；早期、潜伏期梅毒检测阳性率约95%，晚期约72%，感染后30年未治疗的晚期梅毒患者，50%可出现反应素效价自然下降直至阴性；患者经适当治疗后，效价随即下降，治疗愈早下降愈快。

③ 麻风、回归热、疟疾、雅司病患者可出现假阳性结果。

2. 梅毒螺旋体抗原血清试验

此类试验采用梅毒螺旋体作抗原，为特异性抗原抗体反应。主要包括梅毒螺旋体血球凝集试验（TPHA）、梅毒螺旋体明胶颗粒凝集试验（TP-PA）、荧光梅毒螺旋体抗体吸收试验（FTA-ABS）、梅毒螺旋体抗体酶联免疫试验（ELSA-TP）、梅毒螺旋体蛋白印迹试验（WB-Test）。

TPHA、TP-PA试验原理基本相同。TP-PA试验采用梅毒螺旋体致敏明胶颗粒替代TPHA试验中的致敏绵羊红细胞，致敏颗粒与人血清中抗梅毒螺旋体抗体特异性结合后，产生肉眼可见的凝集反应，具有较高的敏感性。明胶粒子为洋红色，操作上也较为方便，结果检出较为快捷。FTA-ABS试验是以完整的梅毒螺旋体作为抗原，与经吸收剂（Reiter螺旋体制备而成）吸收预处理的梅毒患者血清反应，形成特异性抗原抗体复合物，再加入荧光素（FITC）标记的抗人免疫球蛋白，使之与抗梅毒螺旋体抗体结合，形成"完整梅毒螺旋体抗原-患者血清抗体-荧光素标记的抗人免疫球蛋白"抗原抗体复合物。在荧光显微镜下，螺旋体显出苹果绿色荧光即为阳性反应。FTA-ABS试验是检测梅毒的"金标准"。

梅毒螺旋体血清试验可作为非梅毒螺旋体抗原血清试验初筛阳性标本的确认试验，未感染者实验结果阴性。阳性检测结果特异性强，可诊断为梅毒。TP-PA阳性不能区分既往感染和现症感染，应结合非梅毒螺旋体抗原血清试验结果进行综合分析诊断。梅毒患者经过有效治疗后，TP-PA试验仍可阳性，故TP-PA试验单纯阳性与否观察不能作为疗效观察指标，检测抗体滴度可监测病情进展及进行疗效观察。

二、淋病及非淋菌性尿道炎

淋病是指由淋病奈瑟菌（简称淋球菌）引起的各种化脓性感染，是一种常见的性传播疾病。细菌培养为诊断淋病的金标准，从选择性培养基中分离出淋球菌即可诊断淋病，敏感性可达81%～100%，特异性极高（100%），亦可发现无症状淋球菌感染患者、确诊儿童性虐待、用于进一步做药敏试验，也可用于治疗后的预后判断试验。

非淋菌性尿道炎（NGU）是指由性接触传染的尿道炎，临床上有尿道炎表现，但尿道分泌物中淋球菌检查阴性。40%～50%由沙眼衣原体引起，20%～30%由支原体引起，10%～20%由阴道毛滴虫、白色念珠菌和单纯疱疹病毒等引起。沙眼衣原体有 15 个血清型，A、B、Ba、C、D～K、L1、L2、L3，其中 A、B、Ba、C 型最常引起沙眼，D～K 型主要感染泌尿生殖道，L1、L2、L3 型引起性病性淋巴肉芽肿。沙眼衣原体抗体检测，血清抗体水平升高（＞1：64）可见于沙眼衣原体性附睾炎、输卵管炎，新生儿衣原体肺炎中沙眼衣原体 IgM 抗体滴度升高。

三、艾滋病

随着全球艾滋病（AIDS）预防控制需求的不断增长，HIV 相关的免疫学检测技术与方法不断发展进步，为临床诊断、治疗、疾病进展监测、HIV 感染监测提供了重要保障。

1. 抗原抗体检测

（1）筛查检测　主要包括 ELISA 法、化学发光或免疫荧光试验、快速检测试验。最常用的为 ELISA 法，目前相关试剂已发展到第四代，采用重组或合成 HIV 多肽抗原或 p24 的单克隆抗体进行固相包被，双抗原夹心法检测 HIV 抗体，双抗体夹心法检测 p24 抗原，窗口期可缩短至感染后 2 周。

（2）确证检测　目前，我国常用的抗体确证试验是 Western blot 蛋白质印迹法。存在非特异反应或样本处于 HIV 感染非窗口期均可能导致试验结果不确定，此时须进一步随访或进行核酸检测。Western blot 试验结果须谨慎结合患者感染的流行病学背景进行综合分析。另外，Western blot 所包括的快速法和隔夜孵育法，即使同一种试剂分别采用两种不同方法，试验结果也可能出现不同；对于可能反应性较弱的样本不推荐使用快速法，以防漏检漏诊。

2. 核酸检测

（1）DNA 检测　PCR 法检测 HIV-DNA 可用于 HIV 感染窗口期的早期诊断，还可作为血清学不确定结果的验证和补充，以及用于确定接种 HIV 疫苗者的真实感染状态。

（2）病毒载量检测　病毒载量可用于抗体检测的辅助诊断。由于病毒载量与 HIV 疾病进程密切相关，其检测结果可以帮助确定感染者的疾病发展阶段。目前国际通用的病毒载量检测方法包括核酸序列依赖性扩增、反转录聚合酶链式反应系统、枝状核酸信号发达系统。

3. CD4$^+$T 淋巴细胞计数

常用流式细胞仪 FCM 荧光检测法获得 CD4$^+$T 淋巴细胞计数，用以判定病情、了解抗病毒治疗效果、进行预后评估。

第三节　宫内感染的免疫学检测

TORCH 是指一组病原体（T：刚地弓形虫；O：其他病原微生物；R：风疹病毒；C：巨细胞病毒；H：单纯疱疹病毒），当孕妇体内出现上述病原体感染后，新生儿致畸率、致残率、致死率显著升高，可导致流产、胎停育、早产、死胎、胎儿畸形等。

一、风疹病毒抗体检测

风疹是由风疹病毒（RUV）引起的出疹性呼吸道传染病，该病毒属 RNA 病毒，只有一个血清型，病后可获得终身免疫力，孕早期感染可导致胎儿畸形。针对风疹病毒感染的免疫学检测包括抗体总效价、IgG 与 IgM 测定。常采用血凝抑制试验、中和试验或补体结合法测定抗体总效价，IgG 测定可帮助了解人群风疹隐性感染水平及观察疫苗接种效果，羊水 IgM 测定可辅助判断是否存在宫内感染。婴儿出生时如有特异性高效价 IgM 抗体，可确诊为先天性风疹。

二、巨细胞病毒抗原及抗体检测

人巨细胞病毒（HCMV）是人类疱疹病毒组中最大的一种，属疱疹病毒科，核心为双股线型 DNA。HCMV 引起的全身性感染综合征，又称为巨细胞包涵体病。免疫学检测包括 HCMV 抗原检测、特异性抗体检测，前者多采用免疫荧光检查（DEAFF）以进行 HCMV 抗原血症诊断，后者包括特异性 IgG、IgM 抗体检测。

三、单纯疱疹病毒抗原及抗体检测

单纯疱疹病毒（HSV）是一种 DNA 病毒，可分为 HSV-1、HSV-2 两个亚型，HSV-1 型主要引起生殖器以外部位的感染，HSV-2 型主要引起生殖器部位皮肤黏膜感染。HSV 抗原检测方法主要为免疫荧光法、ELISA 法等，HSV 抗体检测方法主要包括间接免疫荧光法、ELISA 法等。

四、弓形虫抗原及抗体检测

弓形虫（TOX）寄生于各种有核细胞内，引起弓形虫病。活体组织检查或动物接种如获得阳性可确诊，目前多使用免疫学方法进行。循环抗原的检测多采用 ELISA 双抗体夹心法；以全虫为抗原、虫体裂解后的提取物质为抗原或以滋养体为抗原，进行特异性抗体检测。阳性检测结果对习惯性流产的病因分析具有参考价值，弓形虫可经胎盘感染胎儿，脑及眼为主要受累器官，妊娠期间母体感染可导致流产、早产、死产、先天畸形，并增加妊娠并发症，隐性感染的婴儿也可于成年出现症状。另外，获得性弓形虫病由消化道感染，多发生于大龄儿童及成人，以淋巴腺受累最为多见；弓形虫感染引起的猫抓病等亦可呈阳性。

第四节　其他传染性疾病的免疫学检测

一、伤寒、副伤寒

肥达反应是检测患者血清中有无伤寒、副伤寒杆菌抗体的免疫学实验。将被检血清倍比稀释后分别与伤寒杆菌的 H、O 抗原（检测抗体分别为 TO、TH），副伤寒杆菌甲、乙、丙型的 H 抗原（检测抗体分别为 PA、PB、PC），在适宜反应介质中进行凝集效价测定。正常范围参考值：TO<1：80、TH<1：160、PA<1：80、PB<1：80、PC<1：80，阳性结果的临床意义为：

① TH 及 TO 效价均增高可诊断为伤寒，TO 及 PA、PB、PC（其中任一项）效价≥1：80，可诊断为副伤寒甲或乙或丙，若效价随病情逐渐上升诊断价值更大。

② 伤寒患者发病 1 周左右才出现肥达反应，1 周内阳性率为 50%，第 4 周可达 90%。

③ TH 凝集效价升高而 TO 不高者，可能原因为：a.曾接受过伤寒菌苗接种；b.曾罹

患伤寒；c.少数伤寒患者因 TO 凝集效价被 Vi 抗原影响不显示增高，仅 TH 凝集效价增高；d.其他沙门氏菌感染。

④ 曾预防接种伤寒混合疫苗，再感染伤寒时 TH 与 TO 凝集效价上升较快；但在疾病恢复期，凝集效价并不太高，主要是由于预防接种后体内产生特异性抗体，再感染时病情较缓和。

⑤ 过去曾接种伤寒菌苗或曾患伤寒，近期又感染流感、布氏杆菌时，可产生高滴度 H 凝集素及较低 O 凝集素，该现象为免疫记忆反应。

⑥ 一般应取双份血清（急性期和恢复期）作对比，若呈 4 倍以上增长则诊断价值更大，凝集素明显上升是新近感染伤寒的表现。

二、立克次体病

一些立克次氏体的脂多糖可与普通变形杆菌某些菌株（OX_{19}、OX_2、OX_K）的菌体抗原具有共同抗原成分（见表 9-2）。由于变形杆菌抗原易于制备，因此以其代替立克次氏体抗原，与患者血清进行非特异性凝集反应，检测血清中有无相关抗体，称为外斐反应（Weil-Flix reaction），用于立克次体病的辅助诊断。被检血清凝集效价≥1：160 或双份血清效价增长≥4 倍，确定为阳性反应。流行性及地方性斑疹伤寒、恙虫病患者可出现阳性反应。由于该试验为非特异性，因此必须同时结合流行病学和临床症状综合分析评判，才能作出正确诊断。

表 9-2　主要立克次氏体与变形杆菌菌株抗原交叉反应

立克次氏体	变形杆菌		
	OX_{19}	OX_2	OX_K
普氏立克次氏体	＋＋＋	＋	－
斑疹伤寒立克次氏体	＋＋＋	＋	－
恙虫病立克次氏体	－	－	＋＋＋
Q 热柯克斯体	－	－	－
五日热巴通体	－	－	－

三、链球菌感染

1. 抗"O"试验

链球菌溶血素"O"为 A 族溶血性链球菌产生的致病物质，可刺激机体产生特异性抗体，即抗链球菌溶血素"O"（ASO）。链球菌细胞壁 M 蛋白与人心肌、肾小球基底膜具有共同抗原，M 蛋白刺激机体产生的抗体亦可与心肌、肾小球基底膜细胞发生结合，导致免疫病理损伤，即风湿热、风湿性心内膜炎、急性肾小球肾炎等疾病。

一般采用胶乳凝集试验进行抗链球菌溶血素"O"定性分析。溶血性链球菌感染 1 周后 ASO 即开始上升，4～6 周达高峰；风湿热患者在感染溶血性链球菌 4～6 周后，80％的患者可见 ASO 增高。ASO 增高常见于急性咽炎等上呼吸道感染、风湿性心肌炎、心包炎、风湿性关节炎、急性肾小球肾炎等；免疫功能不全患者即使出现上述疾病，ASO 亦可不增高。

2. 肺炎链球菌抗原检测

链球菌是社区获得性肺炎（community acquired pneumonia，CAP）的重要致病菌，用体外快速免疫色谱法测定患者尿液中的肺炎链球菌抗原，可作为肺炎链球菌肺炎的辅助诊断。

四、肺炎支原体感染

肺炎支原体目前认为是非典型肺炎的病原体，分离病原体耗时，且阳性率低，目前常用免疫学检测法进行肺炎支原体冷凝集试验。肺炎支原体感染的患者，血清中常含有非特异性冷凝集素，此种免疫球蛋白为 IgM，在 4℃沉淀、30℃易于聚合、37℃呈可逆性完全散开，能在 0～4℃与自身红细胞或 "O" 型人红细胞发生凝集。将人红细胞与待检血清混合，置 0～4℃中 2h，取出观察凝集现象，借以判断冷凝集素的存在和效价。正常人群的血清冷凝集素效价在 1:32 以内。75％支原体肺炎患者，病后第 2 周冷凝集素效价可达（1:32）～（1:64）或更高，4 周达高峰，6 周后下降或消失。双份血清效价有 4 倍以上增长或效价≥1:64 有诊断意义。某些疾病如传染性单核细胞增多症、重症贫血、疟疾、骨髓瘤、热带嗜酸细胞增多症、腮腺炎引起的睾丸炎、螺旋体病、雷诺病、锥虫病、肝硬化等，亦可呈阳性反应。个别凝集效价可达 1:32 或以上，故本试验阳性必须结合临床进行综合分析。同时需要注意，患者血清切勿 4℃冷藏后分离，不能将血清留置在 20℃以下，室温低于 20℃时应在 37℃分离血清。

五、结核分枝杆菌感染

分枝杆菌科结核分枝杆菌属中的人型和牛型是人类结核病的主要致病菌，感染后可诱导抗感染细胞免疫和体液免疫反应。相关免疫学检测包括结核菌素试验、分枝杆菌抗体检测、核杆菌抗原检测、结核特异性 IgG 检测。

六、嗜肺军团菌感染

军团菌属种类繁多，目前已确认 52 个种、70 多个血清型，其中与人类疾病关系最为密切的是嗜肺军团菌（*Legionella pneumophila*，LP）。目前已发现 LP 有 16 个血清型，我国发生的军团菌肺炎以 LP1、LP6 血清型为主。军团菌感染患者尿液中可排出一种具有热稳定性及抗胰蛋白酶活性的抗原，其在尿液中的浓度是血清浓度的 30～100 倍，可在发病 1 天后检测，大约可在体内持续存在至有效抗菌治疗数日或数周后，通过测定可实现军团菌感染的快速、早期诊断。

七、侵袭性真菌感染

随着实体器官移植、骨髓移植、留置导管、肿瘤及 AIDS 等患者的增多，免疫抑制剂、抗生素、激素以及抗瘤药物等的应用越来越广泛，导致侵袭性真菌感染（invasive fungi infection，IFI）患者数量显著增加。针对真菌感染的检测，依靠形态学的真菌培养鉴定烦琐而耗时，近年来真菌感染的免疫学检测方法不断发展。

1. 隐球菌荚膜多糖抗原检测

AIDS 或免疫功能低下患者，引起隐球菌感染继发感染的多以新型隐球菌为主，隐球菌性脑膜炎是 AIDS 患者最常见的死亡原因之一。对于隐球菌病的诊断，传统方法是病原体检查，从标本里检测出隐球菌，或检测出菌体周围包被的多糖荚膜（墨汁染色镜检）。隐球菌的培养及鉴定灵敏度低、周期性长，现临床较少使用。隐球菌荚膜多糖抗原成分的检测灵敏度高、特异性强、及时准确，对于早期隐球菌感染的诊断意义十分重大，常以乳胶凝集法、胶体金法、ELISA 法对脑脊液标本进行定性及定量检测。

2. G 试验

1,3-β-D-葡聚糖是真菌细胞壁的特殊成分，巨噬细胞吞噬真菌后能持续释放该物质，使血液及体液中含量增高，但浅部感染无类似现象。1,3-β-D-葡聚糖可特异性激活鲎（Limulus）变形细胞裂解物中的 G 因子，引起裂解物凝固，故称 G 试验。适用于除隐球菌和接合菌（包括毛霉菌、根霉菌等）外的所有深部真菌感染的早期诊断，尤其是念珠菌和曲霉菌，但不能确定菌种。

3. GM 试验

近年来，曲霉菌病的发病率和死亡率也在不断上升。传统培养和镜检诊断耗时长、阳性率低，难以满足临床需求。半乳甘露聚糖（galactomannan，GM）是广泛存在于曲霉和青霉细胞壁的多糖，菌细胞壁表面菌丝生长时，半乳甘露聚糖从薄弱的菌丝顶端释放。曲霉菌感染后最早释放 GM 入血，是该菌感染的标志性抗原，其释放量与菌量成正比，可以较好反映感染程度。GM 试验适用于血清、肺泡灌洗液等标本，常采用 ELISA 法进行定性及定量检测。

第五节　非特异性感染标志物的免疫学检测

一些症状体征不典型的感染性疾病的诊断，如果不借助实验室相关检测指标的辅助就可能发生误诊。此时，非特异性感染相关标志物的检测对鉴别诊断的参考意义凸显，某些生物标志物对判定患者的预后与确定抗感染治疗也有较大帮助，甚至在一定程度上有助于区分感染的病原菌类型。

一、C 反应蛋白

C 反应蛋白（CRP）是一种能与肺炎双球菌 C 多糖反应的急性时相反应蛋白，能激活补体、促进吞噬和其他免疫调控作用。可用免疫扩散法、胶乳法和酶联免疫吸附（ELISA）法测定。各种化脓性炎症、组织坏死（心肌梗死、严重创伤、烧伤等）、恶性肿瘤、风湿性疾病等，血清中 CRP 含量可增高。风湿热急性期及活动期 CRP 含量明显增高，可达 200mg/L。还可用于细菌与病毒感染的鉴别，细菌感染时显著升高，病毒感染时可正常或轻微升高；G^- 菌感染时常 >1000mg/L，G^+ 菌感染时常 >100mg/L，病毒感染时常 <50mg/L。

二、降钙素原

降钙素原（PCT）是无激素活性的降钙素前体物质，为由 116 个氨基酸组成的糖蛋白，结构上包括降钙蛋白、降钙素和 N 端残基片段。生理情况下，PCT 主要由甲状腺细胞合成分泌，实验室检测方法包括放射免疫法、双抗体夹心免疫荧光法、胶体金标记法、透射免疫浊度法。健康人群中降钙素原的浓度一般 <0.05ng/mL，是非常稳定的蛋白质，半衰期为 20～24h。

法国学者 Assicot 等在 1993 年首先提出，PCT 可作为细菌感染的标志物。全身性细菌感染时，肝脏的巨噬细胞和单核细胞、肺及肠道组织的淋巴细胞及内分泌细胞，在内毒素、肿瘤坏死因子-α（TNF-α）及 IL-6 等作用下合成分泌大量 PCT，导致血清 PCT 水平显著升高，且升高程度与病情严重程度及预后相关。因此，PCT 在诊断和评估脓毒血症患者病情方面有更高的应用价值。在高龄患者、慢性疾患者群中，PCR 浓度一般＞0.05ng/mL；脓毒血症患者 PCT 临界阈值一般为 0.5ng/mL；严重脓毒血症和脓毒血症休克患者的 PCT 临界阈值在 5～500ng/mL 之间波动，极少数严重感染患者血浆 PCT 水平超过 1000ng/mL。

三、白细胞介素6

白细胞介素6（IL-6）是机体固有免疫系统对损伤和感染初期所反应表达的重要细胞因子之一，可促进肝脏产生 CRP 等急性时相反应蛋白，同时也可刺激骨髓细胞产生更多的粒细胞。在炎症反应中，IL-6 的升高早于其他细胞因子，也早于 CRP 和 PCT，且持续时间长，因此可用于辅助诊断急性感染早期。

细菌感染后，IL-6 水平迅速升高，可在 2h 达高峰，其升高水平与感染严重程度一致，但 IL-6 用来鉴别感染与非感染性炎症的特异性不如 PCT 和 CRP。某些非感染状态下，例如，手术、创伤、无菌性急性胰腺炎、自身免疫性疾病等，也可以出现 IL-6 升高。

四、可溶性髓系细胞表达触发受体-1

可溶性髓系细胞表达触发受体-1（TREM-1）是与感染相关的免疫球蛋白超家族受体成员之一，在急性炎症反应时，可溶性 TREM-1 可表达于中性粒细胞、单核/巨噬细胞表面，并释放于血液或体液中，出现早、半衰期短。其增高可见于细菌性脑膜炎、细菌性胸腔积液、慢阻肺合并感染、脓毒血症等患者，而在非感染性炎症疾病中很少或者不表达，提示可作为细菌感染的特异性诊断指标。

五、肾上腺髓质素

肾上腺髓质素（ADM）是一种新的舒血管活性多肽，主要来源于血管内皮细胞和平滑肌细胞，具有抗感染和炎症调节作用。ADM 生成后迅速从循环中清除，检测较为困难。ADM 前体肽经剪切后可形成多个生物活性片段，称为 ADM 前体中段（pro-ADM），在血液循环中较 ADM 稳定，可直接反映迅速减弱的 ADM 活性肽水平。pro-ADM 可作为脓毒血症的预测标志物，危重患者从无感染发展到脓毒血症、严重脓毒血症直至脓毒性休克，体内 pro-ADM 会逐渐升高，诊断准确性优于 PCT 和 CRP。

六、可溶性尿激酶型纤溶酶原激活物受体

可溶性尿激酶型纤溶酶原激活物受体（suPAR）是尿激酶型纤溶酶原激活物受体（uPAR）的可溶性形式。生理条件下，uPAR 主要在中性粒细胞、单核细胞、巨噬细胞及平滑肌细胞等表达，在细胞活化、迁移、黏附及渗出中发挥重要作用。当炎症刺激时，suPAR 可从细胞表面裂解释放至体液中，血浆、尿液、支气管肺泡灌洗液、脑脊液、腹水及胸腔积液中均可检测到。

近年来，大量研究结果显示，suPAR 作为一种新型标志物，其表达水平高低与多种疾病的病理变化及预后评判密切相关，例如：某些肿瘤、感染性疾病、亚临床器官损害及某些慢性疾病等。尤其是对脓毒血症的早期诊断、严重程度分级、指导治疗及预后评估等具有一定的临床应用价值。

七、可溶性 CD14 亚型

CD14 是脂多糖-脂多糖结合蛋白复合体的受体，可将内毒素（脂多糖）信号传递至细胞内，并激活下游一系列酪氨酸蛋白激酶和丝裂原活化蛋白激酶，最终诱导多种细胞因子（例如：TNF-α、γ-IFN、IL-1β、IL-8、IL-6 等）的释放。CD14 分为膜结合型（mCD14）、可溶性（sCD14）两种形式，前者表达于单核/巨噬细胞表面，对脂多糖有高亲和力；后者分布于血浆中，由 mCD14 脱落或细胞分泌产生，与脓毒血症相关，故命名为 Presepsin。Presepsin 不仅在脓毒血症的早期诊断方面有潜在应用价值，还可用来评估脓毒血症的严重程度和预后。

八、脂多糖结合蛋白

脂多糖结合蛋白（LBP）是一种存在于人和动物血清中的糖蛋白，可与细菌脂多糖的类脂 A 成分结合，催化脂多糖结合 CD14，刺激单核细胞、内皮细胞等释放 IL-1、IL-6、TNF-α 等炎性介质，导致炎症反应失控及免疫防御功能下降，引起全身炎症反应综合征（systemic inflammatory response syndrome，SIRS）、脓毒性休克甚至多器官功能障碍综合征。LBP 在健康人血中水平较低，当有细菌感染及炎症发生时，血清 LBP 浓度会迅速升高。

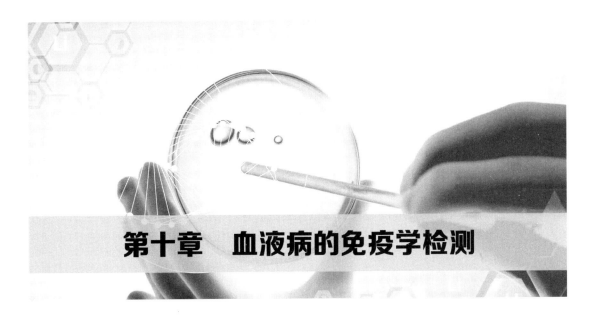

第十章　血液病的免疫学检测

第一节　白血病的免疫学分型

一、白血病的免疫学分型基础

血细胞在分化成熟为不同谱系、不同阶段及细胞活化过程中，其细胞表面标记分子可动态出现、消失、变化。1982 年国际上统一使用分化群（cluster of differentiation，CD）作为白细胞分化抗原和相应 McAb 的命名，至今已命名了 CD1～CD350，且不断有新 CD 分子的发现、克隆及命名。白血病是骨髓某一造血细胞系分化发育停滞到某一阶段并异常增殖的结果，白血病细胞表面可出现一系列独特的免疫抗原 CD 分子。白血病的免疫学分型是利用单克隆抗体检测白血病胞膜和胞浆的特征性抗原分子，分析其表型，以了解被测白血病细胞所属细胞系列及其分化程度，有助于白血病的鉴别、辅助诊断、疗效评估和预后判断。

1. T 淋巴细胞及其亚群的 CD 分子

T 祖细胞（pro-T）的 CD 分子表型为 $CD34^+$、TdT^+、$CD10^+$、$CD7^+$，成熟 T 细胞标志为 $CD3^+$、$CD4^+$ 和 $CD8^+$。在 T 淋巴细胞发育过程中，CD7 是最早出现的 T 淋巴细胞标志，且贯穿表达在整个 T 淋巴细胞分化发育过程中。但在正常外周血中通常存在 $CD3^+$/$CD4^+$/$CD8^-$、$CD3^+$/$CD4^-$/$CD8^+$、$CD3^+$/$CD4^+$/$CD8^+$、$CD3^+$/$CD4^-$/$CD8^-$ 四种不同表型的 T 淋巴细胞，分别占 T 淋巴细胞总数的 60%～70%、20%～30%、1%～3%、1%～10%。前三种表型的细胞 TCR 主要为 TCRαβ，而 $CD4^-$/$CD8^-$T 细胞主要表达 TCRγδ。

2. B 淋巴细胞 CD 分子

B 淋巴细胞的分化主要分为 B 祖细胞、前 B 细胞、未成熟 B 细胞、成熟 B 细胞、活化 B 细胞、浆细胞 6 个阶段。B 淋巴细胞表面的 CD 抗原分为：

（1）B 细胞特异性抗原　主要包括 CD19、CD20、CD21、CD22、CD77、CD79，表达只限于 B 细胞表面，是鉴别 B 细胞系最重要的 CD 分子标志。

（2）B 细胞相关性抗原　主要包括 CD5、CD9、CD10、CD23、CD24、CD37、CD40、

109

CD53、CD72、CD73、CD74、CDw75、CDw76、CDw78、CD81、CD82、CD83、CD84、CD85、CD86、CD124、CD139。

（3）B 细胞表面受体 SmIg 是 B 淋巴细胞特异性识别抗原的受体，也是 B 淋巴细胞表面重要的特征标志。

3. 髓系细胞 CD 分子

根据粒细胞和单核细胞表面的髓系抗原表达，将其大致分为 7 种类型：

① 粒细胞和单核细胞表面均较强表达的抗原，包括 CD13、CDw17、CD32、CD87、CD88、CD89、CDw92、CD93、CD156、CD157、CD163。其中 CD13 在原粒细胞胞质中表达比细胞膜表面早，在 AML 诊断中十分重要。

② 以粒细胞为主，但也存在于单核细胞表面的抗原，包括 CD15、CD65。

③ 以单核细胞为主，但也存在于粒细胞表面的抗原，包括 CD14、CD33。

④ 只表达在粒细胞表面的抗原，包括 CD16b、CD66。

⑤ 只表达在单核细胞表面的抗原，包括 CD16、CD64、CD68、CD91、CDw136、CD65。CD68 是目前发现较为可靠的检测造血系统内单核/巨噬细胞系统的特异标志分子，用 CD68 单抗可将 AML-M1～M3 与 AML-M4 及 AML-M5 予以区别。

⑥ 造血干细胞、祖细胞抗原包括 CD34、CD90，虽列入髓系细胞抗原中，但都属于造血干细胞、祖细胞抗原。CD34 除表达在早期造血干细胞、祖细胞外，亦表达在约 40% AML、60%ALL 细胞表面，这些 $CD34^+$ 白血病细胞可能来自具有多系性分化能力的分化不良性前身细胞。

⑦ 其他髓系相关抗原主要存在于其他细胞系，但在某些髓系细胞上也有表达，例如：CD4、CD7、CD9、CD10、CD11b、CD11c、CD31、CD36、CD38 等。

4. 巨核细胞系 CD 分子

在巨核细胞系发育过程中依次出现 PPO、CD41a（Ⅱb/Ⅲa）、CD41b（Ⅱb）、CD61（Ⅲa）、CD42（Ⅰb），还可强表达 CD36。目前研发使用的抗血小板单抗，例如，CD9、CDw17、CD31、CD36、CD41a、CD41b、CD42a、CD42b、CD61，主要针对静止期血小板。当血小板被激活时，血小板内颗粒内容物释放并整合至活化血小板质膜内，成为激活抗原，例如：CD62（P-选择素）、CD63、CD107a、CD107b 等。

5. 造血干细胞和造血祖细胞 CD 分子

$CD34^+$ 抗原在早期造血祖细胞内呈高水平表达，随着细胞成熟其表达呈进化性下降，继而消失，目前 CD34 已作为能最早识别人类造血干细胞、祖细胞的重要标志，更早期的干细胞为 $CD34^-$。$CD34^+CD38^-$ 细胞在形态上缺乏分化特点，是更幼稚、维持长期造血功能的启动细胞（LTC-IC）；$CD34^+CD38^+$ 细胞则大多处于造血祖细胞阶段，可形成各系造血集落，但不能维持长期造血。故 CD38 抗原是造血干细胞向多系定向分化的标志之一，并随一定的分化过程相应上调表达。

鉴于 CD34 抗原可识别造血干细胞、祖细胞，结合其他相关分化抗原表达可作为造血细胞不同发育阶段的标志。例如，$CD34^+CD33^+$ 细胞群为多能干细胞向髓系定向分化的标志；$CD34^+CD19^+$ 细胞群多为多能干细胞向 B 细胞系定向分化的祖细胞；$CD34^+TdT^+CD10^+CD7^+$ 则被认为是向 T 细胞系定向分化的祖细胞。最近研究发现，CD90（Thy-1）是比 CD34 更早的干细胞、祖细胞分子标志，故目前多将 $CD34^-CD90^+Lin^-$ 细胞视为造血干细胞的重要标志。

二、白血病免疫学分型的主要技术类型

随着免疫学、单克隆抗体（McAb）和流式细胞术的不断发展，白血病免疫分型和细胞遗传学分型的研究进展迅速。一些新的分型手段不但具有敏感性高、特异性强、可重复性好等优点，而且还可弥补 FAB 分型的不足，使白血病的诊断分型更为准确可靠，并对了解分析白血病细胞的分化阶段、指导临床治疗、判断预后具有更大的临床应用意义。

1. 酶免疫组织化学技术

免疫组织化学是利用抗原抗体的特异性结合与标记物的化学反应来定位组织细胞特异分子的技术。将组织细胞的特异分子作为抗原，用在显微镜下可见的标记物标记特异抗体（或标记抗原抗体复合物），使特异性免疫化学反应具有可见性，从而间接显示抗原，达到在细胞或细胞器水平定位特异抗原分子的目的。酶免疫组织化学技术的特点是，酶反应产物呈现的颜色可用光学显微镜或电子显微镜观察，标本可长期保存。

（1）PAP 法（过氧化物酶-抗过氧化物酶法）　先用一抗与待检抗原结合，再用二抗与一抗及 PAP 复合体结合，通过酶促底物显色反应，对抗原进行定性或定量检测。

（2）APAAP 法（碱性磷酸酶-抗碱性磷酸酶法）　为不标记抗体的桥联酶标方法，即一抗与抗原结合后，二抗发挥桥联作用；二抗的一个 Fab 段结合一抗，另一个 Fab 段连接 APAAP。通过 APAAP 中的碱性磷酸酶催化底物显色，判定相应抗原的存在及含量。灵敏度高、内源性过氧化物酶不引起干扰、染色效果好，但价格昂贵、操作烦琐。特别适用于涂片细胞的染色，尤其是血液和骨髓标本的白血病分型，国内多用于检测 T 淋巴细胞表面分化抗原；可与免疫过氧化物酶法联合，进行双免疫酶染色；还可用于蛋白印迹法，通过单克隆抗体测定抗原的分子量。

（3）ABC 法（生物素-亲和素复合物法）　根据生物素和亲和素之间较强的亲和力，以及抗体标记后的生物素仍保持与亲和素结合的能力所设计的实验方法；以辣根过氧化物酶（HRP）标记亲和素，最终形成亲和素-生物素-过氧化物酶复合物（ABC）。抗原与其特异性抗体（一抗）结合后，与标记有生物素的二抗反应，再与酶标亲和素结合。最终根据 HRP 的底物显色有无及颜色深浅，判定抗原抗体反应的发生及强度。

主要特点包括：①对细胞表面抗原的检测具有高度敏感性和特异性；②标本可长期保存；③可用于双重或多重免疫染色；④可用于几乎不含活细胞的标本的细胞诊断；⑤外周血涂片时，使用姬姆萨溶液复染，可以同时进行白细胞分析；⑥检测细胞表面抗原费用较低。目前常用于白血病细胞的免疫分型、白血病类型的诊断，也广泛应用于组织抗原的检测、免疫电镜、凝集素组织化学和原位分子杂交。

2. 流式细胞术（FCM）

流式细胞术以流式细胞仪为检测手段，快速、精确地对单个细胞的理化特性进行多参数定量分析和分选。技术内容主要包括：细胞样品的检测、核内 DNA 的检测；免疫细胞分选；细胞表面和细胞内抗原分析，进行白血病细胞免疫分型及诊断；双色流式细胞术可进行混合性白血病的鉴别；进行临床预测，例如，白血病患者 $CD7^+$ 与 $CD34^+$ 共表达，提示预后不良；可进行微小残留白血病的监测。

3. 荧光原位杂交技术（FISH）

荧光原位杂交技术是将生物素化的高特异性 DNA 探针与细胞核 DNA 的特定部位进行

原位杂交，然后用 FITC 标记的生物素与杂交体的生物素结合，最后通过荧光显微镜观察杂交部位的荧光强度，以反映 DNA 杂交程度。主要用于确定和鉴别染色体、检测染色体异常或确定特别序列的染色体位置。

4. 免疫荧光显微镜计数检测

荧光标记抗体与细胞表面 CD 抗原发生特异性反应，清洗去除未结合的荧光标记抗体。与细胞表面抗原结合的抗体所标记的荧光素在一定波长激发光照射下，发出特定波长的荧光，并呈现特定颜色，荧光显微镜下可进行观察并计数。

5. 末端脱氧核苷酰转移酶（TdT）检测

以 ^{3}H 或 ^{14}C 标记的脱氧腺苷三磷酸（dNTP）等为基质，用低聚脱氧核苷（dA）等人工同聚物作为引物。由于 TdT 酶反应与引物重合，基质不溶于三氯乙酸；可用玻璃纤维盘将其吸附，从未被放射性核素标记的反应基质中分离出反应生成物，测定其放射比活性；去除不加引物所测定的由内源性反应引起的放射比活性本底后，可计算酶活性。

正常人 10^8 个骨髓细胞 dGPT 掺入细胞量为 $0 \sim 0.09$mmol。急性淋巴细胞白血病可检出较高的 TdT 活性；慢性粒细胞白血病急变时，约有 1/3 病例在原始淋巴细胞中检出高活性 TdT；恶性淋巴瘤中，淋巴母细胞性淋巴瘤的淋巴结中能检出 TdT 高活性。此酶活性检测在研究造血细胞分化与白血病发病之间的关系、白血病细胞起源、白血病诊断、白血病治疗药物选择等方面均有较高应用价值。

三、急性白血病免疫学分型

采用急性白血病的一线单抗筛选急性髓系白血病及 T、B 淋巴细胞系白血病，采用二线单抗进一步确定系内亚型（详见表 10-1、表 10-2）。ALL 的免疫学亚型与 FAB 亚型之间，除 L3 外无相关性，约 78% 的 B-ALL 为 L3 型。免疫学分型不同，临床表现及预后均有差异。

表 10-1　急性白血病免疫学分型诊断标志

项目	一线单抗	二线单抗
髓系	CD13、CD117、Anti-MPO	CD33、CD14、CD15、CD11、CD61、CD41、CD42、血型糖蛋白 A
B 淋巴细胞系	CD22 浆、CD19、CD10、CD79a 浆	CD20、CD24、Cyμ、SmIg
T 淋巴细胞系	CD3 浆、CD7、CD2	CD1、CD4、CD5、CD8
非特异性细胞系列	TdT 核、HLA-DR	CD34

表 10-2　筛选急性白血病的免疫学分子标记

项目	CD10	CD19	CD22c/m *	TdT	HLA-DR	CD3c/m	CD7	CD13	CD17	MPO
B 系-ALL	+	+	+/-	+	+	-	-	-	-	-
T 系-ALL	-	-	-	+	-	+/-	+	-	-	-
AML	-	-	-	+	+	-	-	+	+	+

1. 急性髓系细胞白血病（AML）

AML 的 FAB 分型与免疫标志分子见表 10-3。

表 10-3　急性髓系细胞白血病 FAB 分型与免疫分子标志

亚型	典型的免疫分子标记	亚型	典型的免疫分子标记
M_0	CD34，CD33，CD13	M_4	MPO，CD33，CD15，CD14，CD13
M_1	MPO，CD34，CD33，CD13	M_5	MPO，CD33，CD14，CD13
M_2	MPO，CD33，CD15，CD13	M_6	CD33，血型糖蛋白
M_3	MPO，CD33，CD13（HLA-DR 阴性）	M_7	CD33，CD41，CD42b，CD61

（1）急性髓系细胞白血病微小分化型（M_0）　其特征为 T、B 淋巴细胞标志分子阴性，主要包括 CD19、CD20、CD22 与 CD3、CD5、CD7；虽然 CD10 不作为 B 淋巴细胞的特异性标记，但 CD10 也必须阴性；干细胞、祖细胞标志分子 CD34、CD38 和 HLA-DR 均为阳性，特征性 TdT 标志应有至少 30％原始细胞呈阳性表达；通常髓系特征标志分子 CD13、CD33、CD117 中的任何一项呈阳性表达，CD68、MPO 大多阴性。若髓系标志分子有两个以上呈阳性，应考虑未成熟的急性髓细胞白血病。FCM 上呈低表达 SSC 和 FSC，在 CD45-SSC 图淋巴细胞位置上，至少表达一个特异性标志，例如，CD13 或 CD116，但 MPO 比 CD13 与 CD33 更灵敏。一般淋巴细胞系标志分子阴性，但也可表达 CD7 或 CD4，一般 HLA-DR、CD34 阳性。CD7 与 CD34 在 AML 共表达，可提示预后较差。

（2）急性髓细胞白血病未分化型（M_1）　骨髓中原始粒细胞（Ⅰ型＋Ⅱ型）≥90％（NEC），并伴形态学异常。早幼粒细胞很少，中幼粒细胞以下阶段不见或罕见。FCM 显示 M_1 与 M_0 相似不易区分，M_1 一般 $CD13^+$、$CD33^+$、$HLA-DR^-$，但 CD34 表达少于 M_0，可表达部分 CD15。

（3）急性髓细胞白血病部分分化型（M_2）　骨髓粒系明显增生，原始细胞明显增多，但可＜30％，以异常中性中幼粒细胞增生为主，其胞核常有 1～2 个大核仁，核质发育显著不平衡。

（4）急性早幼粒细胞白血病（M_3）　骨髓中以颗粒增多的异常早幼粒细胞增生为主，早幼粒与原粒之比＞3∶1。异常早幼粒细胞胞核大小不一，胞质中有大小不等颗粒，可见束状 Auer 小体，也可逸出胞体之外。依颗粒粗细分为粗颗粒、细颗粒两个亚型。免疫标记具有髓系特征而 HLA-DR 阴性。FCM 显示高颗粒性，具较高的 SSC，多数情况 HLA-DR（－）或表达减少，CD34 阳性表达低于 M_2，一般 CD13 弱（＋），可有 CD2 表达。

（5）急性粒单核细胞白血病（M_4）与急性单核细胞白血病（M_5）　两型表型相似，但 M_4 较 M_5 表达更多的 CD34，相比于 M_0、M_1，M_4 与 M_5 有更大的 FSS 和 SSC，CD45-SSC 图中成熟细胞出现在单核细胞区，重要表型为 CD13、CD33、HLA-DR、CD14、CD15，CD33 表达可强于 CD13，$CD33^+$、$CD13^-$、$CD34^-$ 很可能为 M_5，但只出现在少数病例中，部分 M_5 可见 CD56 阳性表达。

（6）急性红白血病（M_6）　较少见且特征不明显，一般 HLA-DR、CD34、CD13、CD33 阳性，CD45-SSC 图显示主要为红系细胞成分。

（7）急性巨核细胞白血病（M_7）　少于 1％，一般 CD61（GpⅢa）和/或 CD41（GpⅡb-Ⅲa）阳性；为减少激活血小板的黏附，可在 EDTA 存在下采用流式双色分析检测 GpⅡb-Ⅲa 与 CD34。

2. 急性淋巴细胞白血病（ALL）

（1）B 祖细胞型 ALL　一般 TdT、HLA-DR、CD19 阳性，此型又分为 $CD10^+$、

CD10[−]2 个亚型，前者预后较好。多数病例 CD24、CD34、CD20 表达随成熟度增加而增加。

（2）前 B 细胞型 ALL 　一般为 CD19、CD24、HLA-DR 阳性，胞浆 CD22、CD10 阳性，TdT 随 CD20 而变化，CD34 多为阴性，较 B 祖细胞型预后更差。

（3）B 细胞型 ALL 　比 B 祖细胞型 ALL 有更大的 FSC 和 SSC，CD45-SSC 图中出现在淋巴细胞和单核细胞区域，表型为 CD19、CD20、CD22、CD24 阳性，多数病例 CD10 阳性。

（4）T 细胞型 ALL 　多数病例有较大 FSC、SSC，在 CD45-SSC 图中可能出现在淋系未成熟细胞和髓系未成熟细胞或单核细胞区。最常见亚型为皮质晚期表达，CD1、CD2、CD5、CD7、CD4/CD8 双阳，CD3、TdT 多为阳性，另一常见亚型为皮质早期表达，CD2、CD5、CD7、TdT 强阳性表达。

3. 慢性髓系细胞白血病（CML）

由于慢性期显著的细胞分化，CD45-SSC 图中除髓系细胞占主导外，只显示一个正常骨髓象即可确诊。流式细胞术对急变期诊断具有极高价值，直接影响治疗效果。急变期 CML 主要表现为髓系细胞，偶为淋巴细胞系。髓性急变可表现出多种形态包括未分化细胞，淋性急变具典型形态特征，为 CD10 阳性。

4. 慢性淋巴细胞白血病（CLL）

免疫分型主要为 B 系抗原 CD19、CD20、CD43、CD79a、CD5 共表达，CD23 表达使得 CLL 区别于毛细胞淋巴癌 MCL（CD10[−]、CD23[−]、CD11c、CD25、CD20 常弱表达）。B 型前淋巴细胞白血病 B-DLL 较 CLL 更为严重，流式细胞术在区分 B-DLL 和 CLL 上发挥很大作用，B-DLL 多为 CD5[−]、CD22⁺。

四、慢性成熟淋巴细胞增殖性疾病的免疫学分型

与急性白血病的免疫学分型相同，一线单抗的组合适用于所有类型，二线单抗的组合依照一线单抗有指征选择。根据细胞形态和一线单抗检测结果，选择性应用二线抗体组合。慢性成熟淋巴细胞增殖性疾病的免疫学分型见表 10-4。

表 10-4　慢性成熟淋巴细胞增殖性疾病的免疫学分型

	一线单抗		二线单抗
B 细胞	CD19、CD23、FMC7、SmIg(κ/λ)、CD22、CD79b	I	CD11c、CD25、CD103、HC2
T 细胞	CD2	II	CytIg(κ/λ)、CD79a、CD138
B 细胞和 T 细胞	CD5	III	CD3、CD7、CD4、CD8、CD25
其他		IV	CyclinD1

注：I，有毛细胞的疾病；II，可疑有浆细胞或浆细胞分化性疾病；III，T 细胞疾病；IV，可疑套细胞（mantel cell）或不能分类的 B 细胞淋巴瘤。

（1）CD11c、CD25、CD103、HC2 适用于外周血有绒毛或多毛淋巴细胞和（或）根据临床特征疑似诊断为毛白血病的患者。

（2）一线组合均阴性的肿瘤细胞以及根据临床和（或）形态学怀疑浆细胞和（或）浆细胞增殖的患者，则检测胞质免疫球蛋白重链和轻链、CD79a、胞质 CD138。

（3）一线抗体组合提示为 T 细胞表型的患者需加做 CD3、CD4、CD7 及 CD8。

（4）疑似为套细胞淋巴瘤或 B 细胞幼淋巴细胞白血病，则需选用抗 CyclinD1 单抗。

第二节　红细胞相关检测

一、非免疫性红细胞病的检测

1. 血清叶酸检测

叶酸是正常代谢、DNA 合成和红细胞生成所必需的，叶酸缺乏会引起营养性贫血和巨幼红细胞性贫血。导致叶酸缺乏的原因主要包括食物中的水果、蔬菜等含叶酸量匮乏，慢性酒精中毒、药物成瘾性、老人或社会经济地位低下人群等也易缺乏叶酸。另外，孕妇孕期血清叶酸水平低，易导致胎儿神经管发育不良。其中，人体叶酸缺乏的最主要原因是饮食缺乏和吸收不良。由于叶酸或维生素 B_{12} 缺乏均可导致巨红细胞性贫血，因此建议同时测定叶酸或维生素 B_{12} 浓度，以正确判定贫血成因。

叶酸检测常采用放射免疫（RIA）法，正常参考值范围为血清叶酸 $5\sim24\mu g/L$、红细胞叶酸 $165\sim600\mu g/L$。叶酸参与核苷酸的合成，当叶酸缺乏时，骨髓幼红细胞内 DNA 合成障碍，导致细胞分裂、增殖速度放缓，核成熟延缓、染色质疏松、胞体增大，形成巨幼红细胞。叶酸缺乏常见于巨幼红细胞贫血、叶酸拮抗剂的使用、维生素 B_{12} 缺乏、红细胞过度增生等疾病；叶酸利用增加，如溶血性贫血、骨髓增殖性疾病等。

2. 血清维生素 B_{12} 检测

维生素 B_{12} 是正常代谢、DNA 合成和红细胞再生所必需的，维生素 B_{12} 缺乏可引起营养性贫血和巨红细胞性贫血。导致维生素 B_{12} 缺乏的原因，包括饮食缺乏肉类、细菌产物、酒精中毒、消化或吸收过程（恶性贫血形式）结构/功能的损坏。吸收障碍是造成维生素 B_{12} 缺乏的主因，例如：胰酶缺乏、胃萎缩或胃切除、肠道损伤、肠内维生素 B_{12} 结合蛋白（内因子）缺失、产生内因子自身抗体等。血清维生素 B_{12} 正常值范围为 $100\sim1000ng/L$。若维生素 B_{12} 缺乏得不到及时纠治，就会导致巨幼红细胞性贫血，还会引起不可逆转的中枢神经系统退化。

3. 血清转铁蛋白检测

转铁蛋白（transferrin，TRF）是血浆 β_2 球蛋白与铁结合的复合物，负责运载由消化道吸收的铁和由红细胞降解释放的铁，以 $TRF\text{-}Fe^{3+}$ 复合物形式进入骨髓，供红细胞血红蛋白合成使用。采用单向琼脂扩散法检测血清转铁蛋白的正常参考值范围为 $2\sim4g/L$。血清转铁蛋白增高见于铁缺乏和缺铁性贫血、妊娠、慢性失血；血清转铁蛋白降低见于急性白血病、肝病、慢性感染、遗传性转铁蛋白缺乏症、肾病综合征等。

二、免疫性溶血性贫血的检测

自身免疫性溶血性贫血（autoimmune hemolytic anemia，AIHA）患者免疫识别功能紊乱，自身抗体吸附于红细胞表面而引起溶血性贫血，根据致病抗体作用于红细胞时所需温度的不同，分为温抗体型和冷抗体型两种。

1. 温抗体型 AIHA

抗体为 IgG 或 C3，少数为 IgM，37℃时处于最活跃状态，多为不完全抗体，可吸附于红细胞表面，使抗体的 Fc 段构型发生变化，同时激活少量补体使红细胞膜上黏附一定量的 C3b/C4b，通过单核-吞噬细胞系统被巨噬细胞识别，分别与单核-巨噬细胞上的 Fc 受体及 C3b/C4b 受体结合并被吞噬破坏，可形成球形红细胞发生血管外溶血。IgG 和 C3 抗体同时存在可引起比较严重的溶血。

直接法抗人球蛋白试验（Coombs 试验）是测定吸附在红细胞膜上的不完全抗体和补体较敏感的方法，是诊断 AIHA 的重要依据。在生理盐水内，吸附不完全抗体或补体的致敏红细胞并无凝集，因为不完全抗体是单价的。加入完全、多价的抗人球蛋白抗体后，后者与不完全抗体 Fc 段相结合，通过搭桥可导致致敏红细胞相互凝集，即直接 Coombs 试验阳性。根据加入的抗人球蛋白不同，可鉴别使红细胞致敏的是 IgG 抗体还是 C3。间接抗人球蛋白试验则可测定血清中游离的 IgG 或 C3。

2. 冷抗体型 AIHA

主要为 IgM，因在低温时可较强凝聚红细胞而被称为冷凝集素；偶见 IgG，具有较强的补体结合能力，可引起阵发性寒冷性血红蛋白尿症；罕见 IgA，但这些抗体在体内不引起溶血，主要是因为缺乏补体结合活性。冷抗体型 AIHA 的自身抗体主要包括冷凝集素、D-L 抗体两类。其中，冷凝集素大多为 IgM 抗体，主要红细胞 Ii 血型抗原系统的抗 I 抗体。低温条件可直接引起红细胞凝集，20～25℃时与补体结合最活跃，并能通过补体经典激活途径形成 C5～C9 膜攻击复合物，造成红细胞直接破坏，导致血管内溶血；D-L 抗体主要为 IgG 型双相溶血素，可见于红细胞 P 血型抗原系统的抗 P 抗体。

冷凝集素综合征常继发于支原体肺炎及传染性单核细胞增多症，遇冷后冷凝集素性 IgM 可直接在血循环发生红细胞凝集反应，导致血管内溶血。临床表现为耳、鼻尖、足趾、手指等部位发绀，受暖后消失；伴贫血、血红蛋白尿等。冷抗体主要是 IgM，是完全抗体，20℃时处于最活跃状态，可采用冷凝集试验进行检测。血清中可测到高滴度冷凝集素。

保暖是冷抗体型 AIHA 最重要的治疗措施，输血时血制品预热到 37℃后方可输入。激素疗效不佳，切脾亦无效，免疫抑制治疗是主要的治疗选择。血浆置换时，需用 5％的白蛋白作置换液，以避免血浆中的补体加剧溶血。

三、阵发性睡眠性血红蛋白尿症的检测

阵发性睡眠性血红蛋白尿症（paroxysmal nocturnal hemoglobinuria，PNH）患者体内存在对补体敏感的红细胞。临床上表现为与睡眠有关、间歇发作的慢性血管内溶血和血红蛋白尿，可伴有全血细胞减少或反复血栓形成。

1. 酸化血清溶血试验

酸化血清溶血试验又称 Ham 试验，患者红细胞与含 5％盐酸的正常同型血清混合，pH 6.4、37℃孵育 2h 后补体被激活，出现明显溶血现象。而正常红细胞不被溶解，无溶血现象。

2. 冷热溶血试验

阵发性冷性血红蛋白尿患者另有一种特殊 IgG 冷抗体，称为 D-L 抗体，多继发于病毒或梅毒感染。患者遇冷可引起血红蛋白尿，伴发热、腹痛、腰背痛、恶心、呕吐等，反复发作者可有脾肿大、黄疸、含铁血黄素尿等。其冷热溶血试验（D-L 试验）阳性，即 20℃以下时冷抗体吸附于红细胞上并激活补体，当温度达 37℃时即发生溶血现象。

第三节　凝血及纤溶系统检测

一、血小板免疫相关检测

1. 血小板相关免疫球蛋白检测

血小板相关免疫球蛋白又称血小板相关抗体，是机体抗血小板的自身抗体，包括 PAIgG、PAIgA、PAIgM。正常人群的参考值范围为：PAIgG，$0\sim78.8ng/10^7$ 血小板；PAIgM，$0\sim7.0ng/10^7$ 血小板；PAIgA，$0\sim2.0ng/10^7$ 血小板。PAIgG 增高见于特发性血小板减少性紫癜、某些免疫性疾病（例如：系统性红斑狼疮、慢性活动性肝炎、多发性骨髓瘤等）以及一些免疫复合物相关疾病。PAIgG 升高对原发性血小板减少性紫癜（ITP）具有确诊意义，而其他血小板减少性紫癜往往 3 项指标均可升高。PAIgG 减少见于特发性血小板减少性紫癜患者，经激素治疗有效，PAIgG 在两周内下降者预后较好。

2. 抗心磷脂抗体检测

抗心磷脂抗体（anti cardiolipin antibody，ACA）是以血小板和内皮细胞膜上带负电荷的心磷脂作为靶抗原的自身抗体，常见于系统性红斑狼疮及其他自身免疫病。该抗体与血栓形成、血小板减少、自然流产或宫内死胎关系密切。

3. 抗血小板膜糖蛋白自身抗体检测

抗血小板膜糖蛋白自身抗体（PMGAA）包括 GMPⅡb、GMPⅢ1a、GMP1b 等多种，有助于为后期血液检测提供判断依据。正常人群为阴性。PMGAA 阳性见于慢性特发性血小板减少性紫癜，部分 SLE 及类风湿性关节炎等亦可呈阳性，但滴度较低。其抗体类型主要有 IgG 型和 IgM 型两种，急性 ITP 患者的 IgG 型明显高于慢性 ITP 患者，动态观察 IgG 型 PMGAA 变化有助于急慢性 ITP 的鉴别；经皮质激素治疗后 2 周内 IgG 型 PMGAA 转阴，多提示为慢性型，预后较佳。此项检查需要针对怀疑患有血小板类疾病的人群进行。

4. 血小板膜糖蛋白检测

血小板膜糖蛋白分为质膜糖蛋白、颗粒膜糖蛋白，前者包括 GPⅠb-Ⅸ-Ⅴ、GPⅡb-Ⅲa、GPⅠa-Ⅱa 等，后者包括 CD62P、CD63。CD62P 又称 P-选择素、GMP140，在未活化的血小板上仅表达于颗粒膜。

5. 血浆 β-血小板球蛋白和血小板第 4 因子检测

β-血小板球蛋白和血小板第 4 因子均来自血小板的 α 颗粒，是血小板特异性蛋白质。血浆中两者浓度的高低取决于血小板合成和释放量，也与肾脏的排泄和体内清除率有关。

β-血小板球蛋白的 RIA 法检测正常参考值为血浆 (25.3 ± 3.0) $\mu g/L$，ELISA 法检测正常参考值为血浆 (16.4 ± 9.8) $\mu g/L$。β-血小板球蛋白含量升高可见于骨髓增生性疾病、血小板增多症、血管性假血友病、脑梗死、血栓性血小板减少性紫癜（原发性血小板减少性紫癜不升高）、DIC、深部静脉血栓栓塞、糖尿病、癫痫、偏头痛、口服避孕药等。β-血小板球蛋白含量降低可见于无巨核细胞性血小板减少症、自身免疫性血小板减少症等。

血小板第 4 因子（platlet factor 4，PPF-4）是由血小板 α 颗粒合成的一种特异性蛋白质，是一种碱性多肽四聚体，易结合并中和肝素，并易结合至血管内皮细胞表面的硫酸乙酰肝素，以减慢凝血酶灭活过程，从而促进血栓形成。其正常参考值为 (3.2 ± 2.3) $\mu g/L$。

PPF-4 和血小板相关球蛋白可作为体内血小板启动的特异指标，是血栓性疾病、血液凝固性增高、血管损伤性疾病的诊断指标之一。PPF-4 增高可见于血栓栓塞性疾病、血液高凝状态、硬皮病、SLE、类风湿性关节炎、尿毒症、肝硬化等。

6. 血栓烷素 B2 检测

血栓烷 A2（TXA2）是血小板花生四烯酸的代谢产物，是很强的血小板聚集激活剂，但其半衰期仅 30s，故采用检测其稳定水解产物 TXB2 的方法推测 TXA2 含量。其作用与前列环素相反，可降低血小板内 cAMP 含量，具有很强的促进血小板聚集和收缩血管作用。含量测定若高于（135.29±81.82）ng/L，提示患有原发性血小板减少性紫癜。需要对皮肤黏膜出现紫斑症状的人群开展检测。

7. 血浆血小板 P-选择素检测

P-选择素是分子量为 140kD 的糖蛋白，存在于血管内皮细胞的 Weibe l-Palade 小体膜及血小板 α 颗粒膜。在受到组胺、凝血酶、佛波酯和钙离子载体的刺激后，迅速在质膜上表达，缺氧/再氧化或氧自由基也可诱导表达。P-选择素凝集素样区是配体结合部位的关键序列，其配体是唾液酸化 S-Lewis。高亲和力的配体是 P-选择素糖蛋白配体 1（P-selectin gly-coproteinlig and 1，PSGL-1），主要表达于中性粒细胞、单核细胞。因此，P-选择素主要介导粒细胞、单核细胞在内皮细胞表面的滚动，以及粒细胞和单核细胞与血小板的黏附。

二、凝血因子抗原检测

(一) 凝血因子 Ⅷ、Ⅸ、Ⅹ、Ⅺ、Ⅻ、Ⅶ、Ⅴ、Ⅱ、Ⅰ、ⅩⅢ 抗原含量检测

目前的凝血因子检测主要包括血浆纤维蛋白原（FIB）含量测定，血浆凝血因子 Ⅷ、Ⅸ、Ⅺ、Ⅻ 促凝活性测定，血浆凝血因子 Ⅱ、Ⅴ、Ⅶ、Ⅹ 促凝活性测定，血浆凝血因子 ⅩⅢ 定性试验、血浆凝血因子 ⅩⅢ 亚基抗原测定。

1. 血浆纤维蛋白原（FIB）含量测定

FIB 检测可采用凝血酶凝固法（Clauss 法）、比浊法（PT 衍生法）、免疫学检测法等。Clauss 法是以凝血酶作用于待测血浆中 FIB，使其转变为纤维蛋白、血浆凝固。血浆中 FIB 含量与凝固时间呈负相关，检测结果与已知 FIB 含量的血浆试验数据制成的标准曲线比对分析，即可得出待测血浆中 FIB 含量。PT 衍生法是当血浆凝血酶原时间（PT）测定完成时，纤维蛋白原转变为纤维蛋白，其形成的浊度与 FIB 含量成正比，因此不需另加任何试剂，即可采用终点法或速率法根据产生的浊度计算出待测血浆中 FIB 含量。免疫学检测法是利用抗 FIB 多克隆抗体与 FIB 特异性结合反应进行测定，主要包括免疫浊度法、单向免疫扩散、ELISA 法等。

血浆中 FIB 正常值参考范围为 2～4g/L。含量增高见于糖尿病、急性心肌梗死、急性传染病、结缔组织病、急性肾炎、多发性骨髓瘤、休克、大手术后、妊高征、急性感染、恶性肿瘤和应急状态等。含量降低可见于先天性低或无 FIB 血症、遗传性 FIB 异常、DIC、原发性纤溶症、重症肝炎、肝硬化等。

2. 血浆凝血因子 Ⅷ、Ⅸ、Ⅺ、Ⅻ 促凝活性测定

可采用一期法进行活化的部分凝血活酶时间（APTT）测定。将待测血浆分别与乏凝血因子 Ⅷ、Ⅸ、Ⅺ、Ⅻ 基质血浆混合；将正常人混合血浆与乏凝血因子血浆分别混合，测定APTT，制作标准曲线。根据各自标准曲线分别计算待检血浆中 FⅧ：C、FⅨ：C、FⅪ：C、F

ⅩⅡ:C（相当于正常人含量的百分率,%）。

正常值参考范围为 FⅧ:C 103%±25.7%、FⅨ:C 98.1%±30.4%、FⅪ:C 100%±18.4%、FⅫ:C 92.4%±20.7%。增高主要见于血栓前状态、血栓性疾病,例如:静脉血栓形成、肺栓塞、妊高征、晚期妊娠、口服避孕药、肾病综合征、恶性肿瘤等。FⅧ:C 减低见于血友病 A、血管性血友病、血中存在因子Ⅷ抗体、DIC;FⅨ:C 减低见于血友病 B、肝脏疾病、维生素 K 缺乏症、DIC、口服抗凝药物;FⅪ:C 减低见于凝血因子Ⅺ缺乏症、肝脏疾病、DIC 等;FⅫ:C 减低见于先天性凝血因子Ⅻ缺乏症、肝脏疾病、DIC、某些血栓性疾病等。

3. 血浆凝血因子Ⅱ、Ⅴ、Ⅶ、Ⅹ促凝活性测定

将待测血浆分别与乏 FⅡ、FⅤ、FⅦ、FⅩ基质血浆混合,进行 PT 测定;将正常人混合血浆与乏凝血因子血浆分别混合,测定 PT,制作标准曲线。根据各自标准曲线分别计算待测血浆中 FⅡ:C、FⅤ:C、FⅦ:C、FⅩ:C（相当于正常人含量的百分率,%）。

正常值参考范围为 FⅡ:C 97.7%±16.7%、FⅤ:C 102.4%±30.9%、FⅦ:C 100%±17.3%、FⅩ:C 103%±19.0%。增高可见于血栓前状态、血栓性疾病。减低可见于维生素 K 缺乏症（凝血因子Ⅴ除外）、肝脏疾病、DIC、口服抗凝剂、血中存在相应抑制物,先天性凝血因子Ⅱ、Ⅴ、Ⅶ、Ⅹ缺乏症较罕见。目前 FⅡ:C、FⅤ:C、FⅦ:C、FⅩ:C 测定主要用于判断肝脏受损状况,FⅦ:C 在肝脏早期可下降;凝血因子Ⅴ的测定在肝损伤和肝移植中应用较多。

4. 血浆凝血因子ⅩⅢ定性试验

在 Ca^{2+} 作用下,凝血因子ⅩⅢ使溶解于尿素溶液的可溶性纤维蛋白单体聚合物转变为不溶性纤维蛋白。因此,含因子ⅩⅢ的血浆钙化凝固后不再溶于尿素溶液中,而缺乏ⅩⅢ的血浆则可溶于 5mol/L 尿素溶液中。为简单、可靠的初筛试验。

正常情况下 24h 内纤维蛋白凝块不溶解。临床上若发现伤口愈合缓慢、渗血不断或怀疑有因子ⅩⅢ缺陷者,可首选本试验。若纤维蛋白在 24h 内（尤其是 2h 内）完全溶解,表示因子ⅩⅢ缺乏,可见于先天性或获得性因子ⅩⅢ缺乏,后者多见于肝脏疾病、SLE、类风湿关节炎、恶性淋巴瘤、转移性肝癌、DIC、原发性纤溶症等。

5. 血浆因子ⅩⅢ亚基抗原测定

凝血因子ⅩⅢ由 α、β 两个亚基组成。采用火箭免疫电泳法检测,在含有 ⅩⅢ α 亚基和 β 亚基抗血清的琼脂凝胶板中加入受检血浆作为待测抗原,在电场作用下出现抗原抗体反应形成的火箭样沉淀峰,此峰高度与待检血浆中 ⅩⅢ 亚基的浓度呈正比。根据沉淀峰高度,可从标准曲线中计算 FⅩⅢα:Ag 和 FⅩⅢβ:Ag（相当于正常人含量的百分率,%）。正常值参考范围为 FⅩⅢα:Ag 100.4%±12.9%、FⅩⅢβ:Ag 98.8%±12.5%。临床意义同血浆凝血因子ⅩⅢ定性试验。

（二）组织因子抗原检测

TF 是一种单链跨膜糖蛋白,表达于血管内皮细胞、单核细胞、巨噬细胞和各种组织,通过与Ⅶ结合而启动血液凝固级联反应,受 TFPI 抑制调控。而且 TF 依靠其与细胞膜的紧密结合发挥"锚"作用,使生理性血液凝固局限于损伤部位,而不向未损伤的远端部位扩散。采用鼠抗人组织因子（TF）单抗进行双抗体夹心 ELISA 法,检测血浆 TF:Ag 含量。正常参考值范围为（71.53±17.14）pg/mL。系统性炎症反应综合征（例如:内毒素血症、严重创伤、休克等)、DIC 等患者均可出现炎性细胞因子的大量分泌,导致血中 TF 含量明显升高,且升高程度与预后不良显著相关。

(三) 凝血酶片段 1+2 (F_{1+2}) 抗原检测

采用双抗体夹心 ELISA 法检测血浆 F_{1+2} 含量。正常参考值范围为 $0.4 \sim 1.1nmol/L$。血浆 F_{1+2} 反映凝血酶原酶的活性,是凝血酶生成的标志。含量升高可见于深静脉血栓形成、肺栓塞、急性白血病、DIC 及遗传性 AT 缺乏症、蛋白 C 缺乏症等。降低可见于口服抗凝剂患者,可作为口服抗凝剂的动态连续监测指标。

(四) 血浆纤维蛋白肽 A 抗原检测

纤维蛋白肽 A (fibrinopeptide-A,FPA) 是在凝血酶作用下,纤维蛋白原 α (A) 链的精-16 和甘-17 之间肽链裂解,释放由 $1 \sim 16$ 个氨基酸组成的纤维蛋白肽 A,是反映体内凝血活性及纤维蛋白最终形成血栓的可靠指标。正常参考值范围为 (1.2 ± 0.8) $\mu g/L$。血浆 FPA 含量增高反映凝血系统激活和凝血酶生成。因此可见于高凝状态和血栓性疾病,可用于原发性和继发性纤溶症的鉴别、抗凝治疗过程中的动态连续监测。

三、抗凝蛋白抗原检测

1. 抗凝血酶抗原检测

血浆源性抗凝血酶 (antithrombin,AT) 简称 pAT,是体内重要的天然抗凝蛋白,属于丝氨酸蛋白酶抑制物家族成员,正常人群血浆浓度为 $100 \sim 150\mu g/mL$ ($2 \sim 3\mu mol/L$)。pAT 由肝脏及血管内皮细胞产生,是一种维生素 K 依赖、分子量为 58 kD、由 432 个氨基酸组成的单链糖蛋白,含 4 个 N-糖基化寡糖链及 3 个二硫键。根据其 135 位天冬酰胺是否含糖基可分为含糖基的 α 异构体、无糖基的 β 异构体。由于 α 异构体 135 位的糖基可阻止与肝素的结合,故与肝素的亲和力小于 β 异构体。

抗凝血酶Ⅲ (antithrombin Ⅲ,AT Ⅲ) 是凝血酶及因子Ⅻα、Ⅺα、Ⅸα、Ⅹα 等含丝氨酸蛋白酶的抑制剂,可与凝血酶通过精氨酸-丝氨酸肽键相结合,形成 AT Ⅲ凝血酶复合物而使酶灭活,肝素可加速这一反应达千倍以上。肝素与 AT Ⅲ所含的赖氨酸结合后引起 AT Ⅲ构象改变,使 AT Ⅲ所含精氨酸残基更易与凝血酶的丝氨酸残基结合。一旦肝素-AT Ⅲ凝血酶复合物形成,肝素就从复合物上解离,再与另一分子 AT Ⅲ结合而被反复利用,AT Ⅲ-凝血酶复合物则被网状内皮系统所清除。抑制凝血酶活性的作用与肝素分子长度有关,分子越长,则酶抑制作用越大。

抗凝血酶Ⅲ (AT Ⅲ) 是血液中活性凝血因子的最重要抑制调控因子,控制着血液凝固和纤维蛋白溶解。血液中 AT Ⅲ水平根据各种疾病病情而变化,在 DIC、肝疾患、肾病综合征等患者体内可降低,可能会导致肝素治疗效果无法实现。因此,AT Ⅲ活性测定对于此类疾病的动态连续监测、病情病态分析、预后评估、肝素治疗或使用 AT Ⅲ浓缩制剂选择具有重要意义。AT Ⅲ病理性增高表明血液抗凝活性增强,主要见于口服抗凝药及相关疾病的急性出血期等。AT Ⅲ病理性降低可见于先天性 AT Ⅲ缺乏症、血栓前状态和血栓性疾病、血液抗凝作用减弱 (例如:DIC 高凝期、心肌梗死、心绞痛、脑血管病变、妊高征、深静脉血栓形成、肾病综合征等)、合成减少 (严重肝病等)。

2. 蛋白 C 抗原检测

血浆蛋白 C 抗原 (PC:Ag) 是一种由肝脏合成的双链糖蛋白,是维生素 K 的依赖因子,在止血过程中有抑制血液凝固与激活纤溶的双重作用。采用火箭免疫电泳法检测的正常参考值范围为 0.82～1.22。PC:Ag 含量降低可见于先天性蛋白 C 缺陷、获得性蛋白 C 缺陷，例如，肝脏疾病、手术后、DIC、成人型呼吸窘迫综合征等；含量升高可见于血栓性疾病、血栓前状态，例如，DIC、深部静脉血栓形成、缺血性心脏病、急性心肌梗死、心绞痛、糖尿病、肾病综合征、妊娠后期等。

3. 蛋白 S 抗原检测

血浆蛋白 S 抗原（PS:Ag）是一种维生素 K 依赖的抗凝因子，由肝脏内皮细胞、巨核细胞合成，主要生理作用是抑制凝血系统、辅助加速活化蛋白 S。正常参考值范围为 PS 活性 65%～140%，PS 活化率≤0.8，自由 PS 浓度 70%～140%，总 PS 浓度 70%～140%，可疑因子 V 莱顿无变异。

蛋白 S 途径缺失及蛋白 S 缺乏，使静脉血栓形成增加、抗凝作用消失。激活的蛋白 S 能抑制因子 V 变异，但作用微小；因子 V 变异使蛋白 S 抗凝途径受抑，从而血栓形成危险增加。蛋白 S 浓度、蛋白 S 活性降低相关遗传缺陷有三种形式：I 型，合成减少使蛋白浓度和活性降低；II 型，存在无功能蛋白，即浓度正常但活性显著降低；III 型，游离蛋白 S 浓度降低引起 C4b 结合蛋白浓度增高，即蛋白 S 总浓度和活性正常，而游离蛋白 S 抗原浓度和活性降低。因子 V 莱顿的变异属于常染色体显性遗传类型，杂合型携带者与纯合型有所不同。

4. 组织因子途径抑制物抗原检测

以兔抗人 TFPI 多克隆抗体作为捕获抗体，以双抗体夹心 ELISA 法检测血浆组织因子途径抑制物（TFPI）。正常参考值范围为 75～120ng/mL。TFPI 是外源性凝血途径特异性抑制物，在生理状态下，老年人和妊娠妇女血浆 TFPI 含量较高，而胎儿血浆中含量较低。先天性 TFPI 缺乏易患血栓症，较为常见的是获得性 TFPI 减少，例如，大手术、脓毒血症、DIC 时，由于消耗过多所致血浆 TFPI 减少。致死性败血症往往血浆 TFPI 升高，可能与广泛性血管内皮受损使之释放增加有关。此外，慢性肾衰时，血中 TFPI 亦增高。

四、纤溶因子抗原检测

1. 组织型纤溶酶原激活物抗原检测

采用纯化的组织型纤溶酶原激活物抗原（t-PA:Ag）单克隆抗体包被于固相载体上，以 ELISA 双抗体夹心法定量检测。正常参考值范围为 1～2μg/L。t-PA 抗原活性增高，表明纤溶活性亢进，可见于原发性及继发性纤溶症，亦见于应用纤溶酶原激活物类药物后。t-PA 抗原活性降低，表明纤溶活性减弱，可见于高凝状态和血栓性疾病。

2. 尿激酶型纤溶酶原激活物抗原检测

采用 ELISA 法或 ABC 系统进行尿激酶型纤溶酶原激活物（u-PA）定性、定量检测，以鼠抗人 u-PA 单克隆抗体作为捕获抗体包被于固相。正常参考值范围为：乳腺组织提取液、良性组织 0.02～1.22ng/mg 蛋白；恶性或原发性肿瘤 0.13～15.17ng/mg 蛋白；胃组织提取液、正常黏膜组织 0.06～0.35ng/mg 蛋白；肿瘤完全切除后 0.14～30.2ng/mg 蛋白。使用尿激酶治疗血栓性疾病时，血液中尿激酶含量升高，血浆尿激酶的检测可指导合理用药。u-PA 可作为判断乳腺癌、胃癌等患者预后的独立指标，对高、低危患者的鉴别有一定价值；当组织提取液中 u-PA 含量＞2.97ng/mg 蛋白，或常规制备的细胞液中含量＞1.15ng/mg 蛋白，提示可能有复发危险。若肿瘤患者 u-PA 含量＞1.5ng/mg 蛋白，提示患者生存时间将缩短。

3. 纤维蛋白（原）降解产物检测

纤维蛋白（原）降解产物（fibrinogen and fibrin degradation products，FDP）是纤维蛋白原和纤维蛋白降解产物的总称。正常参考值范围为＜5μg/mL。含量增高提示体内纤溶亢进，可见于原发性和继发性纤溶症（例如：DIC、恶性肿瘤、急性早幼粒白血病、肺血栓栓塞、深静脉血栓形成、肾脏疾病、肝脏疾病、器官移植排斥反应、溶血栓治疗等），但不能予以鉴别区分。

4. D-二聚体检测

在凝血过程中，纤维蛋白原被凝血酶水解后相继释放出纤维蛋白肽 A、B，剩余的可溶性纤维蛋白单体形成可溶性纤维蛋白聚合物，经凝血因子 XIII α、钙离子作用后，形成不溶性的稳定纤维蛋白，使血液凝固。纤维蛋白性质稳定，一般不再溶解血栓，但可被纤溶酶降解。D-二聚体是纤溶酶针对纤维蛋白的降解产物之一，是交联后纤维蛋白被纤溶酶降解的特异性指标之一，也是确定体内有无血栓形成及继发性纤溶症的指标。

检测正常参考值范围为＜0.5μg/mL。含量增高可作为早期诊断深静脉血栓、肺栓塞的特异性指标，几乎所有的深静脉血栓患者血浆 D-二聚体均呈阳性，阴性可排除深静脉血栓形成的可能；可作为 DIC 诊断、鉴别原发性和继发性纤溶症、判断手术后血栓形成的特异性指标；可作为急性心肌梗死、脑血栓的形成、病情观察、溶栓治疗观察及早期风险预测的辅助指标和理想检测项目。也可作为恶性与良性肿瘤的辅助诊断，恶性肿瘤细胞内容物中的一种高糖物质结构类似组织因子，在代谢过程中可显著激活凝血系统、导致血栓形成，进而D-二聚体水平显著增高；而良性肿瘤生长缓慢，不易形成血栓，D-二聚体水平无明显增高。

五、血管内皮细胞损伤标志物检测

1. 血浆凝血酶调节蛋白抗原检测

血浆凝血酶调节蛋白（thrombomodulin，TM）又称血栓调节蛋白，是维持血管内膜完整的内皮细胞表面分子，也是由血管内皮细胞表达的凝血酶受体之一。正常人群检测结果常为阴性。TM 存在所导致的阳性结果，提示应进一步检查是否患有 LE 尿蛋白阳性所致肾损害、糖尿病并发症和微血管病变，需要检查的主要人群为多饮、多尿、多食但消瘦者。

2. 血浆血管性血友病因子抗原检测

血浆血管性血友病因子抗原（VWFAg）是血管内皮细胞促凝指标之一，由血管内皮细胞合成和分泌，参与血小板黏附和聚集反应，可发挥促凝作用。可使用免疫火箭电泳法、ELISA 法或胶乳凝集散射比浊法进行 VWF 抗原测定准确定量。

免疫火箭电泳法：在含血管性血友病因子抗体的琼脂凝胶板中加入一定量受检血浆，在电场作用下泳动一定时间出现抗原抗体反应形成的火箭样沉淀峰，其高度与受检血浆中 VWF 浓度呈正相关，以计算血浆中 VWFAg 含量。

VWF 瑞斯托霉素辅因子活性检测：在瑞斯托霉素存在的条件下，VWF 通过与血小板膜 GP I b-IX 相互作用使正常血小板发生凝集。凝集强度与被检血浆中 VWF 含量和结构有关。将正常人混合血浆作为 100％ 瑞斯托霉素辅因子标准样品，缓冲液系列稀释后加入瑞斯托霉素和新鲜洗涤过的或甲醛固定过的正常血小板悬液，血小板会出现不同强度的凝集。根据正常血浆稀释度及其相应的凝集反应绘制标准曲线，待检血浆的瑞斯托菌素辅因子活性根据标准曲线得出。

正常参考值范围为：免疫火箭电泳法 61.6％～126.6％、单抗 ELISA 法 77.9％～

137.1%、ELISA 法 0.46～1.58U/mL。VWFAg 减低可见于血管性血友病（VWD），是诊断 VWD 及其分型的重要指标之一。VWF 是一种急性时相反应蛋白，含量增高常见于血栓性疾病、心肌梗死、肾小球疾病、妊高征、大手术后等。

3. 血浆内皮素-1 检测

内皮素（endothelin，ET）不仅存在于血管内皮，也广泛存在于各种组织和细胞中，是调节心血管功能的重要因子，对维持基础血管张力与心血管系统稳态作用关键。为 21 个氨基酸组成的多肽，分子量 2400D，N 端由两个二硫键将 1-15、3-11 位置半胱氨酸连接起来，C 端为疏水性氨基酸残基。N 端结构决定其与受体的亲和力，C 端结构决定其与受体的结合位置。ET-1 另有两个同分异构体家族即 ET-2、ET-3，差别在于个别氨基酸残基，对心血管起主要调控作用的是 ET-1。内皮细胞受到刺激合成并释放 ET-1，主要在基因转录水平调控，刺激 ET-1 合成的因素包括肾上腺素、血栓素、血管加压素、血管紧张素、胰岛素、细胞因子、缺氧以及血管壁剪切力与压力变化等理化因素，刺激 ET-1 合成的过程需要 Ca^{2+}、依赖型蛋白激酶 C（PKC）参与。抑制 ET-1 合成的因素包括 NO、PGI2、心房利钠肽、肝素等。ET-1 的血浆半衰期（<5min）很短，很快与组织上受体结合，其清除部位主要在肺与肾脏，ET 降解酶很快可将其分解。

应用 RIA 法检测的正常参考值范围为 1.0～3.4ng/L。老年人高于青年人，故老年人较易罹患血栓性疾病。ET-1 增多常见于血栓前状态、各种类型心绞痛、心肌梗死发作期、急慢性肾功能衰竭、DIC 前期、细菌毒素引起的休克等。ET-1 检测主要用于治疗效果及疾病预后评判；无症状人群中若 ET-1 水平较高，则发生血栓性疾病的概率远高于 ET-1 正常人群。

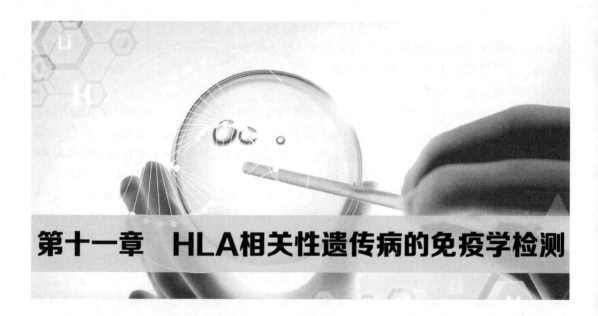

第十一章　HLA相关性遗传病的免疫学检测

人类白细胞抗原（human leukocyte antigen，HLA）是人类主要组织相容性复合体（major histocompatibility complex，MHC）的基因表达产物，在免疫系统中主要负责细胞之间的相互识别、诱导免疫反应、调节免疫应答。根据 HLA 抗原结构、功能与组织分布的不同可分为三类：Ⅰ类分子为 HLA-A、HLA-B、HLA-C 系列抗原，广泛分布于各组织有核细胞表面，包括血小板、网织红细胞，成熟红细胞一般不含 HLA 抗原；Ⅱ类分子为 HLA-D/DR、HLA-DP、HLA-DQ 系列抗原，主要表达于 B 细胞、抗原提呈细胞表面；Ⅲ类分子主要为补体成分。Ⅰ、Ⅱ类抗原均与移植有关，其中以Ⅱ类抗原更为重要。许多发病机制不明、伴有免疫功能异常和遗传倾向疾病的发生发展，多与个体基因多态性 HLA 有关，分析 HLA 抗原表达情况对发病机理深入研究以及疾病的诊断、预防、治疗和预后判断均具有重要及深远意义。

第一节　HLA 与医学的关系

一、HLA 在医学中的应用

1. HLA 与同种器官移植

供受体间 HLA 的相似性越强，移植排斥反应发生率及严重程度越低，器官移植成活率越高。通常最佳的移植物配对关系选择顺序依次为同卵双生＞异卵双生＞同胞兄妹＞近亲＞远亲＞无亲缘者。

2. HLA 与输血反应

多次接受输血者会发生非溶血性输血反应，与受者血液中存在的抗白细胞和抗血小板 HLA 抗原的相应抗体有关，因此需多次接收输血者应选择成分输血。

3. HLA 基因多态性及异常表达与疾病的相关性

HLA-Ⅰ类分子的表达降低与肿瘤发生有关；HLA-Ⅱ类分子表达异常与自身免疫性疾病的发生有关。1972 年，Russel 首次报告银屑病（牛皮癣）患病与携带 HLA-B13 或 HLA-

B17 有关。此后陆续发现大量疾病与特定 HLA 表达人群相关，其中 HLA-B27 抗原见于大约 90％的强直性脊柱炎患者，特定类型 HLA 作为疾病易感性遗传标志，其分型及多态性表达分析可用于疾病的辅助诊断、早期预测、分类及预后判断。例如：寻常银屑病与特定 HLA 表达人群相关，而脓疱性银屑病却并非如此；青少年性胰岛素依赖型糖尿病与 HLA-B8、HLA-Bw15、HLA-B18 相关，而晚期发作型糖尿病并未发现此种相关关系。常染色体隐性遗传的肾上腺皮质增生症的典型临床表现是由于 21-羟化酶缺乏所致，应用 HLA 抗原多态性作群体关联分析和家系连锁分析，发现有两个羟化酶基因位点（21-OHA、21-OHB）与 HLA-B、HLA-DR 紧密连锁。因此，通过群体分子流行病学调查，可根据现有资料中疾病与 HLA 抗原关联性分析数据，前瞻性推测携带特定 HLA 抗原表达多态性基因的个体罹患某些疾病的相对风险率、对个体寿命长短可能的影响，势必有利于拓展优生优育学、遗传学、流行病学、疾病治疗学、老年病学等各专业领域的研究视角。与 HLA 抗原分子呈现强关联性的自身免疫性疾病见表 11-1。

表 11-1　与 HLA 抗原分子呈现强关联性的自身免疫性疾病

疾病	HLA 抗原	相对风险/％	疾病	HLA 抗原	相对风险/％
强直性脊柱炎	B27	89.9	重症肌无力	DR3	2.5
急性前葡萄膜炎	B27	10.0	系统性红斑狼疮	DR3	5.8
肾小球肾炎咯血综合征	DR2	15.9	胰岛素依赖性糖尿病	DR3/DR4	25.0
多发性硬化症	DR2	4.8	类风湿性关节炎	DR4	4.2
乳糜泻	DR3	10.8	寻常天疱疮	DR4	14.4
突眼性甲状腺肿	DR3	3.7	淋巴瘤性甲状腺肿	DR5	3.2

4. HLA 与法医学

HLA 因其高度多态性而成为最能代表个体特异性，并伴随个体终身的稳定性遗传标志，在无关个体之间 HLA 型别完全相同的概率几乎为零，被称为个体"生物身份证"。法医学通过 HLA 基因型或表型检测进行个体识别以"验明正身"，同时因其单倍型遗传特征，也是亲子鉴定的重要手段。

二、HLA 分型方法

HLA 分型主要采用血清学分型技术、微量细胞毒实验、细胞学分型技术、混合淋巴细胞培养、DNA 分型技术、高分辨分型技术等。

第二节　HLA-B27 的分型方法

HLA-B27 基因属于 MHC-Ⅰ类基因，表达于机体所有有核细胞，尤其是淋巴细胞表面十分丰富，与强直性脊柱炎有高度相关性。普通人群中仅 5％～10％为阳性，超过 90％的强直性脊柱炎患者 HLA-B27 抗原表达阳性，而强直性脊柱炎由于症状与许多疾病相似难以确诊，因此 HLA-B27 检测在此病诊断中至关重要。同时，除强直性脊柱炎以外，脊柱性关节病中尚有许多其他疾病与 HLA-B27 抗原表达具有相关性。

一、微量细胞毒试验

标准抗血清中含有细胞毒抗体，与待测细胞表面相应的 HLA 抗原结合，激活后加入补体，使细胞损伤或裂解，再利用染料排斥实验通过显微镜判断受检细胞的活性。多克隆抗血清由经产妇提供，其灵敏度和特异性都很难达到很高；试验需要密度梯度离心分离新鲜淋巴细胞，操作较为烦琐，结果判定客观性差，因此该项检测技术逐步被取代。

二、酶联免疫分析

用 HLA-B27 纯化抗体包被微孔板制成固相载体，依次加入待测标本或标准品、生物素化抗 HLA-B27 抗体、HRP 标记的亲和素；彻底洗涤后底物 TMB 显色，TMB 在过氧化物酶催化下转化为蓝色，并以酸终止反应而转化为黄色。颜色深浅与样品中 HLA-B27 表达呈正相关，酶标仪在 450nm 波长下测定吸光度（A_{450} 值），根据标准曲线计算待测标本中 HLA-B27 表达水平。

三、流式细胞分析

单克隆抗体和荧光素的应用、多参数同测定使得流式细胞术得以高效快速、高灵敏性、高特异性检测某一特定细胞群中某一或多个特异性抗原分子的表达。与传统方法相比，FCM 检测 HLA-B27 表达的灵敏度可达 100％、特异性达 97.4％，阴性结果强直性脊柱炎的排除率为 99.9％，结果十分稳定可靠，样本之间、不同操作人员之间、不同仪器之间、不同实验室之间可重复性极高。分析试剂主要包括 FITC 标记抗-HLA-B27 单克隆抗体、PE 标记的抗-CD3 单克隆抗体，分别可与 HLA-B27 抗原、T 淋巴细胞表面 CD3 分子特异性结合；将荧光标记单克隆抗体与外周血共孵育，裂解红细胞后洗涤，即可上机检测。

四、PCR-SSP 检测

编码 HLA 的基因具有高度多态性，每一个基因座位上有众多复等位基因，而每一个等位基因都有其各自的 DNA 序列，因此可用相应的序列特异性引物（sequence specific primers，SSP）进行扩增；通过对扩增产物的序列测定、控制 PCR 反应条件，特异性引物仅扩增与其相应的等位基因，以确定引物的准确性和特异性。该检测方法的技术关键是，通过引物设计软件设计 1 对针对 HLA-B27 基因序列特异性的寡核苷酸引物，经 PCR 后进行琼脂糖凝胶电泳，紫外灯下观察特异性扩增产物，分析判定结果。

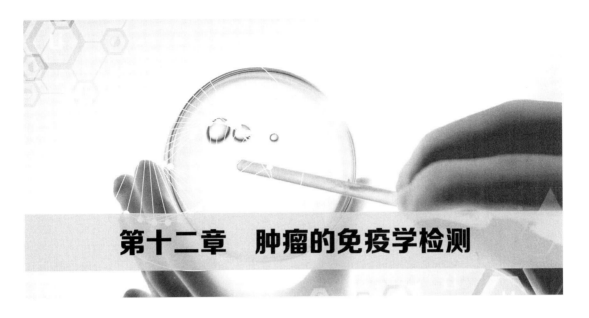

第十二章　肿瘤的免疫学检测

肿瘤免疫学（tumor immunology）是研究肿瘤抗原性质、机体对肿瘤的免疫应答、机体免疫功能与肿瘤发生发展相互关系、肿瘤免疫学诊断和免疫学防治的科学。利用肿瘤细胞表面或分泌的特殊分子进行肿瘤免疫学监测，对于肿瘤的早期发现、诊断、预后和疗效评价均有着十分重要的临床意义。

第一节　肿瘤抗原

肿瘤抗原（tumor antigen）是指在肿瘤发生、发展过程中新出现的或过度表达的抗原物质。机体产生肿瘤抗原的可能机制包括基因突变、细胞癌变过程中原本不表达的某些基因被激活、抗原合成过程的某些环节发生异常（例如：糖基化异常等）、胚胎时期抗原或分化抗原的异常及异位表达、某些基因产物尤其是信号转导分子的过度表达、外源性基因（例如：病毒基因等）的表达。

一、肿瘤抗原的分类

1. 根据肿瘤抗原的特异性分类

（1）肿瘤特异性抗原（tumor specific antigen，TSA）　肿瘤细胞所特有的抗原，只表达于肿瘤细胞，而不存在于正常组织或细胞，例如：前列腺癌特异性抗原（PSA）等。

（2）肿瘤相关性抗原（tumor associated antigen，TAA）　不仅肿瘤细胞，正常组织或细胞也可表达的抗原物质，但在癌变细胞的表达水平显著异常高于正常组织或细胞。

2. 根据肿瘤抗原产生机制分类

① 理化因素诱发的肿瘤抗原。

② 病毒诱生的肿瘤抗原。

③ 自发性肿瘤抗原。

④ 正常细胞成分的异常表达：主要包括分化抗原、过度表达的抗原、胚胎抗原、细胞突变产生的独特型抗原等。

二、机体抗肿瘤免疫机制

机体抗肿瘤免疫学效应纷繁复杂，涉及特异性与非特异性抗瘤机制相互交错、体液免疫与细胞免疫抗瘤机制相互协调联系，共同执行免疫监视功能。

1. 体液免疫抗瘤机制

包括补体的溶细胞效应、抗体依赖性细胞介导的细胞毒效应（ADCC）、抗体的免疫调理作用、抗体封闭肿瘤细胞表面某些受体、抗体干扰肿瘤细胞黏附作用等。

2. 细胞免疫抗瘤机制

包括 T 淋巴细胞、NK 细胞、巨噬细胞对肿瘤细胞的杀伤、吞噬、清除等。

三、肿瘤标志物

肿瘤标志物（tumor marker，TM）是指在肿瘤发生发展整个过程中，由肿瘤细胞本身所产生或者由机体对肿瘤细胞反应而产生、反映肿瘤存活及生长的物质，包括蛋白质、激素、酶（同工酶）、多胺、癌基因产物等。因此，患者血液或体液、组织中肿瘤标志物的检测，对肿瘤辅助诊断、鉴别诊断、治疗方案选择、疗效观察、病情监测以及预后评价均具有重要临床应用价值。为此，理想的肿瘤标志物应肿瘤特异性及器官特异性强、检测灵敏度高，才能有助于早期、准确发现肿瘤。

1. 肿瘤标志物的分类

体液肿瘤标志物的分类和命名尚未完全统一，且还在不断研究探索中，一般可分为：

① 胚胎抗原类：AFP、CEA 等；

② 糖链抗原类：CA125、CA15-3、CA19-9 等；

③ 激素类：患甲状腺髓样癌时降钙素升高，患绒毛膜细胞癌时 hCG 明显升高等；

④ 酶和同工酶类：γ-GT、PAP 等；

⑤ 蛋白质类：β_2-微球蛋白、铁蛋白、本周蛋白等；

⑥ 癌基因产物类：ras 基因蛋白、myc 基因蛋白、p53 抑癌基因蛋白等。

2. 影响血液或体液中肿瘤标志物浓度的因素

① 肿瘤大小及肿瘤细胞数量；

② 肿瘤细胞合成及分泌肿瘤标志物的速度；

③ 肿瘤组织的血液供应；

④ 肿瘤细胞是否出现坏死及程度；

⑤ 肿瘤细胞分化程度及肿瘤的临床分期；

⑥ 肿瘤细胞是否表达及合成肿瘤标志物；

⑦ 肿瘤标志物在体内的降解与排泄状况；

⑧ 机体的免疫监视功能状态及荷瘤机体的抗瘤免疫功能状态。

3. 肿瘤标志物的临床应用

（1）高危人群的筛查　例如，在慢性 HBsAg 携带者、慢性乙型肝炎及丙型肝炎患者中进行定期 AFP 检测，有助于早期发现肝癌。

（2）肿瘤的辅助诊断　特别是 AFP 与肝癌、PSA 与前列腺癌、hCG 与绒毛膜细胞癌、本周蛋白与多发性骨髓瘤之间的相关性，对肿瘤的诊断及早期发现有重要参考价值。

（3）肿瘤治疗效果的评价　是肿瘤标志物最重要的应用价值，能判断手术治疗、放射治疗、药物治疗等是否有效。

（4）肿瘤复发的监测及预后判断　手术后病人应每隔 2～3 个月检测一次，待肿瘤标志物浓度下降后，每半年一次，连续 2 年；至第 3～5 年，应每年检测 1～2 次。

第二节　蛋白类肿瘤标志物检测

一、胚胎抗原类肿瘤标志物

1. 甲胎蛋白

甲胎蛋白（α-fetoprotein，AFP）是胎儿早期肝细胞合成的糖蛋白（α_1 球蛋白），含 590 个氨基酸，分子量 70kD，半衰期 5 天左右。胎儿发育至 6 周开始出现，出生 1 周后消失，成人血清中含量甚微。正常生理情况下，AFP 在卵黄囊的内胚层细胞以及胚肝、新生儿肝细胞中高度表达，在胃肠道黏膜上皮细胞中亦有表达。病理状况下，可见于正常成年个体肝细胞破坏后的再生（急慢性肝炎、重症肝炎恢复期、肝硬化等）、先天性胆管闭塞、畸形胎儿（无脑儿、脊柱裂等）以及原发性肝细胞癌、畸胎瘤或部分胃肠道肿瘤。

正常参考值范围为血清 AFP＜20μg/L。77％原发性肝癌患者 AFP＞300μg/L，但部分患者可始终不升高；病毒性肝炎与肝硬化患者血清中 AFP 可有不同程度的增高，但一般＜300μg/L；生殖系统肿瘤和胚胎性肿瘤（睾丸癌、畸胎瘤等）可见显著升高；妊娠 3 个月后，血清 AFP 含量开始升高，分娩后 3 周恢复正常，若孕妇血清中 AFP 异常升高，应考虑胎儿神经管缺损畸形的可能性。

2. AFP 异质体

根据与扁豆凝集素（LCA）的亲和程度，可将 AFP 异质体分为 LCA 亲和型、LCA 不亲和型。肝癌中 AFP 主要为 LCA 亲和型，而良性肝病中主要为 LCA 不亲和型。LCA 亲和型 AFP＞25％时提示肝癌；LCA 亲和型 AFP＜25％时提示为良性肝病。根据与刀豆蛋白 A（Con A）的亲和程度，可将其分为 Con A 亲和型、Con A 不亲和型。与刀豆蛋白 A（Con A）不发生结合的 AFP 常见于卵黄囊肿瘤或其他消化道肿瘤。

3. 癌胚抗原

癌胚抗原（carcino-embryonic antigen，CEA）1965 年发现于成人结肠癌组织中，分子量约 200kD，为可溶性糖蛋白，主要存在于成人癌组织以及胎儿胃肠管组织中，故名癌胚抗原，是一种广谱肿瘤标志物。

正常参考值范围为血清 CEA＜5.0μg/L。结肠癌、直肠癌、胰腺癌、肺癌、乳腺癌、胃癌、转移性恶性肿瘤均显示不同程度的阳性率，在恶性肿瘤的随访、病情监测、疗效评价等方面有重要价值。肠道息肉、憩室炎、结肠炎、肝硬化、肝炎、胰腺炎、肺部疾病也可有不同程度的升高。约有 33％吸烟者 CEA＞5.0μg/L。

二、组织多肽抗原

组织多肽抗原（tissue polypeptide antigen，TPA）是存在于胎盘以及大部分肿瘤组织细胞膜和胞质中的单链多肽，分子结构和细胞骨架蛋白相类似，分子量处于 17～45kD 之间。增殖活跃的细胞（包括正常细胞、癌细胞）均能分泌此蛋白，因此 TPA 不仅可作为细胞增殖指标，也可视为一种广谱肿瘤标记物。

TPA 是鳞状上皮细胞的标记物，基底细胞中无表达。在消化道肿瘤、乳腺癌、肺癌、宫颈癌、前列腺癌、胃癌、卵巢癌、膀胱癌中均可出现异常升高，其中肺癌的阳性率可达 60％，胃肠道肿瘤的阳性率为 54％。在恶性肿瘤患者血清中 TPA 的检出率很高，但其增高与肿瘤发生部位、组织类型无统计学显著相关性。经治疗好转后，TPA 水平降低；若 TPA 再次增高，提示可能肿瘤复发。

三、前列腺特异性抗原

前列腺特异性抗原（PSA）是一种由前列腺上皮细胞分泌的蛋白酶。血清 PSA 有两种生化存在形式，5％～40％以低分子量（33kD）游离 PSA（f-PSA）形式存在，60％～90％以 PSA 与 α1-抗糜蛋白酶、α2-巨球蛋白等结合的复合 PSA（c-PSA）形式存在。总 PSA（t-PSA）包括血清中 f-PSA 及 c-PSA。

正常参考值范围为血清 t-PSA<4.0μg/L、f-PSA<0.8μg/L、f-PSA/t-PSA>25％。前列腺癌患者血清 PSA 常升高，但约 25％患者 PSA 水平处于正常范围；大约 50％的良性前列腺疾病患者 PSA 水平亦见增高。为增加 PSA 对前列腺癌检测的敏感性和特异性，可使用 PSA 年龄特异性参考范围、PSA 密度、PSA 速率、f-PSA/t-PSA 比值等方法分析。另外，前列腺肥大、前列腺炎、泌尿生殖系统疾病，也可见血清 PSA 水平升高，故当 t-PSA 处于 4.0～10.0μg/L 时，须进行 f-PSA 和 f-PSA/t-PSA 比值测定。同时需要注意的是，在采集待测患者血标本前，进行直肠指诊、前列腺按摩、导尿等将会导致血清 PSA 升高，应尽量避免。

四、鳞状上皮细胞癌抗原

鳞状上皮细胞癌抗原（squamous cell carcinoma associated antigen，SCC）是肿瘤相关抗原糖蛋白，存在于子宫、宫颈、肺、头颈等鳞状上皮细胞癌的细胞质中，特别是在非角化癌细胞中含量更丰富。SCC 是食道鳞状细胞癌的首选标志物，也是外阴、阴道、子宫鳞状细胞癌的有效标志物，但牛皮癣、肾功能不全等患者血清中 SCC 水平亦可升高。

五、铁蛋白

铁蛋白（ferritin，Fer）是判断体内是否缺铁的敏感指标，Fer 升高还与肿瘤有关，癌细胞具有较强合成铁蛋白的能力，因此也可作为肿瘤标志物之一。

血清中正常参考值范围：男性 15～200μg/L，女性 12～150μg/L。各种恶性肿瘤及白血病患者可见血清铁蛋白升高；各种感染、急性心肌梗死、反复输血等可见铁蛋白升高；铁蛋白<12μg/L 时即可诊断为缺铁，是诊断隐性缺铁性贫血的可靠指标。

六、β_2-微球蛋白

β_2-微球蛋白（β_2-M）是一种低分子量蛋白，人体除成熟红细胞和胎盘滋养层细胞以外，所有有核细胞均可表达。β_2-M 是 HLA 的轻链部分，链内含有一对二硫键，可与 HLAI类分子的重链非共价结合而存在于细胞膜。由于分子量小，β_2-M 易由肾小球滤过，但几乎全部由近曲小管重吸收，因此正常人血、尿中 β_2-M 含量很低。尿标本采集后若不能立即检测，为避免 β_2-M 分解，应加入适量 NaOH 缓冲液调整 pH 至 7.0 左右，然后置 4℃保存，2 天内检测。

正常参考值范围为血清<2.4mg/L，尿<320μg/L。β_2-M 升高见于恶性肿瘤、慢性淋

巴细胞白血病等，急慢性肾盂肾炎、肾小管药物性损害等肾脏疾病，肾移植排斥反应，系统性红斑性狼疮、艾滋病等免疫性疾病等。

七、细胞角蛋白

细胞角蛋白（cytokeratin，CK）是细胞之间的中间丝，存在于所有正常上皮细胞及上皮性癌细胞，在细胞之间发挥支架桥梁作用，支撑细胞及细胞核。根据其生化特性可分为 20 多种类型，作为肿瘤标记物的细胞角蛋白主要是 CK19。CK19 是分子量为 40kD 的酸性蛋白，主要存在于单层上皮中，例如、肠、胰管、胆囊、子宫内膜、肺泡等上皮，这些细胞发生癌变时，CK19 含量可显著升高。Cyfra21-1 是角蛋白 CK19 的一种，根据该蛋白的抗原性，现已制备成功 2 种抗 CK19 的特异性单克隆抗体（Ks19-1，BM19-21）。

血清中正常参考值范围为<3.3µg/L。鳞状上皮细胞癌、非小细胞肺癌、大细胞肺癌、肺癌、腺癌、小细胞肺癌、子宫癌、卵巢癌、乳腺癌、膀胱癌、前列腺癌、胰腺癌、胃癌、结肠癌、肝癌、转移性肺癌等患者血清中 Cyfra21-1 可升高；血清中 Cyfra21-1 水平与肿瘤的进展程度和组织分型显著相关。

第三节　糖脂类肿瘤标志物检测

一、糖链抗原 19-9

糖链抗原 19-9（CA19-9）是一种与胰腺癌、胆囊癌、结肠癌、胃癌相关的肿瘤标志物，又称胃肠癌相关抗原。

血清中正常参考值范围为<37U/mL。胰腺癌、胆囊癌、胆管壶腹癌时，血清 CA19-9 水平明显升高，阳性率约为 74.9%；尤其是胰腺癌晚期，患者血清 CA19-9 浓度可达 40×10^7U/L，是重要的辅助诊断指标。胃癌阳性率约为 50%，结肠癌阳性率约为 60%。另外，急性胰腺炎、胆囊炎、胆汁淤积性胆管炎、肝硬化、肝炎等疾病，CA19-9 也可出现不同程度的升高，需注意与恶性肿瘤相鉴别。

二、糖链抗原 125

糖链抗原 125（CA125）是重要的卵巢癌相关抗原，是一种大分子多聚糖蛋白，分子量可达 220~1000kD。

血清中正常参考值范围为 CA125<35U/mL。卵巢癌阳性率约为 61.4%，手术和化疗有效者 CA125 水平很快下降；若有复发，CA125 升高可先于临床症状出现之前。其他恶性肿瘤的阳性表达率分别为乳腺癌 40%、胰腺癌 50%、胃癌 47%、肺癌 41.4%、结肠直肠癌 34.2%、其他妇科肿瘤 43%。另外，妊娠早期以及一些非恶性肿瘤（例如：子宫内膜异位症、盆腔炎、卵巢囊肿、胰腺炎、肝炎、肝硬化等）也可有不同程度的升高。

三、糖链抗原 15-3

糖链抗原 15-3（CA15-3）是一种乳腺癌相关抗原，为分子量超过 40kD 的糖蛋白，可用一对单克隆抗体（MAb115D8、MAbDF3）进行双抗体夹心法检测识别。与 CA15-3 同类的多态性上皮黏蛋白抗原还包括 MCA、CA27-29、CA549 等。

血清中正常参考值范围为 CA15-3＜28U/mL。乳腺癌早期的阳性率较低（约 30％），转移性乳腺癌阳性率可达 80％。其他恶性肿瘤，例如，肺癌、结肠癌、胰腺癌、卵巢癌、宫颈癌、原发性肝癌等，也有不同程度的表达阳性率。肝脏、胃肠道、肺、乳腺、卵巢等非恶性肿瘤性疾病的表达阳性率一般＜10％。

四、糖链抗原 50

糖链抗原 50（CA50）来自抗直肠腺癌细胞系（COLO205）抗体，是一种广谱肿瘤标记物，广泛存在于胰腺、胆囊、肝、胃、结直肠、膀胱、子宫。当细胞发生恶变时，由于糖基转化酶的失活或被只在胚胎期才活跃的某些转化酶激活，造成细胞表面糖链结构改变而形成 CA50。

血清中正常参考值范围为＜24U/mL。胰腺癌、结肠癌、直肠癌、胃癌、肝癌、肺癌、宫颈癌、卵巢癌、肾癌、乳腺癌、黑色素瘤、淋巴瘤等患者血清 CA50 可显著升高，特别是胰腺癌患者升高最为明显。另外，溃疡性结肠炎、肝硬化以及自身免疫性疾病等患者也可出现 CA50 升高现象。

五、癌抗原 72-4

癌抗原 72-4（CA72-4）即糖类抗原 72-4，产生于上皮细胞，血清中正常参考值范围为＜6.7U/mL。

胃癌（45％）、卵巢癌（67％）、肠癌（47％）、乳腺癌（40％）患者血清中 CA72-4 时常升高，可作为胃癌和卵巢癌的标志物。CA72-4 与 CA125 联合检测，作为诊断原发性及复发性卵巢肿瘤的标志物，特异性高。CA72-4 与 CEA、CA19-9 联合应用于胃癌的检测，可提高诊断率。CA72-4 在检测残余肿瘤时很有价值。术后可迅速下降至正常值。如果肿瘤组织完全切除可持续维持在正常水平。在 70％的复发病例中，CA72-4 浓度首先升高，或复发时也会升高。有研究结果提示，术前的水平可作为预后判断的参考值。CA72-4 升高还可见于其他类型的消化道恶性肿瘤、肺癌，以及胰腺炎、肝硬化、肺病、卵巢良性疾病等。

六、糖链抗原 242

糖链抗原 242（CA242）是与黏蛋白相关的标记物，也是一种唾液酸化的糖脂类抗原。CA242 能同时识别 CA50 和 CA19-9 的抗原决定簇，特异性高于 CA19-9，优于其他血清标志物。

血清中正常参考值范围为＜25U/mL。正常人群假阳性率为 4％，正常细胞含量很少，当细胞出现恶性增生时含量显著增加，尤其是消化道肿瘤，明显高于良性疾病。60％～80％的胰腺癌、55％～85％的直肠癌、44％的胃癌患者血清 CA242 水平可高达 20kU/mL；5％～33％的消化道良性疾病亦可出现升高。

第四节　酶类肿瘤标志物检测

一、神经元特异性烯醇化酶

神经元特异性烯醇化酶（NSE）是烯醇化酶的同工酶。根据 α、β、γ 三个亚基的不同，烯醇化酶同工酶可分为 αα、ββ、γγ、αβ、αγ 五种二聚体。其中，γγ 亚基组成的同工酶为神经元和神经内分泌细胞所特有，故命名为神经元特异性烯醇化酶。NSE 是一种酸性蛋白酶，参与糖酵解。恶性肿瘤组织中细胞增殖周期加快，糖酵解作用加强，细胞内 NSE 释放进入血液增多，导致此酶在血清内含量增高。

血清中正常参考值范围为 $<15\mu g/L$。NSE 也存在于正常红细胞中，因此标本溶血会影响检测的真实结果，采血时要特别注意避免溶血。血清 NSE 升高见于①小细胞肺癌（SCLC）：可用于鉴别诊断、监测放化疗后治疗效果；②神经母细胞瘤：患者 NSE 水平异常增高，而 Wilms 瘤则升高不明显，因此可用于疾病的诊断和鉴别诊断；③神经内分泌细胞肿瘤，例如，嗜铬细胞瘤、胰岛细胞瘤、甲状腺髓样癌、黑色素瘤、视网膜母细胞瘤等血清 NSE 也可显著增高。

二、α-L-岩藻糖苷酶

α-L-岩藻糖苷酶（AFU）是一种溶酶体酸性水解酶，以往主要用于遗传性 AFU 缺乏引起的岩藻糖贮积病的诊断。Deugnier 等于 1984 年首先发现原发性肝癌患者血清中 AFU 活性显著升高。

血清中正常参考值范围为 $<420\mu mol/L$。原发性肝癌患者血清中 AFU 活性明显升高，AFP 阴性的肝癌患者中 AFU 也可见升高，因此两者联合检测可较好互补印证；肺癌、结肠癌、乳腺癌、宫颈癌等其他恶性肿瘤有部分病例显著升高的报道。另外，慢性肝炎、肝硬化患者中部分病例 AFU 升高，且随病情好转可回降，动态监测有助于肝癌的鉴别诊断；妊娠期间 AFU 可升高，分娩后迅速下降至正常范围。

三、酸性磷酸酶

酸性磷酸酶（acid phosphatase，ACP）主要存在于血细胞、细胞溶酶体、前列腺中。前列腺中 ACP（PACP）含量可比其他组织高 $100\sim1000$ 倍，具有免疫特异性，为前列腺组织特异性酶类。成年男性血清中 $1/3\sim1/2$ 的 ACP 来自前列腺，女性血清中 ACP 主要来自于血细胞及破骨细胞。

75% 已发生转移的前列腺癌患者血清中 ACP 活性显著异常增高；未发生转移的前列腺癌患者血清 ACP 可处于正常水平或略有升高；一旦手术切除成功后，血清 ACP 可恢复至正常水平。良性前列腺肥大、部分膀胱癌及某些部位的类癌组织也可有表达。需要注意的是，正常和前列腺增生患者的 PACP 阳性表达有时可能强于前列腺癌患者，甚至少数前列腺癌患者还可无 PACP 阳性表达，因此最好与 PSA 同时联合检测。

四、碱性磷酸酶

碱性磷酸酶（alkaline phosphatase，ALP）正常存在于肝脏、胎盘、骨组织，异常可见于原发及继发性肝癌、胆管癌、前列腺癌、白血病、肉瘤、淋巴瘤。ALP 同工酶可分为胎盘型、肝型、骨型 3 种，ALP 与其同工酶检测联合应用，可大大提高诊断的敏感性和特异性。

1. 胎盘型 ALP

正常胎盘大量表达，同时在宫颈、睾丸等组织也可出现不同程度的表达。精原细胞瘤、卵巢癌、胃癌、乳腺癌、霍奇金病、肝癌中可观察到不同程度的异常升高。80% 以上的精原细胞瘤患者可见胎盘型 ALP 异常升高，仅有 20% 存在 hCG 升高。另外，吸烟者胎盘型 ALP 可比正常人升高 10 倍以上。

133

2. 肝型 ALP

肝型 ALP 在肝病患者中可有升高，肝癌患者中阳性率达 14.3%～24.0%。肝型 ALP 辅助判断肝癌是否发生转移效果较好，可作为 AFP 阴性肝癌诊断的辅助指标。

3. 骨型 ALP

骨型 ALP 大多出现在发生骨转移的肿瘤患者中，尤其见于某些高钙型肿瘤患者。单独测定 ALP 在肿瘤早期很难反映肿瘤是否发生转移，单独测定骨型 ALP 亦无法区分正常人、前列腺肥大、前列腺癌。骨型 ALP 急剧升高常提示成骨细胞的破坏，对于晚期骨转移的前列腺癌具有重要诊断价值；缓慢升高提示溶骨性损伤，常见于乳腺癌骨转移。

第五节　激素类肿瘤标志物检测

一、人绒毛膜促性腺激素

人绒毛膜促性腺激素（hCG）是胎盘滋养层细胞分泌的一种糖蛋白类激素，是监测早孕的重要指标，恶性肿瘤也可产生。

血清中正常参考值范围为<5 IU/L。滋养层肿瘤、生殖细胞肿瘤 hCG 显著升高，例如：绒毛膜细胞癌、葡萄胎、精原细胞睾丸癌等。乳腺癌、胃肠道恶性肿瘤、肺癌等，以及卵巢囊肿、子宫内膜异位症、肝硬化等良性疾病患者也可见显著增高。

二、降钙素

降钙素（calcitonin，CT）是由甲状腺滤泡旁细胞即 C 细胞分泌的多肽激素，主要生理作用是降低血钙。由于降钙素在血液中的半寿期短（约为 10min），样本收集后应冷冻保存、尽快检测。血清中正常参考值范围为<100ng/L。甲状腺髓样癌、肺癌、乳腺癌、胰腺癌等，以及肾功能衰竭患者血清降钙素常出现异常升高。

第六节　肿瘤标志物检测的注意事项

一、标本采集注意事项

标本采集前，应详细了解各种物理检查、药物、标本保存条件、溶血等对肿瘤标志物检测的影响，了解酶类、激素类肿瘤标志物的特点。

二、检测方法和试剂对检测结果的影响

方法学的差异、试剂盒的差异、操作人员的差异、仪器设备的差异、测定的标准化等问题，都会直接或间接影响检测结果的准确性。因此，在检测中要尽量使用同一种方法、同一种仪器、同一厂家试剂盒进行测定，最大限度地降低各种主客观因素产生的系统误差。

三、肿瘤标志物检测的干扰因素

1. 携带污染

全自动发光免疫分析仪一般采用一次性耗材，包括吸头、反应杯等，杜绝了携带污染

(carry-over)。而 ELISA 法、RIA 法等一些半自动分析方法发生携带污染的机会较多，应建立实验室标准化检测平台，并定期对检测系统进行评估纠正。

2. 钩状效应

抗原抗体反应过程中，在抗体过量阶段，沉淀物的量随抗原浓度成比例增加，当抗原浓度增加不再增强反应信号时，就达到了平衡点。进一步增加抗原量会导致沉淀物总量减少。当抗原浓度远远超过所有抗体结合容量时，就会产生可溶性物质，随后再互相交联形成的沉淀物无法检测。在抗原过量区域，所有具有较大病理学浓度范围的人体蛋白，都受到这种现象的影响。1977 年，研究者根据反应曲线的形状提出了"钩状效应"（hook effect）。

钩状效应是免疫检测中常见的现象，严重时强阳性标本易误测为弱阳性，甚至出现假阴性结果致使漏检、误诊。一些肿瘤标志物的血清含量范围跨度较大，有的甚至跨越几个数量级，出现钩状效应的机会比较多，审定结果时应结合病史及历史性数据进行动态连续性综合分析及比较，避免假阴性结果的出现。目前，临床实验室为减少钩状效应而采取的措施主要包括：同步系列稀释法、二步法、金标法、振动态 ELISA 法、PEG 法等，同步系列稀释法、二步法是减少钩状效应发生最简便最直接的有效方法。

3. 嗜异性抗体

嗜异性抗体可导致在实际无抗原存在的情况下，出现肿瘤标志物浓度增高的假象。嗜异性抗体可出现在曾被鼠或宠物咬伤的人群，以及曾使用动物性免疫制剂（例如单克隆抗体等）进行预防及治疗的人群。

四、肿瘤标志物的联合应用

一种组织来源的肿瘤可分泌多种肿瘤标志物，而不同类别的肿瘤或同种肿瘤的不同组织类型可存在相同的肿瘤标志物。同时，敏感性和特异性存在相互矛盾，提高了敏感性，会导致特异性的降低，即提高肿瘤检出率的同时也会出现假阳性率的提高；反之，提高了特异性，会导致敏感性的降低，即提高肿瘤诊断准确性的同时也会出现肿瘤检出率的降低（漏诊）。因此，单独检测一种肿瘤标志物，可能会因为测定方法的敏感性、特异性不足而出现假阴性或假阳性结果，联合检测多种肿瘤标志物有利于提高阳性结果的准确性和检出率。为此，选择一些特异性较高、可相互互补的肿瘤标志物进行联合测定，极具临床应用价值。见表 12-1。

表 12-1　常用肿瘤标志物联合检测的临床应用

肿瘤类型	首选肿瘤标志物	补充肿瘤标志物
肺癌	NSE、CYFRA21-1	CEA、TPA、SCC、ACTH、降钙素
肝癌	AFP	AFU、γ-GT、CEA、ALP
乳腺癌	CA15-3、CA549	CEA、hCG、降钙素、铁蛋白
胃癌	CA72-4	CEA、CA19-9、CA50
前列腺癌	PSA	f-PSA、c-PSA、PAP
结直肠癌	CEA	CA19-9、CA50
胰腺癌	CA19-9	CA50、CEA、CA125
卵巢癌	CA125	CEA、hCG、CA72-4
睾丸肿瘤	AFP、hCG	
宫颈癌	SCC	CEA、CA125、TPA
膀胱癌	无	TPA、CEA
骨髓瘤	β_2-M、本周蛋白	

五、肿瘤患者免疫功能状态的检测及临床意义

肿瘤的发生发展与机体的免疫功能（尤其是细胞免疫）状态密切相关，对肿瘤患者的免疫功能进行动态连续测定有助于了解病情变化、选择最佳治疗方案、评价疗效、判断肿瘤分期及预后。检测机体免疫功能状态的常用指标包括：T 细胞及其亚群测定、淋巴细胞转化增殖试验、巨噬细胞功能测定、NK 细胞数量及活性测定、T 细胞介导的细胞毒性（LMC）测定，以及血清、组织及细胞中免疫效应分子（抗体、补体、细胞因子等）测定等。

第七节　肿瘤的免疫学干预

一、肿瘤细胞逃避机体免疫攻击的主要机制

机体中肿瘤细胞逃避免疫监视功能而罹患肿瘤，其主要原因包括：①机体免疫功能原发性或继发性低下及缺失，例如：晚期艾滋病患者易患卡波氏肉瘤；②肿瘤细胞具备一系列逃避机体免疫攻击的特性，主要表现在增殖迅速、低表达或不表达免疫细胞可识别的各种分子等，从而逃避免疫细胞对其的识别和攻击；③手术及放化疗这一肿瘤治疗中的经典组合，在多数情况下均会陷于或造成严重的免疫抑制，使其很难与免疫增强治疗协同发挥效能。越来越多的研究显示，这与肿瘤患者全身及局部微环境的免疫抑制状态紧密相关，尤其是肿瘤局部免疫抑制分子、调节性 T 细胞（regulatory T cell，Treg）所发挥的强大免疫抑制作用，导致各种来源途径的免疫效应分子及细胞未能有效攻击清除肿瘤细胞，最终逃脱抗瘤免疫监视和治疗，直接影响患者的生存期及预后。

二、提高机体抗瘤免疫效应的主要途径

按照出现时间的先后顺序，可将肿瘤免疫学治疗方案分为三代。第一代，主要以细胞因子作为免疫刺激剂，提高机体免疫力。第二代，在细胞因子刺激下，体外培养和提高杀伤细胞的功能，再将其回输患者。主要包括 LAK 细胞、CD3AK 细胞、TIL 细胞、EAAL 细胞等。第三代包括 CIK 细胞技术、DC 细胞疫苗技术、DC-CIK 细胞技术、单克隆抗体技术、基因工程技术等。目前认为，DC-CIK 细胞技术是临床应用最有效也最成熟的肿瘤联合免疫治疗项目。

按照临床应用过程中存在的优缺点，将上述细胞制剂区分为四个类别。①自患者体内分离特异性 T 淋巴细胞（如肿瘤浸润淋巴细胞 TIL），体外扩增后回输给患者，以提高抗肿瘤效应。缺点是耗时长、成本高。②对自身或异体 PBMC 进行定向"多克隆化"扩增，使之具有杀瘤效应后回输给患者，如 LAK、CIK、DC-CIK 细胞。尽管该类细胞可呈现较强杀瘤效应，但在体外诱导形成的肿瘤特异性 T 细胞较为有限，导致肿瘤治疗不彻底。③异体肿瘤特异性 T 细胞系体外扩增后，回输给患者，例如：NK-92（人恶性非霍奇金淋巴瘤患者的 NK 细胞）、EB 病毒特异性 CTL 等。存在的主要问题是异体有限，且存在较高安全风险。④基因工程修饰的 T 淋巴细胞，使其获得特异性，例如：TCR-T、CAR-T 细胞，是近年来发展起来新型免疫细胞治疗技术，缺点是成本较高。

三、肿瘤免疫学干预临床策略

目前，针对肿瘤的联合免疫学干预疗法主要对象不仅仅局限于无法进行其他治疗的晚期

患者。即使在这些晚期肿瘤患者群体中，免疫学干预治疗所显现的疗效，也已足以使其成为继手术、放化疗之后的第四种肿瘤治疗手段。

1. 非特异性免疫刺激剂及细胞因子治疗

肿瘤联合免疫疗法的第一代为细胞因子技术，包括 IL-2、IL-6、IL-12、GM-CSF、TNF-α、INF-α、INF-γ 等的体内应用，以及装载有细胞因子基因的细胞治疗。一般作为传统手术及放化疗的辅助手段，以提高机体免疫力、巩固治疗效果为目的。

（1）重组白细胞介素　能促进 T、B 淋巴细胞的增殖活化，从而增强机体免疫功能，提高对肿瘤细胞的杀伤作用。介入治疗与重组白细胞介素联合应用，可直接杀灭肿瘤细胞，增强免疫细胞的杀瘤活性和化疗药物的抗癌敏感性，在肿瘤局部诱发特异性抗肿瘤免疫应答，还可降低门静脉栓塞化疗的免疫抑制效应等不良反应，可显著提高综合疗效、有效改善患者生活质量、延长生存期。

（2）天然药物及其有效成分　备受肿瘤治疗领域瞩目的天然食用真菌类，例如舞茸、姬松茸、桑黄、白桦茸等，富含 β-葡聚糖，可调节机体免疫力、诱导肿瘤细胞分化与凋亡、抑制肿瘤细胞增殖及转移、减轻放化疗毒副反应、改善临床症状和提高生活质量等。同时，抗瘤中药制剂具有多靶点、低毒、有效、价廉、不对机体免疫系统造成进一步损伤的优势，多种类型的草药及其有效成分可通过不同的作用途径有效发挥抗瘤效应，不仅可显著上调机体免疫功能、干扰肿瘤细胞的生长增殖，还可增强放化疗敏感性、降低毒副反应，一些中药成分还能够发挥逆转肿瘤免疫抑制的作用，例如：砷剂、川芎嗪、黄芪、苦参碱、猪苓多糖、青蒿素及其衍生物等。不同组织来源的肿瘤细胞分泌免疫抑制分子具有各自不同的谱系特征，中药制剂调变肿瘤免疫抑制分子分泌呈现差异性、多效性和重叠性；不同类别中药制剂影响肿瘤细胞分泌免疫抑制分子的种类、程度、出现及维持时间迥异，同一种肿瘤免疫抑制分子分泌可受抑于不同种类的中药制剂。因此，临床上对于有高量免疫抑制分子分泌而使机体抗瘤免疫功能受抑的肿瘤患者，可根据所患肿瘤的类别和患者免疫功能受抑种类和程度，合理选择针对性较强的抗瘤中药制剂，进行早期治疗或在中晚期辅助应用，甚至在术后及放化疗后及时应用，应有益于遏制肿瘤进展和防止肿瘤复发。有关此方面的研究，以及临床上如何针对不同优势分泌免疫抑制分子的肿瘤进行合理抗瘤中药选择，将为中药在肿瘤临床治疗及辅助治疗中的广泛应用开辟新途径。但值得注意的是，一些已被《中华人民共和国药典》确认具有抗瘤效应的中药及其有效成分，对某些特定类型的肿瘤细胞可发挥生长促进作用，例如：丹参、刺五加注射液可促进结直肠肿瘤细胞生长增殖，黄芪注射液可通过影响 Hela 细胞增殖凋亡相关调控分子的表达而促进生长增殖，在相应类型的肿瘤患者及具此类肿瘤诱发体质人群的其他疾病治疗中应慎用。

2. 单克隆抗体介导的靶向治疗

由于抗体技术的迅猛发展，至今全球已报道的抗体有 10 多万种，其中基因工程抗体 1000 多种、人源化抗体 200 多种。目前国际上已有 500 多种抗体用于诊断和治疗，FDA 已批准 18 种抗体上市，其中 8 种是用于治疗肿瘤的靶向抗体。单克隆抗体（McAb）靶向治疗的作用机制，是利用抗体与靶抗原的直接结合阻断信号传递，或通过 ADCC 与补体依赖的细胞毒作用杀伤肿瘤靶细胞，主要包括针对肿瘤抗原的特异性 McAb、McAb-毒素、McAb-同位素、鼠-人单抗、人源单抗、双特异性抗体，该技术相对成熟，是在体外制备的针对肿瘤特异性抗原的抗体。

该疗法已广泛应用于临床几十年，目前种类较多，对部分肿瘤有一定效果，例如：针对乳腺癌细胞 Her2 抗原的赫赛汀（Herceptin，曲妥珠单抗）、针对血管内皮细胞生长因子（VEGF）抗原的阿瓦斯汀（Avastin，贝伐单抗）、针对淋巴瘤细胞 CD20 抗原的美罗华（Rituximab，利妥昔单抗）等。肿瘤单克隆抗体靶向治疗的主要缺点：①实体瘤细胞被致密的基质包裹，抗体难以穿透；大多数实体瘤存在淋巴回流障碍，导致间质内压力升高，阻止抗体进入肿瘤实质。而小部分进入实体瘤内部的抗体，首先与血管周围的肿瘤细胞遭遇而被结合，使得抗体无法到达距离血管较远的肿瘤细胞。因此目前应用抗体治疗大体积实体瘤的疗效仍不理想。②由于治疗用抗体需要量极大，要求产品纯度极高，目前的生物工程生产工艺较难，其生产成本及价格均非常昂贵，性价比不如其他疗法。据 Genentech 报告，使用 Avastin 治疗 10 个月将花费 4.4 万美元，几乎成为目前市场上最昂贵的抗肿瘤药物。③目前的抗体治疗是针对肿瘤细胞某个特异性受体，而肿瘤细胞的异质性决定其并非均一，因此单一清除含有某种受体的肿瘤细胞并不代表能治愈，同时在抗体中携带同位素或毒素，尽管可提高疗效，但其不良反应亦随之增加。

（1）抗 CD20 抗体　85%～90% 的淋巴瘤属于 B 细胞来源，CD20 存在于超过 90% 的 B 淋巴细胞表面，造血干细胞、浆细胞、淋巴祖细胞及其他组织细胞均无表达，人体血清中亦无游离 CD20 的存在，CD20 也不易从细胞膜脱落。抗 CD20 抗体（Rituximab，美罗华）是第一个通过 FDA 批准应用于临床的人鼠嵌合型单抗。其作用机制为激活补体介导的溶解、参与 ADCC，有效杀灭 $CD20^+$ B 淋巴瘤细胞，增加化疗药物的细胞毒作用并诱导肿瘤细胞凋亡。

（2）同位素结合性 CD20 抗体　同位素免疫结合可用于抗体携带同位素到达肿瘤细胞，产生杀伤肿瘤的局部治疗效果，还可作为临床检测肿瘤的一种敏感的工具。Zevalin（泽娃灵）为钇 90（^{90}Y）同位素标记的鼠源性抗 CD20 抗体，可与癌变的 B 淋巴细胞表面 CD20 抗原结合，直接杀伤癌细胞。

（3）抗 CD33 结合性抗体　CD33 可在 90% 的 AML 原始细胞上检出，几乎所有的正常早期髓系、红系前体细胞均有表达，但在正常造血干细胞、非造血细胞上无表达。2000 年 FDA 批准用于治疗急性复发性髓系白血病的 Mylotarg（麦罗塔）是由抗 CD33 单抗与抗肿瘤抗生素卡奇霉素构成的偶联物，也是第一个获批用于临床治疗、以化疗药物为"弹头"的"生物导弹"抗体药物。

（4）抗 EGFR 单抗　EGF 可特异性与表皮生长因子受体（EGFR、HER1、c-ErbB-1）结合，抗 EGFR 单抗（Erbitux）可竞争性抑制表皮生长因子与其受体的结合，阻止相应酪氨酸激酶磷酸化后的信号传导，从而抑制细胞生长、诱导凋亡。抗 EGFR 单抗还可抑制基质金属蛋白酶和血管内皮生长因子活性，临床适用于转移性肠癌的治疗。

（5）抗血管内皮生长因子单抗　抑制血管生成是控制恶性肿瘤生长的重要靶向治疗方法。抗血管内皮生长因子单抗（Avastin）属于抗血管生成药物，可破坏或抑制肿瘤新生血管生成、阻止肿瘤生长和转移，美国 FDA 在 2004 年已批准用于结直肠癌的一线治疗。

（6）抗 HER-2 单抗　体外试验中 $HER-2^+$ 细胞表现致瘤特性，HER-2 扩增/过度表达是肿瘤发生过程中的早期事件；在各期乳腺癌中，$HER-2^+$ 细胞状态可长时间保持稳定。HER-2 定位于细胞膜，成为易于攻击的潜在治疗靶点。抗 HER-2 单抗（Herceptin）与 HER-2 受体结合，抑制细胞生长信号传递通路，加速 HER-2 受体降解、使其表达下调，对肿瘤细胞株可介导 ADCC 效应杀伤靶细胞，抑制血管内皮生长因子的生成、阻断肿瘤内血管组织的生长，临床适用于转移性乳腺癌。

（7）抗 CTLA-4 单抗　晚期黑色素瘤恶性程度极高，有效治疗方案十分困难，长期以来缺乏可延长患者生命的有效药物。2011 年 3 月 25 日，FDA 批准了伊匹单抗 ipilimumab（易普利姆玛）用于治疗晚期黑色素瘤，能显著提高晚期黑色素瘤患者的存活率，有效延长 3.5 个月生存期。ipilimumab 是针对细胞毒性 T 细胞抗原-4（CTLA-4）的抗体，可阻断 CTL 与 CD80/CD86 分子的结合，阻断 CTLA-4 的抑制性 T 细胞免疫效应，可增强 T 淋巴细胞的活化与增殖，提高特异性抗瘤免疫能力。

3. 非特异性免疫细胞治疗

（1）LAK 细胞　将外周血淋巴细胞在体外经 IL-2 激活 3～5 天而扩增为具有广谱抗瘤作用的杀伤细胞，即淋巴因子激活的杀伤（LAK）细胞。LAK 与 IL-2 合用比单用 LAK 效果明显，因为经 IL-2 激活的 LAK 在输入人体后仍需 IL-2 才能维持其杀伤活性。由于 IL-2 用量较大，治疗过程中可出现毒副反应，最常见和最严重的是出现毛细血管渗漏综合征（capillary leak syndrome，CLS），主要表现为全身性水肿和多器官功能失调，可引起胸腹腔积液、肺间质水肿、充血性心力衰竭。引起 CLS 的机理可能与内皮细胞损伤和产生血管活性物质有关。

（2）TIL 细胞　即肿瘤浸润淋巴细胞（tumor infiltration lymphocytes，TIL），具有高效、特异、不良反应小等优点，抗瘤效果是 LAK 的 50～100 倍。将 TIL 细胞回输至体内，可在血液及肿瘤中存留达 2 个月之久，潜在治疗价值巨大。TIL 已应用于临床，主要治疗皮肤、肾、肺、头颈部、肝、卵巢部位的原发或继发肿瘤。

（3）CD3AK 细胞　抗 CD3 抗体诱导活化的杀伤细胞（anti-CD3 antibody induced activated killer cells，CD3AK）是抗 CD3 单克隆抗体和 IL-2 共同激活的杀伤细胞，具有体外强增殖能力、高效细胞毒活性，是继 LAK、TIL 细胞后又一具有杀伤肿瘤作用的免疫活性细胞。与 LAK 及 TIL 细胞相比较，CD3AK 细胞具有扩增能力强、体外存活时间较长、细胞毒活性高、分泌细胞因子能力强、体内外抗瘤效果显著等优点，增殖能力及抗瘤细胞毒活性均显著优于 LAK 细胞。

（4）EAAL 细胞　扩增活化的自体淋巴细胞（expanding activated autologous lymphocytes，EAAL）是在传统的抗 CD3 抗体和 IL-2 体外扩增活化淋巴细胞方法的基础上，又一种新的肿瘤细胞免疫治疗方法。这种方法所扩增的细胞主要为杀伤性淋巴细胞，主要成分为 CD8$^+$ 杀伤性 T 淋巴细胞和 NK 细胞。CD8$^+$ T 淋巴细胞为机体最主要的抗瘤淋巴细胞群体，其中含有识别肿瘤抗原的特异性杀伤性 T 细胞，对肿瘤细胞进行特异性杀伤；而 NK 细胞对 HLA 表达下调、借以逃避免疫监视的肿瘤细胞具有直接杀伤作用。

EAAL 细胞技术是治疗肿瘤和慢性传染性病毒感染的细胞免疫治疗方法之一，治疗效果与回输次数、患者病情及个体差异等因素有关。日本在治疗肝癌的随机临床试验中发现，使用 EAAL 进行的免疫治疗可提高患者的无复发存活率，EAAL 治疗组肝癌术后复发率降低 18%，复发危险率减少了 41%。在接受 EAAL 细胞治疗的 2134 例不同组织来源的肿瘤患者中，完全缓解者 5%、部分缓解者 17%、长期病情稳定者 16%，患者的临床总有效率约 38%，控制肿瘤生长、延长患者生命、改善生存质量，且治疗不良反应很小，回输细胞为患者自身淋巴细胞，无免疫排斥反应，目前尚未见明显不良反应或导致死亡的病例。

（5）CIK 细胞　细胞因子诱导的杀伤细胞（cytokine induced kill cells，CIK）是先后用 IFN-γ、IL-2、抗 CD3 单抗、IL-1α 等细胞因子与自身 PBMC 共培养后获得的一群异质细胞，具有 T 细胞及 NK 细胞表型（CD3$^+$、CD56$^+$ 及 CD4$^-$、CD8$^+$），被认为是最高效的免疫联合治疗细胞。CIK细胞静脉回输后，以不同的机制识别和杀伤肿瘤细胞：①通过释放细胞毒颗粒，实现对肿瘤细胞的裂解和杀伤；②通过诱导肿瘤细胞凋亡杀伤肿瘤细胞；③分泌IL-2、IL-6、IFN-γ等多种抗瘤细胞因子；④可激活机体免疫系统，提高免疫功能。

(6) RAK细胞　重组人纤维蛋白片段（RetroNectin）可参与细胞黏附、变形伸展、分化增殖，从而提高杀伤细胞的杀伤效力。包被在培养皿（瓶）中的RetroNectin能显著提高CIK细胞扩增倍数和肿瘤杀伤活性，以获得重组人纤维蛋白片段活化的杀伤细胞（RetroNectin activated killer cell，RAK）。鉴于其显著效果，目前已注册美国药典和国际专利。

4. 肿瘤特异性靶向免疫治疗

(1) 肿瘤疫苗　包括肿瘤抗原或多肽抗原疫苗、装载肿瘤抗原基因的病毒疫苗、基因修饰的肿瘤细胞疫苗、抗原递呈细胞疫苗、抗独特型疫苗。目前美国FDA批准用于临床的肿瘤疫苗仅4种，其中3种属于预防性疫苗、1种属于治疗性疫苗。预防性疫苗分别是宫颈癌疫苗Gardasil和Cervarix，以及预防肝癌的乙肝疫苗。其中，Gardasil和Cervarix是预防人乳头瘤病毒（HPV）感染的疫苗，由于HPV是宫颈癌的主要病因，因此预防HPV感染从而避免宫颈癌的发生尤为重要；乙型肝炎病毒感染与肝癌的发生密切相关，乙肝疫苗可用于预防肝癌的发生。针对晚期前列腺癌的Provenge是真正意义上的治疗性疫苗，靶抗原是前列腺癌细胞的酸性磷酸酶（PAP）。尽管Provenge证明有效而被FDA批准临床应用，但也只能延长晚期肿瘤患者4个月的生存期。

(2) DC疫苗　树突状细胞（dendritic cells，DC）是目前已知作用最强的抗原递呈细胞，能将癌细胞抗原信息提呈给效应淋巴细胞（CTL）、NK细胞，从而消灭癌细胞。主要技术流程包括：分离提取肿瘤患者自身PBMC，再用患者本身肿瘤组织抗原、纯肿瘤抗原或其他特殊细胞因子"冲击"，使未成熟DC分化转变为成熟性DC，并携带最大量的肿瘤抗原信息；回输后，可有效激活T淋巴细胞，使效应性T细胞发挥肿瘤特异性杀伤作用。治疗途径可采用静脉输注、皮内或皮下注射。利用原发性肝癌患者自身DC细胞，与自身初始T细胞（native T cell）进行体外共培养，可诱导针对自身肝癌细胞抗原的特异性效应T细胞，对肿瘤细胞的杀伤具有特异性和持久性。影响DC疫苗疗效的因素包括：DC的成熟度、与治疗相关的细胞免疫反应的诱导、外源性负载肿瘤抗原的数量等。

目前，全球已有3种DC肿瘤疫苗获得上市并正式应用于临床，分别是Sipuleucel-T（Dendreon，美国）、Crea Vax-RCC（CreaGene，韩国）、Hybricell（Genoa Biotechnologia，巴西）。前列腺癌疫苗Sipuleucel-T是自体DC细胞免疫疗法，也称为Provenge，适用于晚期前列腺癌患者，可激发患者自身免疫系统对抗前列腺癌细胞，2010年4月获得美国FDA批准，主要用于治疗无症状或症状轻微、转移性去势治疗无效的难治性前列腺癌（CRPC），是迄今为止首个被FDA批准的治疗性肿瘤疫苗。Crea Vax-RCC是2007年5月由韩国FDA批准的自体DC疫苗，体外诱导患者自身DC后，负载自体肿瘤组织裂解物及钥孔戚血蓝素（keyhole limpet hemocyanin，KLH）；可通过检测KLH作为外来抗原诱发的迟发性超敏反应，判断免疫是否成功。该疫苗具有较好疗效，主要用于转移性肾细胞癌治疗。

(3) DC-CIK细胞　DC可诱导抗原特异性CTL反应、增强CIK细胞的扩增效率、提高CIK细胞的肿瘤杀伤效能。DC-CIK细胞免疫治疗适用于恶性黑色素瘤、前列腺癌、肾癌、膀胱癌、卵巢癌、结肠癌、直肠癌、乳腺癌、宫颈癌、肺癌、喉癌、鼻咽癌、胰腺癌、肝癌、胃癌等。患者经过CIK/DC-CIK治疗后的不良反应主要表现为寒战、发热、疲乏、无力和关节肌肉酸痛，一般24h内不良反应逐渐消失，但仍需密切观察后续情况变化。DC-

CIK 细胞疗法能克服手术、放疗、化疗三大传统治疗方式的"不彻底、易转移、不良反应大"等弊端，部分患者可提高 3～5 年生存率近 1 倍，是国际公认有望消灭癌细胞的第四大新技术疗法，目前已经进入 I、II 期临床实验，但治疗方案和标准尚待进一步规范统一。

（4）CAR-T 细胞 通过基因工程技术，使 B 细胞的抗体基因与 T 细胞表面抗原识别受体（TCR）基因结合，制备成抗体-T 细胞受体（chimeric antigen receptor，CAR）嵌合细胞，即 CAR-T 细胞。能够识别肿瘤特异性抗原的受体表达在 CAR-T 细胞表面，可无须通过抗原提呈阶段以及 MHC 限制性，使其直接杀伤活性得到最大化。同时，于 CAR-T 细胞内导入 CD28、CD137、CD27 等共刺激分子基因，以提高 CAR-T 细胞活性和对靶细胞的免疫杀伤效应。急性淋巴细胞性白血病以 B 淋巴细胞恶性增殖较为多见，针对 B 淋巴细胞表面特异性标志 CD19 抗原制备 CAR-T 细胞，可靶向杀伤恶性增殖的 B 细胞，对于该类白血病治疗是很有前景的治疗方案。CAR-T 疗法是一种个体化疗法，仅适用于患者自身，且需现用现做。这就导致 CAR-T 制备的成本昂贵，要获得审批进行临床应用，前期投入成本非常高。

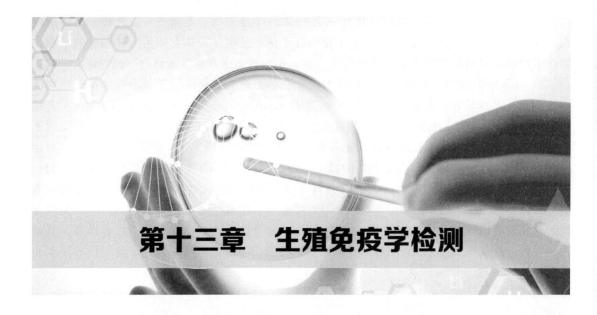

第十三章　生殖免疫学检测

WHO/HRD 统计显示，全球不孕不育夫妇已达 6000 万～8000 万对。在中国，不孕不育疾病也日渐高发，据统计，每 8 对夫妻中就有 1 对不孕不育夫妇，不孕不育疾病已经跨越了医学范畴。许多因素都可以造成男女不孕不育，40％的因素源自男方、50％的因素源于女方，另有 10％原因不明。

第一节　不孕不育与自身免疫

一、疾病概述

1. 免疫性不孕

正常性生活情况下，机体对生殖过程中任何环节产生自发性免疫、延迟受孕 2 年以上，称为免疫性不孕症。广义的免疫性不孕症是指机体对下丘脑-垂体-卵巢（睾丸）轴任一组织抗原产生免疫，女性可表现为无排卵、闭经，男性可表现为精子减少或精子活力降低。狭义的免疫性不孕症是指不孕夫妇除存在抗精子免疫或抗透明带免疫外，其他各方面均正常。免疫性不孕症占不孕症患者的 10％～30％，其中包含抗精子抗体、抗子宫内膜抗体、抗卵子抗体、抗心磷脂抗体、抗卵巢抗体等各类免疫性不孕，而临床最多见的为抗精子抗体所致免疫性不孕（占 60％左右）。不孕常有多种因素同时存在，免疫因素亦可作为不孕的唯一原因或与其他病因并存。根据免疫性因素特性，免疫性不孕可分为同种、局部和自身免疫三类。

（1）同种免疫　指男方精子或精浆作为抗原，在女方体内产生抗体，使精子凝集或使精子失去活动力。只有 15％～18％的不孕妇女体内存在抗精子抗体。在女性经期或患子宫内膜炎时，子宫内膜损伤或者肛门性交，精子及其抗原物质才易于入血而激发女性免疫反应。即便以后生殖道恢复后正常性交，也会引起"二次免疫反应"回忆应答，使得女性体内不断产生抗精子抗体。

（2）局部免疫　是指一些不孕妇女的宫颈黏膜及子宫内膜含有产生 IgG 和 IgA 的淋巴

样细胞，宫颈黏液内含有抗精子的免疫球蛋白，导致宫颈及生殖道对精子具有局部免疫作用。

（3）自身免疫 男性精子、精浆或女性卵子、生殖道分泌物、激素等溢出生殖道进入自身周围组织，引发自身免疫反应产生相应的抗体物质，影响精子活力或卵泡成熟和排卵。5％～9％的不育男性体内存在抗精子抗体，产生原因可能是双侧输精管阻塞或结扎，或曾患有严重的生殖道感染。男性患有尿道炎、前列腺炎、附睾炎、睾丸炎，以及接受输精管结扎或其他阻断术后输精管堵塞、外伤等情况，血睾屏障遭到破坏，精子漏出或巨噬细胞进入生殖道吞噬消化精子细胞，其携带的精子抗原激活免疫系统，引起自身免疫反应，男性则产生针对自身的抗精子抗体。

2. 不明原因反复妊娠丢失

反复妊娠丢失即以往所称的反复自然流产，是指连续三次或以上发生在孕 20 周前的妊娠丢失，占所有妊娠丢失的 15％～20％。在排除了遗传、生殖系统解剖异常、内分泌异常、感染、男方精液质量、自身抗体、自身免疫性疾病及环境因素等临床常见致病因素后，仍有 40％～60％发生不明原因的反复性自然流产（unexplained recurrent spontaneous abortion, URSA），严重损伤孕妇身心健康，是制约生殖健康不可忽视的潜在威胁。

妊娠相当于半同种异体移植过程，孕妇对半同种异体胚胎抗原不产生排斥反而产生保护性免疫耐受，则可保证妊娠的正常进行。若胚胎所携带的父系抗原刺激母体产生的免疫应答对胎儿产生免疫排斥，则导致妊娠失败。大量资料表明，母体 T 及 NK 细胞活化/抑制功能失衡、效应性细胞因子动态平衡紊乱、封闭性抗体缺乏等因素，导致受孕母体针对父方及胚胎抗原产生的母胎免疫耐受不足或缺失，从而引发 URSA、胚胎停育等妊娠丢失。因此，控制母体对胚胎抗原的免疫反应、诱导受孕母体对半同种异体胎儿抗原的母胎免疫耐受，是纠正 URSA 的关键，可帮助孕妇度过危险期。

二、因素筛查

1. 染色体检查

在不孕症、反复自然流产及胎停育、畸胎等生殖功能障碍的夫妇中，至少有 7％～10％为异常染色体携带者，需进行染色体核型分析，以排除染色体异常所致遗传因素。

2. 生殖系统解剖及功能检查

（1）子宫及内膜检查 通过 B 超、宫颈刮片及常规产科检查，了解有无生殖系统解剖异常，有无宫颈、宫腔、内膜病变（例如：炎症、结核、肌瘤等）。

（2）宫颈黏液检查 了解有无排卵和黄体功能情况。

（3）输卵管通畅试验 检查方法有子宫输卵管碘油造影、通气试验，了解输卵管是否通畅。

3. 卵巢-垂体功能及内分泌检查

（1）基础体温测定（BBT） 正常妇女的基础体温在卵巢功能的影响下呈双相型，可了解女性排卵日期、有无排卵日期、有无排卵功能障碍。

（2）激素检测 主要包括血清 LH、FSH、PRL、E2、P、T、T3、T4 等。

4. 性交后试验和体外精子穿透试验

了解精子数量、活动度等。

第二节　不孕不育相关自身抗体的检测

一、抗精子抗体

正常情况下精细胞是隐蔽抗原，但当外伤、手术或感染时，精子可与机体免疫系统接触，诱导产生抗精子抗体。高滴度的抗精子抗体可使精细胞活力下降甚至数量减少，是导致男子不育症的原因之一。部分女性也可检出抗精子抗体，可能与不孕症相关。由于女方生殖道炎症，局部渗出增加，免疫相关细胞进入生殖道，同时生殖道黏膜渗透性发生改变，增强对精子抗原的吸收，且细菌、病毒等感染因子又可作为天然佐剂，增强机体对精子抗原的免疫反应，则生殖道局部及血液中出现抗精子抗体，影响精子活力、干扰阻碍受精而导致不孕。抗精子抗体的检测方法很多，例如，精子制动试验、精子凝集试验、免疫荧光法、ELISA法、免疫珠结合法等。

二、人精浆免疫抑制因子

精浆免疫抑制因子（SPIF）是一种精子包被抗原，通过其封闭精子特异性抗原及免疫抑制作用可保护精子免受损伤。但在某些情况下，例如：生殖道感染、创伤或输精管堵塞，其作为一种抗原可诱发机体产生抗SPIF抗体，睾丸和附睾内精子计数明显下降、附睾内大部分精子凝集，其生育力明显降低；通过结合SPIF使其免疫抑制活性下降，而使精子易受免疫活性细胞攻击。同时，又使机体易于产生抗体而进一步加重生殖免疫损伤。不育男子精浆中可检出抗SPIF IgG和IgA，抗SPIF IgG阳性率略高于IgA，但无显著性差异，亦无相关关系。精浆中抗SPIF-IgG可能为循环抗体渗透进入精浆，而抗SPIF-IgA可能由生殖道局部分泌。

三、抗磷脂抗体

抗磷脂抗体（anti-phospholipid，APL）是以血小板和内皮细胞膜上携带负电荷的磷脂作为靶抗原的自身抗体，常见于SLE等自身免疫性疾病。抗磷脂综合征（anti-phospholipid syndrome，APS）是指由APL抗体引起的一组临床征象，主要表现为血栓形成、血小板减少、习惯性自然流产或胎死宫内等，同一患者可有上述一种或多种表现，属于自身免疫性疾病。目前公认的诊断标准是：全身各脏器动、静脉血栓；复发性流产；胎儿死亡以及由于胎儿宫内窘迫提前分娩致新生儿死亡；自身免疫性血小板减少。具有上述临床表现之一的同时伴血清中出现APL和/或狼疮凝血因子（LA），即可诊断。临床上由于抗心磷脂抗体（anti-cardiolipin，ACL）特异性更强，与上述临床表现关系更密切，故也称为抗心磷脂综合征（anti-cardiolipid syndrome，ACS）。

妊娠合并APS常引起反复妊娠丢失、胎儿宫内发育迟缓、胎死宫内、早产、妊娠高血压综合征等病理性妊娠结局。体内产生的抗磷脂抗体诱发胎盘血栓形成，可继发性出现胎盘发育不良、交换功能下降和功能不全，是妊娠失败的主要因素。APS引起的胎盘病理组织学变化与胎盘血管栓塞有关，主要包括：子宫胎盘血管交换异常、胎盘形成缺陷、胎盘慢性炎症等；所有APS的胎盘组织中发现纤维蛋白样物沉积在绒毛滋养层表面，内部绒毛管亦发生纤维蛋白沉积、管壁增厚甚至管腔阻塞、组织缺血或低灌注，可诱发凝血从而加重栓塞，且随孕龄增长而增多，导致子宫胎盘血管从部分性到完全阻塞。在子宫胎盘血管处可发现螺旋血管结构模糊、嗜伊红细胞增多、管壁发生纤维索样坏死和粥样化，引起胎盘早剥、绒毛梗塞、终端绒毛纤维化。子宫胎盘血管栓塞致子宫胎盘低灌注，引起细胞受激惹、内分泌功能障碍，甚至细胞死亡而发生胎膜早破或早产。ACL 还可通过减少合体细胞融合、损伤胚胎血管内皮细胞，影响绒毛滋养层生长成熟、导致绒毛老化，并对滋养层产生细胞毒性、诱生抗滋养层抗体，促使发生先天畸形或胎儿死亡。

妊娠合并 APS 的妇女如不及时有效治疗，其每次妊娠后胎盘的病理组织学变化可能相似。因此，妊早期进行 ACL 常规筛查比选择性筛查更有价值，有利于不良妊娠结局的预测。

四、抗透明带抗体

每次月经周期总有一些卵泡变为闭锁卵泡，其中的透明带（为披覆于卵子表面的糖蛋白）可成为抗原刺激而产生抗透明带抗（ZP）体，或由于感染导致透明带变性，刺激机体产生 ZP 抗体。抗透明带抗体引发自身免疫性不孕不育的主要原因包括：①遮盖了位于透明带上的精子受体，使精子不能识别卵子，无法实现精卵结合；②抗体可以稳定透明带表面结构，因而能抵抗精子顶体酶对透明带的溶解作用，使精子不易穿透透明带；③即使已受精，但由于透明带结构稳定，可致胚胎被封固在透明带内而无法着床。

五、抗子宫内膜抗体

子宫内膜是胚胎着床和生长发育的关键场所，但在病理状态下（例如：子宫内膜炎、子宫内膜异位症、子宫腺肌症等）可作为抗原或半抗原，刺激自身机体产生抗子宫内膜抗体（anti-endometrium antibody，AEMAb）。此外，人工流产术时，胚囊也可能作为抗原刺激机体产生 AEMAb。一旦女性体内存在此抗体，则可能导致不孕、停孕或发生流产。

六、抗卵巢抗体

抗卵巢抗体（anti-ovary antibody，AOAb）引起的自身免疫可影响卵巢正常发育和功能，出现卵巢衰竭或卵泡成熟前闭锁，使许多育龄妇女终生难以发育并正常排出成熟的卵泡，甚至可引发卵巢早衰现象，从而导致原发性、继发性不孕。

七、抗滋养细胞膜抗原的抗体

胚胎外层的合体滋养层是直接与母体循环相接触的部位，不表达任何 HLA 或 ABO 抗原，被认为是确保胎儿成活的保护性机制之一；但合体滋养层浆膜却明显存在抗原系统，且可被母体识别并影响母胎免疫平衡。滋养层表面存在的滋养叶淋巴细胞交叉反应抗原（trophoblast-lymphocyte cross reactive antigen，TLX）是一种同种异型抗原，产生的保护性封闭抗体（抗 TLX 抗体）可通过与 TLX 抗原结合或与母体淋巴细胞结合，防止胚胎或胎儿父系抗原被母体免疫系统识别杀伤。若 TLX 抗体减少，即可使胚胎特异性抗原暴露，导致免疫性流产的发生。

由于正常机体即可存在 TLX 抗原，因此对其抗体水平的检测很难作出有临床意义的判定。而滋养细胞膜特异性抗原可准确检测、易于判定，且与母体血中可能存在的抗磷脂抗体、抗核抗体等不存在交叉反应。正常孕妇血清中抗滋养细胞膜抗体水平很低，流产妇女血清中水平较正常孕妇明显增高，且抗体增高与流产之间关系密切，可能是导致流产的一个主要因素。

八、抗人绒毛膜促性腺激素抗体

人绒毛膜促性腺激素（hCG）是维持早期妊娠的主要激素。曾有自然流产史、人工流产史的女性，流产过程中绒毛组织中的 hCG 可能作为抗原刺激母体，产生抗人绒毛膜促性腺激素抗体（anti-human chorionic gonadotropin antibody，AhCGAb）。另外，曾接受过 hCG 注射以促进排卵的女性，体内的抗 hCG 抗体也有可能为阳性。此类患者可能在临床上表现为不孕或习惯性流产等。

第三节　染色体异常出生缺陷免疫学检测

我国每年新生儿约有 2000 万，随着国家计划生育二胎新政策的实施，新生儿数量也将会有较大幅度的增长。而目前统计的先天性畸形儿比例达到 1.5% 左右，先天性残疾儿童达 4%～6%。现阶段我国产前筛查率不足 2%，尤其是经济欠发达地区。为此，国家已将产前筛查作为"出生缺陷干预工程"的二级预防重要内容，检测主要针对孕中期母体血清，进行胎儿唐氏综合征（Down's syndrome，DS）、18-三体综合征（Edward's syndrome，ES）、神经管畸形（neural tube defects，NTD）疾病筛查。

一、染色体异常出生缺陷的筛查

1. 血清筛查模式

我国当前采用的血清筛查模式包括二联法（AFP＋游离 β-hCG）、三联法（AFP＋游离 β-hCG＋游离 E3）。AFP 由胎儿肝脏产生，胚胎及孕妇血清中浓度较高，正常孕妇在胎龄为 30 周时达顶峰；AFP 值偏低与唐氏综合征的发生密切相关，孕中期血清 AFP 浓度平均可下降 25%。游离 β-hCG 由胎盘滋养层细胞合成，至孕第 8～10 周时达顶峰，随后逐渐降低；孕中期筛查效果与之接近，故孕早期筛查较好。β-hCG 对染色体异常较为敏感，唐氏筛查时可升高 50% 左右。

2. 妊娠相关蛋白

妊娠相关蛋白（PAPP-A）是唐氏综合征的筛查标志物之一，为胎盘和蜕膜产生的大分子糖蛋白。正常母体血中 PAPP-A 浓度随孕期增加而不断升高，直到分娩。但 DS、ES 综合征患儿的母体血中 PAPP-A 浓度却明显降低。一期筛查中，DS 患儿母体血中平均浓度为 0.44μg/mL、健康母体为 1.0μg/mL；二期筛查中相差不大，因此不作为二期筛查标志物。

孕早期筛查：①游离 β-hCG、PAPP-A 是孕早期生化筛查最好的指标；②胎儿颈项透明层（NT）厚度检查是独立的孕早期筛查指标；③游离 β-hCG＋PAPP-A＋NT 可检出 85% 的胎儿染色体异常。孕中期血清 AFP＋游离 β-hCG，可检出 60% 的胎儿染色体异常。

3. 染色体分析及基因检测

主要包括染色体核型分析、FISH/CGH、DNA 分子杂交等。胚胎细胞、绒毛、羊水、脐血、胎儿组织、母血中分离的胎儿 DNA 等均可作为检测标本。

（1）细胞遗传学染色体核型分析　利用绒毛、羊水或脐血的胎儿细胞培养，收集中期分裂相，通过 G 高分辨显带进行核型分析，得到全部染色体核型的数目、明显的结构异常。

核型分析中细胞培养周期长，需要依赖细胞形态及数目进行比对分析判断。染色体核型分析见图13-1。

（2）荧光原位杂交技术（FISH）利用已知核酸序列作为探针，以荧光素直接标记后与待检DNA进行杂交，在荧光显微镜下观察杂交信号，确定标记染色体数目、结构变化。FISH可检出微小的染色体结构异常，常规G显带或高分辨显带难以诊断的染色体异常片段（例如：易位、重排、隐匿等）均可检出。荧光原位杂交示意见图13-2。

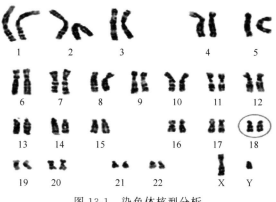

图 13-1　染色体核型分析

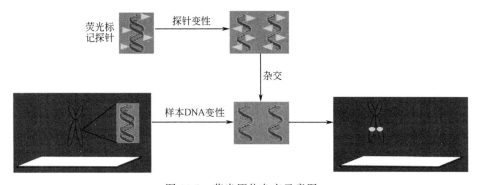

图 13-2　荧光原位杂交示意图

（3）比较基因组杂交技术（CGH）　使用不同的荧光标记正常DNA（红色）、待测DNA（绿色），再与正常人的中期染色体杂交，通过两种荧光信号的相对强度比率，了解待测DNA拷贝数改变，同时在染色体上予以定位。

二、染色体异常出生缺陷性疾病的检查

1. 唐氏综合征的检查

唐氏综合征又称21-三体综合征、先天愚型、Down综合征，是由于21号染色体增多1条所致。60%的患儿在胎内即早期流产，存活者有明显的智能低下、特殊面容、生长发育障碍和多发畸形，约40%患者伴先天性心脏病、寿命缩短。产前筛查、产前诊断是预防患儿出生的有效措施，产前筛查发现高风险、35岁以上孕妇、染色体异常携带者，应进行产前诊断。

（1）外周血细胞染色体核型分析　21号染色体长臂21q22区带为三体时，该个体具有唐氏综合征临床表现。21q22区是唐氏综合征的基因关键区带，又被称为唐氏综合征区。临床表现的严重程度与正常细胞所占百分比有关，21-三体细胞株比例越高，智力落后及畸形程度越重。按染色体核型分析结果可将患儿分为三型：①标准型，占全部病例的95%，患儿体细胞染色体为47条，核型为"47，XX（或XY），+21"。②易位型，占2.5%～5%，患儿体细胞染色体为46条，多为罗伯逊易位，即发生在近端着丝粒染色体的相互易位，多为D/G易位，D组中多以14号染色体为主，核型为"46，XX（或XY），−14，+t（14q21q）"；少数为15号染色体易位，患儿约半数为遗传性，即亲代中有平衡易位染色体

147

携带者。另一种为 G/G 易位，较少见，是由于 G 组中 2 个 21 号染色体发生着丝粒融合，形成等臂染色体 t（21q21q），或 1 个 21 号易位至 1 个 22 号染色体上。③嵌合体型，占 2%～4%，患儿体内有 2 种或者 2 种以上细胞株（以 2 种为多见），一株正常、另一株为 21-三体细胞。

（2）羊水细胞染色体检查　是唐氏综合征产前诊断的一种有效方法，目前最常用羊膜腔穿刺技术，即在 B 超引导下，将针通过孕妇腹部刺入羊水中，抽取羊水对胎儿细胞进行染色体分析，适于孕 16～20 周时。除羊膜腔穿刺术外，还包括绒毛活检、胎儿脐静脉穿刺、胎儿镜检等。常见核型与外周血细胞染色体核型相同。

（3）荧光原位杂交　以 21 号染色体相应部位序列制备探针，与外周血中淋巴细胞或羊水细胞进行杂交，唐氏综合征患儿细胞中可呈现 3 个 21 号染色体的荧光信号。若选择唐氏综合征核心区的特异序列作为探针进行 FISH 杂交分析，可对 21 号染色体的异常部位进行精确定位，提高检测 21 号染色体数目和结构异常的精确性。

（4）产前筛查血清标志物　测定孕妇血清 hCG、AFP、游离雌三醇（FE3）进行唐氏综合征筛查，是一种孕中期指标（13 周以后）检查。根据上述 3 项（也可检测 hCG 和 AFP 两项）血清学指标以及孕妇年龄、体重推算孕育唐氏综合征患儿的风险率，根据风险率高低再进一步进行确诊检查。

2. 18-三体综合征的检查

18-三体综合征亦称爱德华氏综合征，是仅次于先天愚型的第二种常见染色体三体征，畸形主要包括中胚层及其衍化组织器官的异常（骨骼、泌尿生殖系统、心脏最明显）。此外，接近中胚层的外胚层（皮肤皱褶、皮嵴及毛发等）及内胚层（梅克尔憩室、肺、肾等）也可出现异常。胚胎 5 周前可发育正常，妊娠第 6～8 周开始出现异常。主要特征是成长速度异常延迟、发育延迟、智能障碍、肾脏功能缺如，主要致死原因为摄食困难、呼吸困难，出生时即可出现结构性心脏功能不全。

3. 13-三体综合征

13-三体综合征又称 Patau 综合征，核型多为"46，XX（或 XY），+13"，为第二常见的常染色体病。新生儿中发病率为 1/10000～1/4000，女性明显多于男性，发病率随孕母年龄增高而增加。主要特征为严重智能低下、特殊面容、手足及生殖器畸形，并可伴有严重的致死性畸形。有资料表明，79% 病例妊娠于寒冷季节（9 月～次年 2 月），45% 的患儿在出生后一个月内死亡，90% 在 6 个月～1 年内死亡，存活至 3 岁者少于 5%，平均寿命为 130 天。

（1）细胞遗传学检查染色体核型分析　单纯 13-三体型占 75%，易位型占 20%，嵌合体型占 5%。

（2）分子细胞遗传学检查　用荧光素标记的 13 号染色体的相应片段序列作为探针，与外周血中淋巴细胞或羊水细胞进行原位杂交（即 FISH 技术），本病患者细胞中呈现三个 13 号染色体的荧光信号。

（3）外周血检查　血 AFP 持续存在，中性粒细胞中鼓槌体显著增多。

三、妊娠合并感染性疾病的筛查

孕妇在妊娠期间由于感染先天性致畸微生物，可导致胚胎死亡、流产、早产、死产、先天畸形等。其共同特点是：①以宫内或产时感染为主，由母体直接传播。②孕早期感染可致流产、先天性畸形；孕晚期感染常为亚临床感染，出生时或几年内可出现症状。③母亲感染后常无症状，但在孕期体内存在病原体诱导的免疫清除反应，胎儿不一定发生宫内感染。

④胎儿、新生儿临床表现相似。

1. 弓形虫（TOX）感染

以猫为主要最终宿主的原虫病。弓形虫卵囊随猫粪排出，包囊可广泛存在于猪、鸡、羊、牛、马、狗等多种哺乳动物的肌肉组织中。人类食用未充分加热煮熟的感染肉食、蛋类，或直接接触猫粪等可受感染。母体感染时，胎龄越大，母婴传播概率越大，为33.7%～65%不等。感染越早后果越严重，其中5%～10%患胎宫内死亡。感染后主要损害脑组织，其次为眼视网膜。存活的受感染胎儿8%～15%出现畸形，包括白内障、失明、小头畸形、脑积水、先天性痴呆等。母体或胎儿弓形虫感染的诊断，以检测母血或脐带血特异性 IgM 抗体、PCR 直接检测弓形虫 DNA 为主。

2. 风疹病毒（RV）感染

人类是风疹病毒的唯一宿主。孕妇若于妊娠早期感染此病毒，传播至胎儿的概率高达70%～80%，引发其中80%～90%的胎儿损害及缺陷；妊娠 13～30 周感染，母婴传播概率为 10%～50%不等；妊娠 36 周后感染，胎儿受感染概率几乎高达 100%，但先天畸形发生率极低。对胎儿的损害主要有心脏畸形及眼、皮肤、神经系统损害，称为先天性风疹综合征。妊早期感染风疹后常致流产、死胎、先天畸形。

先天性风疹综合征的诊断主要依据为母亲风疹感染史、新生儿多发畸形，尤其是心脏、眼、耳三联征应考虑本病。风疹病毒分离阳性、抗体阳性或 PCR 监测风疹病毒 RNA 阳性，可进一步确诊。

3. 巨细胞病毒（CMV）感染

巨细胞病毒在宿主内可长期隐匿存在，发病潜伏期长短不一，是最常见的宫内感染性疾病。活婴中 0.4%～2.2%受感染，我国发生率较高。病毒通过胎盘循环感染胎儿，其传播率为 30%～40%，感染率与胎龄无明显关系。10%左右的患胎可导致发育迟缓、小头畸形、脑积水以及眼、听力甚至中枢神经损害等，中枢神经和心血管是主要靶器官。

一般出生后 1～2 周内，分离到 CMV 的婴儿或脐血 HCMV-IgG 阳性的婴儿，可定为先天性 HCMV 感染。孕早期应做 CMV-IgM 检测，CMV-DNA 检测（PCR 方法）阳性表示活动性感染，应进行产前诊断。孕 22 周后在 B 超引导下经皮脐静脉穿刺取胎儿血，进行 PCR 及 ELISA 检测，若 CMV-DNA、CMV-IgM 均为阳性，则 HCMV 宫内感染诊断较明确。

4. 单纯疱疹病毒（HSV）感染

HSV 分为 Ⅰ 型和 Ⅱ 型，其中 Ⅱ 型单纯单疱病毒的感染与胎儿关系密切。母体主要通过不洁性接触感染，累及生殖器区；母婴传播概率为 5%～10%，但近年有上升趋势。对胎儿的损害主要包括胎儿宫内死亡、皮肤疱疹及瘢痕、小头畸形、先天性无脑、耳聋、智力低下等，眼睛损害高达 60%，包括脉络膜视网膜炎等。

HSV 病毒培养与分离是诊断的"金标准"，抗体检测和 PCR 检测 HSV-DNA 也是特异性诊断方法。产妇有生殖器病损者，应选择剖宫产，避免新生儿产道感染；可用疱疹净（碘苷）等抗病毒药进行治疗。

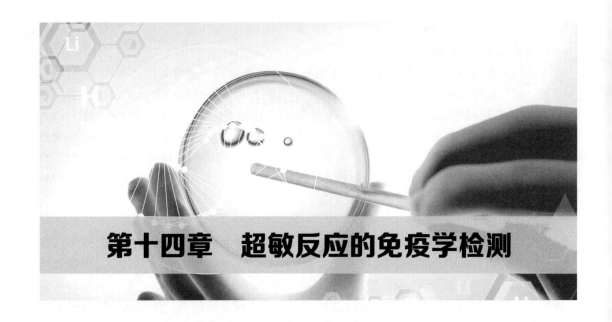

第十四章　超敏反应的免疫学检测

第一节　Ⅰ型超敏反应

　　根据Ⅰ型超敏反应的发生机制，主要检测过敏原、测定血清特异性 IgE，以判定机体的免疫状况。

一、总 IgE 检测

　　IgE 是参与Ⅰ型超敏反应的重要物质，亦称反应素。血清中总 IgE 水平的升高也提示受试者可能患有皮肤过敏、支气管哮喘等过敏反应性疾病。目前，检测血清 IgE 的常用方法包括纸片放射免疫吸附试验、酶联免疫吸附法、反向被动血凝试验、放射免疫吸附技术、放射单扩散技术等。

1. 纸片放射免疫吸附试验

　　国外多采用纸片放射免疫吸附试验（paper radio immunosorbent test，PRIST）检测血清中的总 IgE。将抗 IgE 抗体偶联于经溴化氢活化的滤纸片上；加入待测标本或 IgG 标准品，形成抗 IgE-IgE 的复合物；加入 ^{125}I 标记的抗 IgE 抗体，形成抗 IgE-IgE-^{125}I-抗 IgE 复合物；测定复合物的放射性活度，根据标准曲线确定待测血清中总 IgE 水平。PRIST 法具有灵敏度高、重复性好的优点，但需要 γ 计数器或液体闪烁仪等检测设备，费用高，并需要一定的同位素防护和处理措施，因此在国内临床应用受到很大的限制。

2. 酶联免疫吸附测定

　　酶联免疫吸附测定（enzyme linked immunosorbent assay，ELISA）检测血清总 IgE 在国内应用较为广泛，常采用双抗体夹心法。将抗人 IgE 包被于聚苯乙烯微量测定凹空板中，加入待测血清样品或标准品与之相结合，形成抗人 IgE-IgE 复合物；加入辣根过氧化物酶或碱性磷酸酶标记的抗人 IgE 抗体，形成抗人 IgE-IgE-酶标抗人 IgE 复合物；洗去非结合部分后加入酶底物（邻苯二胺或 4-硝基苯磷酸盐），根据酶解底物呈现的颜色反应，应用酶标仪测定吸光度 A 值，根据标准曲线分析判断待测血清总 IgE 水平。ELISA 法具有特异、敏感、迅速、简单、易于操作的优点。

3. 反向被动血凝试验

反向被动血凝试验（reversed passive hemagglutination test，RPHAT）是一种半定量血清总 IgE 测定方法。应用戊二醛或甲醛固定绵羊红细胞，将抗人 IgE 结合于绵羊红细胞使之成为致敏红细胞；对待测血清进行倍比系列稀释，然后分别于各管中加入致敏红细胞；观察不同血清浓度试管中红细胞的凝集情况，从而了解总 IgE 水平。RPHAT 法具有不需要特别仪器、操作简单、快速、经济的优点，能够在我国广大基层医院开展应用，但其敏感性较 ELISA 法、PRIST 法稍低。

4. 放射单扩散技术（radioactive single radical diffusion technique，RSRD）及放射免疫吸附技术（radio immunosorbent technique，RIST）

放射单扩散技术（radioactive single radical diffusion technique，RSRD）操作复杂、敏感性低，而放射免疫吸附技术（radio immunosorbent technique，RIST）在国内缺少必要的试剂，因此两种方法在国内很少应用。

二、特异性 IgE 抗体检测

1. 放射性变应原吸附试验

1967 年，由 Wide 等人首次应用于血清中特异性 IgE 检测。将待测过敏原结合于固相聚合体（纤维素颗粒或滤纸等），聚合体上的过敏原与待测血清中特异性 IgE 结合，形成聚合体-过敏原-特异性 IgE 的复合物；加入同位素标记（常用 ^{125}I）的抗 IgE 抗体，形成过敏原-特异性 IgE-^{125}I 抗 IgE 抗体的大复合物，以 γ 计数器测定其放射活性。待测血清中的特异性 IgE 浓度与大复合物的放射性呈正比，以此判断待测血清中特异性 IgE 水平。

放射性变应原吸附试验（radio allergo sorbent test，RAST）结果准确，可同时进行多种过敏原和多个病人血清的检测，敏感度高、特异性好、不受药物的影响，被认为是检测血清特异性 IgE 的首选方法和金标准，目前已成为支气管哮喘病因学诊断和免疫治疗疗效的可靠指标。但 RAST 敏感性稍低于皮试，易受到特异性 IgG 水平增高等因素的影响；需要采用 γ 计数器、液体闪烁仪等专门仪器设备；采用的放射性核素易污染环境，需要一系列同位素防护和处理措施，故不便于广泛开展应用。

目前，国外多采用"Cap-system"使 RAST 检测自动化，并且使检测结果更加敏感。Cap 是内装高度亲水、具有一定弹性的载体性塑料帽状物，该载体实质上是一种纤维素化学衍生物，具有纤维素特性。但 Cap 同普通纤维素圆盘相比，具有三维空间的立体结构模式，增加了载体的表面积，有利于过敏原吸附、有利于过敏原同特异性 IgE 快速结合，结合过敏原的量是相应大小纤维素圆盘的 3 倍，而且也将特异性 IgE 同过敏原结合达到平衡所需要时间缩短至 20min。此外，利用载体的弹性，可用自动化挤压的方法把未结合的物质冲洗干净，尽量减少了测量"本底"。目前，"Cap-system"多应用 β-半乳糖苷酶（β-galactosidase）分解底物 4-甲基伞桂-β-D 半乳糖苷（4-methylumbelliferry-β-D-galactoside）产生荧光的原理，采用荧光酶联法（RAST FEIA）代替常用的放免法（RIA）。这些改进使"Cap-system"对特异性 IgE 进行自动化检测的同时，更加敏感、特异、高效。

鉴于其不足之处，RAST 并不能代替病史的询问和过敏原皮试。临床研究结果显示，皮试与临床的符合率常常比 RAST 结果更为接近。WHO 在评价临床免疫学八种广泛使用的诊断方法中指出，在以下情况下应考虑做 RAST 检测：①因皮肤划痕症阳性或严重皮炎不能做皮试者；②抗组胺等对症治疗药物影响皮肤反应者；③皮试可能发生危险者；④不能用于皮试的变应原，例如，毒素、非水溶性或高度致敏性物质；⑤食物过敏、皮试结果不可靠者；⑥皮试结果可疑者。

2. 酶联免疫吸附试验

将过敏原吸附于聚苯乙烯小孔后，加入待测 IgE，使过敏原与特异性 IgE 相结合，形成过敏原特异性 IgE 的复合物。再加入酶标的抗人 IgE 抗体（常用 HRP 或 ALP 标记）形成过敏原特异性 IgE-酶标抗人-IgE 的复合物。最后加入酶的底物（邻苯二胺或 4-硝基苯磷酸盐），酶解有色底物形成有色产物，根据颜色深浅测出特异性 IgE 的含量。

与 RAST 相比，酶联免疫吸附试验（enzyme linked immunosorbent assay，ELISA）具有简便、快速、价廉、安全的优点。同时，酶标抗体相对稳定，可长期保存；在准确性方面，ELISA 与 RAST、BPT、过敏原皮试结果有较高符合率，故目前在国内得到广泛应用。

三、组胺释放试验

血中组胺几乎全部来自于嗜碱性粒细胞。过敏患者的嗜碱性粒细胞在体外与相应过敏原共孵育时，过敏原被嗜碱性粒细胞表面 IgE 所识别，产生桥联反应，导致胞浆颗粒释放，从而使组胺得以释放出来。应用荧光法或同位素酶法测定组胺水平，能够反映患者对某种过敏原是否敏感以及敏感程度。常用方法包括洗涤白细胞法、全血法。

四、嗜碱性粒细胞脱颗粒试验

嗜碱性粒细胞胞浆内的硫酸肝素颗粒可被甲苯胺蓝、阿利新蓝等碱性染料染色；加入过敏原后，过敏原与吸附于嗜碱性粒细胞表面的特异性 IgE 结合。过敏原导致的细胞表面 IgE 桥联反应，引起嗜碱性粒细胞脱颗粒，导致被染色细胞减少。因而，可通过测定管与对照管中被染色的嗜碱性粒细胞计数值比较，了解过敏原及机体过敏状况。

五、皮肤试验

过敏性体质患者产生的针对某一种或多种过敏原的 IgE 或 IgG_4，可与皮肤黏膜下层的肥大细胞、嗜碱性粒细胞 Fc 受体结合。局部接触过敏原后引起 I 型变态反应，出现局部充血、水肿、形成风团和红晕等临床表现，故可通过皮试了解过敏性哮喘患者的过敏原、机体敏感状态以及脱敏疗效。常用的过敏原皮试法包括皮内试验、点刺法、抓痕法、斑贴法、被动皮肤转移试验法等五种，其中前两种应用较为广泛。皮试部位一般采用上臂伸侧，也可在大腿或背部。

1. 皮内试验

常用过敏原皮试液的浓度为 1∶100，对于花粉浸液则可用 1∶1000 或 1∶10000。局部皮肤酒精消毒后，用 1mL 注射器分别吸入不同过敏原的皮试液，在受试部位依次注入皮内 0.02mL，使之形成 3~4mm 直径的皮丘；为避免结果互相影响，相邻皮丘间距为 3cm 左右；15min 后观察结果。有些患者反应较迟，可在皮试后 30min 时再观察一次。皮内试验（intra dermal test）结果主要表现为风团和红晕，其分级判断标准参见表 14-1。皮内法试验结果敏感、准确、重复性较好，但由于其注入的过敏原量较多，有可能使高度敏感的患者产生过敏性哮喘或过敏性休克等全身反应，因此有一定的危险性。此外，该试验结果的假阳性率较高。

表 14-1　皮内试验结果判读标准

结果判读	红晕/mm	风团/mm	结果判读	红晕/mm	风团/mm
阴性（一）	<5	<5	阳性（2+）	21~30	5~10
可疑（±）	5~10	5~10	阳性（3+）	>31	10~15 或伴有伪足
阳性（1+）	11~20	5~10	阳性（4+）		>15 或有许多伪足

2. 点刺试验（prick test）

所用过敏原皮试液浓度为皮内法的 10~100 倍。先在皮试部位滴加一滴过敏原皮试液，然后用特制的点刺针在滴有皮试液的皮肤中央进行点刺，点刺深度以不引起出血为度。1min 后擦去皮试液，15min 后观察结果，以局部出现风团和红晕为阳性反应。其结果分级判断标准参见表 14-2。点刺试验（prick test）同皮内试验相比更为简单，患者局部疼痛较轻，易于接受；进入患者体内的过敏原量比皮内试验少得多，因而引起全身过敏反应的可能性小，比较安全，假阳性率也比较低。目前，国内外皮试多采用此法。但该法敏感性不如皮内试验，且对皮试结果的分级不如皮内试验明显。

表 14-2　点刺试验结果判读标准

结果判读	风团直径/mm	红晕直径/mm	结果判读	风团直径/mm	红晕直径/mm
阴性（一）	无	无	阳性（3+）	3~5	≥5
阳性（1+）	轻度不明显	<3	阳性（4+）	>5	
阳性（2+）	<3	3~5			

3. 划痕法

用消毒后的粗针头在局部皮肤划痕，其深度以不出血为度，每一痕长 0.5cm，相邻两条痕之间间隔约 3cm。然后依次滴加过敏原皮试液或对照液，15min 后观察结果。划痕部位隆起并环绕红晕者为阳性。划痕法（scratch test）优点是不引起疼痛，尤适用于儿童。但由于进入皮内的过敏原量难以控制，故准确性较差。

4. 斑贴法

在患者前臂屈侧皮肤滴加一滴 0.1mol/L NaOH 溶液，以软化皮肤表面角质层。擦干后，将纯净的过敏原研成粉末置于该处。滴加生理盐水或人工汗液（其主要成分含 13‰氯化钠、2‰乳酸、2‰脂酸、1‰硫酸钠、1‰尿素），轻轻拌匀后，覆盖一层塑料薄膜，再用纱布包扎。24~48h 后观察结果，以局部出现红晕、丘疹、水疱者为阳性反应。该试验观察时间长，假阳性和假阴性率均较高，因而目前斑贴法（patch test）已不常用于哮喘病的病因学诊断，但仍是皮肤科用于接触性变应原诊断的重要手段之一。

5. 被动皮肤转移试验

被动皮肤转移试验（passive transfer test）由德国 Prallsnitz 和 Kustner 于 1921 年共同发现，故又称为 P-K 试验。采集确诊病人全血分离血清（内含特异性 IgE），在受试者皮内注入 0.1mL 病人血清并做好标记，于 24~48h 后在受试者皮肤原血清注入处进行各种过敏原皮试。被动皮肤转移试验适用于皮肤反应性过强（如皮肤划痕症阳性）或过弱（注射 1:10000 磷酸组胺后皮肤无反应），以及皮肤广泛病变而不能进行自身过敏原皮试的患者。缺点是易传播乙肝、梅毒、艾滋病等传染性疾病，故试验前应注意对相关传染性疾病进行检测。

153

六、激发试验

过敏原皮试同其他方法相比，具有敏感性高、检测速度快、重复性好、操作简单、费用低廉的优点。但由于支气管哮喘的靶器官为支气管而非皮肤，因此过敏原皮试结果与实际引起支气管哮喘发作的过敏原种类及其反应程度之间有一定差距，必要时应进行过敏原气道激发试验（provocation test）或直接检测抗原特异性IgE，以判定呼吸道过敏反应程度。同时，对于一些皮肤反应性过强或过弱不适合皮试，以及皮试结果与临床症状不符的病人，可考虑进一步采用激发试验。常用的激发试验包括支气管激发试验、眼激发试验、鼻黏膜激发试验等。

1. 支气管激发试验

支气管激发试验（bronchial provocation test，BPT）应在哮喘缓解期进行，试验前2～3天内停用任何有关哮喘治疗的药物（包括β_2激动剂、激素、茶碱、肥大细胞膜稳定剂等）。常用的吸入过敏原包括各种花粉、霉菌、螨、室内尘土等，一般以10倍的梯度配制系列稀释液，将过敏原稀释为1：100、1：1000、1：10000、1：100000等；若估计直接吸入下一浓度有可能诱发哮喘发作，则可在上述浓度系列中加入中间浓度稀释液如1：500、1：5000等；一般最高吸入浓度为室内尘土不超过1：10、花粉不超过1：100、霉菌不超过1：1000。首先需测定患者的基础肺功能（FEV1或PEFR等），然后按照浓度从低到高的顺序，分别雾化吸入定量过敏原稀释液；观察患者反应并在10min后复查肺功能指标。当出现胸部紧迫感、喘息，肺部闻及哮鸣音，FEV下降大于15%时，表明试验结果阳性，应立即终止试验；若吸入最高浓度稀释液后仍无上述表现，结果可判为阴性。试验过程中应注意：为避免支气管哮喘严重发作，必须从最低浓度开始；由于迟发性反应的存在，有条件者应观察24h以上；在进行多种过敏原的BPT时，两次激发试验应间隔足够长时间，以免影响结果判断。

单次过敏原吸入法可简化BPT测定，即过敏原稀释液只使用一个浓度（室内尘土1：5，豚草1：10，花粉1：10）。患者一次性雾化吸入过敏原稀释液1min后，连续测定其基础呼吸阻力（Rrs）10min，若10min内Rrs上升超过基础值的35%，则为阳性反应。BPT在支气管哮喘的病因诊断、发病机理、免疫学治疗研究等方面具有重要价值，通过雾化吸入过敏原后观察患者有无哮喘发作及肺通气功能变化情况，从而明确引起哮喘发作的过敏原种类以及机体对其敏感程度。BPT直接以支气管黏膜作为靶器官，对引起支气管哮喘发作的过敏原及机体敏感状态的判断直接、敏感、准确。同一种待测过敏原，如果皮试结果与BPT结果相矛盾，则以BPT试验结果为准。

本法存在的不足主要包括：①引起敏感病人支气管哮喘严重发作的危险性较大；②需要专门的仪器设备；③每次激发只能采用一种过敏原，因而检验效率低；④有些患者对某种过敏原的BPT呈阳性，却在同样过敏原存在的场所或空间并不表现哮喘发作，或者只出现轻度鼻部症状，即BPT试验也存在一定的假阳性率。鉴于以上不足，BPT的临床应用受到一定限制，目前国外多采用"自然暴露法"以降低假阳性率。

2. 眼激发试验

眼激发试验（ophthalmic provocation test）具体操作为：一侧眼中滴入一滴浓度为1：1000的过敏原稀释液，另一侧滴入一滴不含过敏原的过敏原溶剂作为对照，15min后观察结果。若无反应，可在同侧眼中滴入1：100的过敏原稀释液，15min后仍无反应，则依次用1：10、纯净过敏原粉末进行试验。其阳性反应表现为眼刺痒感、流泪、结膜充血水肿。由于受试部位在眼睛，故在试验中应注意：①观察后，应立即用生理盐水或3%硼酸溶液冲洗；②反应较重者可滴入 1～2 滴肾上腺素或 0.5％醋酸可的松溶液。眼激发试验比较简单、直观，但过敏原稀释液、纯净过敏原粉末对结膜的非特异性刺激作用易出现假阳性结果。此外，具有强刺激性的过敏原切不可采用此法。

3. 鼻黏膜激发试验

将两张 0.5cm×1cm 大小的滤纸片浸满过敏原原液或不含过敏原的过敏原溶解液（也可直接使用过敏原粉末或淀粉），分别置于两侧鼻甲前端。5～15min 内出现鼻痒、鼻塞、喷嚏、流涕等症状，检查可见接触过敏原侧鼻腔黏膜苍白、水肿，鼻腔中有大量浆液性分泌物，表明该试验结果阳性。鼻黏膜激发试验（nasal provocation test）的结果较为直观、可靠，与临床诊断符合率较皮试高；但该试验每次只能检测一种抗原，检验效率较低。

第二节　Ⅱ和Ⅲ型超敏反应

血细胞抗体是Ⅱ型变态反应的主要介质，检测抗血细胞抗体对Ⅱ型变态反应的诊断具有重要意义，主要包括 Rh 抗体检测以及抗红细胞、血小板、白细胞抗体等。

Ⅲ型超敏反应的发生主要由循环免疫复合物（CIC）引起，通过检测 CIC 可以证实某些疾病是否与Ⅲ型超敏反应有关，也可帮助分析判断疾病的进程及转归。抗原特异性免疫复合物的检测，是通过检测免疫复合物中抗原的特异性以分析 CIC，特异性较高，可以了解引起免疫复合物病的抗原。但在大多数情况下，免疫复合物中的抗原性质不清楚或非常复杂，所以抗原特异性方法并不常用。目前 CIC 检测多采用免疫比浊法，正常参考值为 10～20μg/mL。

系统性红斑狼疮、类风湿性关节炎、部分肾小球肾炎和血管炎等疾病为免疫复合物病，CIC 检测对这些疾病仍是一种辅助诊断指标，对判断疾病活动和治疗效果有一定价值。在发现紫癜、关节痛、蛋白尿、血管炎、浆膜炎等情况时，可考虑免疫复合物病的可能性，进行 CIC 和组织沉积 IC 检测。另外，患有恶性肿瘤时 CIC 检出率也增高，但不出现Ⅲ型变态反应的损伤症状，称为临床隐匿的 IC 病，但这种状态常与肿瘤的病情和预后相关。

第三节　Ⅳ型超敏反应

一、淋巴细胞转化试验

人 T 淋巴细胞在体外与特异性抗原（如结核菌素）或非特异性有丝分裂原（如植物血凝素）等共同孵育，即可被激活并向淋巴母细胞转化，转化过程可伴随 DNA、RNA、蛋白质合成增加，最后导致细胞分裂，可采用形态学、^{3}H-TdR 掺入法、MTT 法进行检测分析。

二、巨噬细胞移动抑制试验

致敏淋巴细胞与其特异性抗原再次接触时，可产生移动抑制因子（MIF）。MIF 可抑制巨噬细胞和中性粒细胞的移动，使之定位于炎症局部而增强其免疫作用。该试验用来观察受检者淋巴细胞在体外受特异性抗原刺激后有无 MIF 产生，以测定机体对某种抗原的特异性细胞免疫反应的功能。

三、结核菌素试验

为基于Ⅳ型超敏反应的一种皮肤试验，用来检测机体有无感染结核杆菌。凡感染过结核杆菌的机体，可产生相应的致敏淋巴细胞，具有对结核杆菌的识别能力。当再次遇到少量结核杆菌或结核菌素时，致敏 T 淋巴细胞受相同抗原再次刺激会释放出多种可溶性淋巴因子，导致血管通透性增加、巨噬细胞局部聚集浸润，在 48～72h 内局部出现红肿硬节的阳性反应。若受试者未感染过结核杆菌，则注射局部无变态反应发生。

结核菌素是结核杆菌的菌体成分，包括旧结核菌素（old tuberculin，OT）、纯蛋白衍生物（purified protein derivative，PPD）两种。结核菌素试验方法很多，常用芒图（Mantoux）氏法，即将 OT 或 PPD 用无菌生理盐水稀释成不同浓度，取 0.1mL 注射于左前臂掌侧前 1/3 中央皮内，72h（48～96h）检查反应情况，应注意局部有无硬节，不可单独以红晕为标准。若注射部位有针眼大红点或稍有红肿，硬节直径小于 5mm，则为阴性反应。若注射部位硬节直径超过 5mm，但在 15mm 以下，则为阳性反应。若注射部位反应较强烈或硬节直径超过 15mm，为强阳性反应。结核菌素试验阳性标准见表 14-3。

表 14-3　结核菌素试验阳性标准

前臂局部红肿硬块直径	反应	符号	前臂局部红肿硬块直径	反应	符号
＜5mm	阴性	－	＞20mm	强阳性	＋＋＋
5～10mm	阳性	＋	局部发生水泡或坏死	强阳性	＋＋＋＋
11～20mm	阳性	＋＋			

结核菌素试验阳性反应表明机体对结核杆菌有变态反应，过去曾感染过结核，但不表示全部为患病个体，因为接种过卡介苗者也呈阳性反应。强阳性反应则表明可能有活动性感染，应进一步检查是否有结核病。阴性反应表明无结核菌感染，但应排除以下情况：①受试者处于原发感染早期，尚未产生变态反应；②正患严重结核病，机体已丧失反应能力；③受试者正患其他传染病。因为在上述情况下，均可暂时出现阴性反应。结核菌素试验可为接种卡介苗及测定免疫效果提供依据。结核菌素试验阴性者应接种卡介苗，接种后若反应转为阳性，即表示接种已产生免疫效果。结核菌素试验还可作为婴幼儿结核病诊断的参考、测定肿瘤患者的非特异性细胞免疫功能、在未接触过卡介苗的人群中调查结核病的流行情况。

四、斑贴试验

将试验抗原直接贴敷于皮肤表面，主要用于寻找接触性皮炎过敏原。试验抗原为软膏时可直接涂抹在皮肤上；为固体物时可用蒸馏水混合或浸湿后涂敷于皮上；如为水溶液则浸湿纱布后敷贴于皮肤上。所用抗原浓度以不刺激皮肤为原则，涂敷范围以 0.5～1cm 为宜。涂敷后盖以油纸或玻璃纸，用纱布或绷带固定；如有明显不适感可随时打开查看，并进行适当处理。斑贴试验主要是检测Ⅳ型变态反应，敏感程度虽然不太高，但假阳性较少，结果的可信度较大。Ⅳ型变态反应在接触抗原后 24～72h 内观察结果，斑贴试验阳性结果以红肿和水疱为主。斑贴试验结果判定见表 14-4。

表 14-4　斑贴试验结果判定

观察结果描述	结果判定		观察结果描述	结果判定	
无明显现象	－	阴性	红肿、丘疹	＋＋	中度阳性
瘙痒或轻度红肿	±	可疑	显著红肿、丘疹、小水泡	＋＋＋	强阳性
单纯红斑、瘙痒	＋	弱阳性	显著红肿、水泡、坏死	＋＋＋＋	极强阳性

参 考 文 献

[1] 李天星，等.现代临床免疫学检验技术 [M].北京：军事医学科学出版社，2014.

[2] 曹雪涛.免疫学技术及其应用 [M].北京：科学出版社，2010.

[3] 葛海良，等.免疫学技术 [M].北京：科学出版社，2009.

[4] 王兰兰，许化溪.临床免疫学检验 [M].第 5 版.北京：人民卫生出版社，2012.

[5] 曹雪涛.免疫学前沿进展 [M].北京：人民卫生出版社，2014.

[6] 马凯，等.自身免疫性疾病实验诊断学 [M].北京：人民军医出版社，2014.

[7] 徐顺清，刘衡川.免疫学检验 [M].第 2 版.北京：人民卫生出版社，2015.

[8] 吕世静，李会强.临床免疫学检验 [M].第 3 版.北京：中国医药科技出版社，2015.

[9] 李金明，刘辉.临床免疫学检验技术 [M].北京：人民卫生出版社，2015.

[10] 王晓娟，徐军发，徐霞.临床免疫学检验实验 [M].武汉：华中科技大学出版社，2014.

[11] 王兰兰，吴建民.临床免疫学与检验 [M].第 4 版.北京：人民卫生出版社，2007.

[12] 吕世静.临床免疫学检验 [M].第 2 版.北京：中国医药科技出版社，2010.

[13] 刘辉.临床免疫学检验技术实验指导 [M].北京：人民卫生出版社，2015.

[14] 刘辉.免疫学检验 [M].第 2 版.北京：人民卫生出版社，2013.

[15] 林逢春，石艳春.免疫学检验 [M].第 4 版.北京：人民卫生出版社，2015.

[16] 陈福祥，陈广洁.医学免疫学与免疫学检验 [M].北京：科学出版社，2016.

[17] 徐顺清.免疫学检验 [M].第 2 版.北京：人民卫生出版社，2015.

[18] 钟禹霖.免疫学检验技术 [M].第 3 版.北京：人民卫生出版社，2016.

[19] 李永念.临床免疫学检验实验指导 [M].北京：科学出版社，2016.

[20] 林逢春，石艳春.免疫学检验实验指导 [M].北京：人民卫生出版社，2016.

[21] 徐军发.临床免疫学检验实验 [M].北京：科学出版社，2016.

[22] 虎永兰，邵健.免疫学检验 [M].南京：江苏科技出版社，2015.

[23] 王兰兰.临床免疫学检验 [M].北京：人民卫生出版社，2017.

[24] 杨建平，崔澂.医学免疫学及病原生物学 [M].西安：第四军医大学出版社，2007

[25] 马俊杰，隋晶蕊，陈明清，等.833 例低免疫球蛋白血症类型及疾病分析 [J].实用临床医药杂志，2014，18（9）：150-153.

[26] 周建华，江警予，黎敏.丙型肝炎病毒在Ⅱ型冷球蛋白血症冷沉淀物中的存在状态及其意义 [J].中华风湿病学杂志，2014，8（3）：158-161.

[27] Iacobucci I，Lonetti A，Venturi C，et al. Use of a high sensitive nanofluidic array for the detection of rare copies of BCR-ABL1 transcript in patients with Philadelphia-positive acute lymphoblastic leukemia in complete response [J]. Leukemia Research，2014，38（5）：581-585.

[28] Brnggemann M，Droese J，Bolz I，et al. Improved assessment of minimal residual disease in B cell malignancies using fluorogenic consensus probes for real-time quantitative PCR [J]. Leukemia，2000，14（8）：1419-1425.

[29] 肖露露，郝桂琴，叶欣，等.PCR-RSSO 基础上 HLA-Ⅰ、Ⅱ基因型的研究 [J].第一军医大学学报，2003，23（1）：58-61.

[30] 康轶青，刘铮，张丽，等.流式磁珠 PCR-SSOP 方法 HLA 基因分型可疑结果的确认分析 [J].中国输血杂志，2017，29（7）：756-758.

[31] 朱发明，毛伟，张志欣，等.HLA 检测技术及其应用的研究进展 [M].中国输血杂志，2015，28（10）：1185-1188.

[32] 纪欣，王珏，欧国进，等.Luminex 3D 平台在骨髓库供者 HLA 分型中的应用探讨 [J].中国输血杂志，2015，28（10）：1193-1196.

[33] 汪宝平，赵义雪，孙靖，等.三联合（T、B、NK 细胞）免疫缺陷型 PB I/3-xid beige 裸鼠的培育初报 [J].上海实验动物科学，1990，10（4）：202-205.

[34] 孙靖，汪宝平，吴秉铨，等.T 和 NK 细胞联合免疫功能缺陷型-PBI/2 beige 裸鼠的培育及其在癌生物学研究中的初步应用 [J].中国实验动物学杂志，1991，11（1）：2-6.

[35] 张明，陈志英，郭兰英，等.引起钩状效应的原因及对策 [J].中国误诊学杂志，2011，11（18）：4409.

[36] Zloza A，Jagoda MC，Lyons GE，et al. CD8 co-receptor promotes susceptibility of CD8[+] T cells to transforming growth factor-beta（TGF-beta）-mediated suppression [J].Cancer Immunol Immunotherapy，2011，60（2）：291-297.

[37] Yeung TL，Leung CS，Wong KK，et al. TGF-beta modulates ovarian cancer invasion by upregulating CAF-derived versican in the tumor microenvironment [J].Cancer Res，2013，73（16）：5016-5028.

[38] Luo J，Zhu W，Tang Y，et al. Artemisinin derivative artesunate induces radiosensitivity in cervical cancer cells in vitro and in vivo [J].Rad Oncol，2014，9：84-95.

[39] Rybojad P，Jablonka A，Wilczynska B，et al. Surgery decreases number of cells secreting cytotoxic mediators and increases secretion of interleukin 10 in patients with lung cancer [J].European J Surg Oncol，2013，39（11）：1269-1277.

[40] 刘欣燕，王润田，崔澂，等.氧化苦参碱对 L929 肿瘤细胞免疫抑制作用的影响 [J].中国免疫学杂志，2009，25（3）：216-220.

[41] 崔澂，王润田，支国成，等.不同类别抗瘤中药制剂下调结直肠癌免疫功能抑制的比较研究 [J].实用肿瘤杂志，2010，25（3）：300-304.

[42] 崔澂，王润田，胡建军，等.抗肿瘤中药制剂逆转结直肠癌 NK 细胞免疫抑制的靶分子探讨 [J].江苏医药，2011，37（5）：509-512.

[43] 崔澂，张宇辉，支国成，等.不同类型中药制剂逆转结直肠癌 T 细胞免疫抑制及其靶分子的比较研究 [J].免疫学杂志，2011，27（1）：973-978.

[44] 崔澂，支国成，傅占江，等.黄芪制剂逆转结直肠癌免疫抑制及其作用靶分子的体外研究 [J].中国免疫学杂志，2011，27（11）：993-996（转 1005）.

[45] Cui C，Zhang AX，Hu JJ，et al. Reversing effects of traditional Chinese antitumor medicines on colorectal tumor immunosuppression of natural killer cell and T lymphocyte in vitro [J].Chinese-German Journal of Clinical Oncology，2012，11（12）：721-731.

[46] Cui C，Feng HL，Shi XL，et al. Artesunate down-regulates immunosuppression from colorectal cancer Colon26 and RKO cells in vitro by decreasing transforming growth factor β_1 and interleukin-10 [J].Int Immunopharmacol，2015，27（1），110-121.

[47] 崔澂，吕克蔺，刘秀萍，等.黄芪注射液体外促进宫颈癌细胞生长增殖及其调控分子表达分析 [J].中药药理与临床，2014，30（6）：105-108.

[48] 崔澂，郝淑维，唐坚，等.丹参注射液体外促进宫颈癌细胞增殖的调控分子表达分析 [J].白求恩医学杂志，2016，14（1）：3-6.

[49] 崔澂，金玉祥，王雅卓，等.不同类别抗瘤中药制剂体外影响结直肠癌细胞生长增殖的结局比较 [J].白求恩医学杂志，2014，12（2）：107-110.

[50] 柴冬宁.胚胎停育相关因素研究 [J].中国优生与遗传杂志，2005，13（12）：72-73.

[51] 笑雪，黄鹂，杨石强，等.早期自然流产的免疫学因素研究与分析 [J].中国妇幼保健，2005，20（16）：2036-2037.

[52] 张志晓，薛国勇.抗精子抗体、抗子宫内膜抗体与习惯性流产关系的探讨 [J].中医妇幼保健，2007，22（16）：2232-2233.

[53] Pires ES，Meherji PK，Vaidya RR. Specific and sensitive immunoassays detect multiple anti-ovarian antibodies in womenwith infertility [J].H istochem Cytochem，2007，55（12）：1181-1190.

[54] 李天贺，逯静茹，关志宝.抗生殖免疫抗体与胚胎停止发育的相关性分析 [J].中国误诊学杂志，2009，9（25）：6070-6071.

[55] Yang H，Qiu LH，Chen GJ，et al. Proportional change of CD4[+] CD25[+] regulatory T cells in decidua and peripheral blood in unexplained recurrent spontaneous abortion patients [J].Fertil Steril，2008，89（4）：656-661.

[56] 崔澂，杨楠，勾凌燕.过继免疫细胞注射治疗胎停育 12 例疗效分析 [J].白求恩军医学院学报，2011，9（2）：109-110.

[57] 崔澂，郝淑维，刘杰，等.不同雄性淋巴细胞及其 Exosomes 过继转输改善妊娠丢失孕鼠胚胎发育的比较分析 [J].中国免疫学杂志，2014，30（12）：1611-1615.

参考文献

[58] 王旻晨，邵君飞，杨亚安.不育男子精浆中抗精浆免疫抑制因子 IgG 和 IgA 的相关性分析及临床意义 [J].中国血液流变学杂志，2002，12（4）：274-275.

[59] 虞伟，武建国.Elispot 技术及其在生物医学研究中的应用 [J].临床检验杂志，2006，24（6）：476-477 转 479.

[60] 张燕婉，叶玉，时那.蛋白质银及技术的实验研究 [J].实验技术与管理，2008，10（25）：35-37.

[61] 王英，张自森，刘芳，等.食管鳞癌血清 WCX2 蛋白质芯片诊断模型的研究 [J].中华检验医学杂志，2004，27（10）：634-637.

[62] Szczepanski T. Why and how to quantify minimal residual disease in acute lymphoblastic leukemia [J]. Leukemia，2007，21（4）：622-626.

[63] Brnggemann M，Droese J，Bolz I，et al. Improved assessment of minimal residual disease in B cell malignancies using fluorogenic consensus probes for real-time quantitative PCR [J]. Leukemia，2000，14（8）：1419-1425.

[64] 刘泳冬，梁英杰，刘妮，等.免疫组化与原位杂交双标记技术在鼻咽癌诊断中的应用 [J].临床医学工程，2014，21（3）：288-289.

[65] 杨春青，张炜明，李百周.免疫组化与原位杂交双标记技术的方法学研究 [J].南京医科大学学报（自然科学版），2004，24（3）：316-317.

[66] 董江庆，陈中芹，许小华，等.蛋白质芯片技术的研究及前景 [M].江西化工，2008（2）：50-52.

[67] Ding Junying，Cui Xuran，Liu Qingquan. Emerging role of HMGB1 in lung diseases：Friend or foe [J]. Journal of Cellular and Molecular Medicine，2017，21（6）：1046-1057.

[68] Ding Junying，Yi Yao，Su Qiudong, et al. High expression of small hepatitis D antigen in Escherichia coli and ELISA for diagnosis of hepatitis D virus [J]. J Virol Methods，2014，197：34-38.

[69] Ding Junying，Liu Qingquan. Research advance in the efficacy and mechanism of Qing Fei Xiao Yan Wan for the treatment of respiratory diseases [J]. Modern Research in inflammation，2014，3：113-121.

[70] 丁军颖，高翔，洪燕英，等.不同感染途径致大鼠肺炎模型制备的比较 [J].中国实验动物学报，2017，25（6）：481-486.

[71] 卢幼然，丁军颖，刘清泉.重症肺炎免疫失衡机制及中医药治疗研究进展 [J].解放军医药杂志，2017，29（4）：45-49.

[72] 桂红，孟凡祥，洪燕英，高翔，崔煦然，丁军颖，刘清泉.肺炎克雷伯菌临床分布及耐药特性比较和 KPC 基因表达分析 [J].中国药物警戒，2017，14（4）：205-208.

[73] 丁雪霏，丁军颖，赵京霞，等.铜绿假单胞菌耐药机制及中医药治疗研究进展 [J].世界中医药，2016，11（10）：1950-1954.

[74] 丁军颖，刘清泉.HMGB1 基因蛋白特性及抑制剂研究进展 [J].解放军医药杂志，2015，27（7）：110-113.

[75] 韦志友，丁军颖，刘清泉.β-内酰胺酶耐药机制及其中医药相关研究进展 [J].解放军医药杂志，2015，27（10）：82-87.

[76] 桂红，丁军颖，高翔，等.医院感染产 β-内酰胺酶金黄色葡萄球菌的耐药分析 [J].解放军医药杂志，2015，27（10）：79-81.

[77] 丁军颖，桂红，洪燕英，等.基于耐药基因 OPRD2 探讨铜绿假单胞菌的临床感染特性 [J].解放军医药杂志，2015，27（10）：69-71，75.

[78] 丁军颖，桂红，洪燕英，等.基于耐药基因分析急诊重症监护病房优势病原菌耐药特性 [J].解放军医药杂志，2015，27（10）：72-75.

[79] 丁军颖，郭敏卓，伊瑶，等.诊断用丁肝抗原的基因优化及其蛋白表达、纯化和鉴定 [J].中华实验和临床病毒学杂志，2012，26（2）：87-89.

[80] 丁军颖，伊瑶，卢学新，等.不同温度、时间、IPTG 和菌种浓度对丁肝抗原蛋白表达量的影响 [J].医学研究杂志，2012，41（5）：31-34.

[81] 丁军颖，孟庆玲，郭敏卓，等.基因优化对基因工程丁肝小抗原蛋白表达和纯化的影响 [J].中华实验和临床病毒学杂志，2012，26（6）：335-337.

[82] 李炜煊，丁军颖，卢学新，等.广东省佛山市乙肝患者伴随丁肝感染的现状调查 [J].中华实验和临床病毒学杂志，2012，26（6）：382-383.

[83] 丁军颖，邱丰，苏秋东，等.基因工程丁肝抗原的获取和鉴定 [J].医学研究杂志，2012，41（6）：31-35.

159